Robert Darkow | Jan Faust | Carsten Kroker

Leitfaden zur Elektrotherapie in der Logopädie

Elektrostimulation:
Basiswissen und Praxis für die Logopädie

Robert Darkow | Jan Faust | Carsten Kroker

Leitfaden zur Elektrotherapie in der Logopädie

Elektrostimulation: Basiswissen und Praxis für die Logopädie

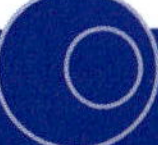

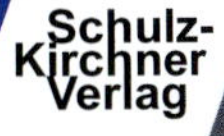

Bibliografische Information der Deutschen Nationalbibliothek
Die Deutsche Nationalbibliothek verzeichnet diese Publikation in der Deutschen Nationalbibliografie; detaillierte bibliografische Daten sind im Internet über http://dnb.d-nb.de abrufbar.

1. Auflage 2024
ISBN 978-3-8248-1321-6
eISBN 978-3-8248-9869-5

Mollweg 2, D-65510 Idstein
Vertretungsberechtigte Geschäftsführer:
Dr. Ullrich Schulz-Kirchner, Martina Schulz-Kirchner
Umschlagfoto: © Ginger Hamster – Adobe Stock
Lektorat: Doris Zimmermann
Layout: Susanne Koch
Bilder 1, 2, 3, 4, 6, 13, 16, 17, 18, 19: © Carsten Kroker
Bilder 12, 14, 15a, 15b, 20, Autorenbild Jan Faust: © Jan Faust
Bilder 21, 22, Autorenbild Robert Darkow: © Robert Darkow
Autorenbild Carsten Kroker: © Adrienne Kroker
Druck und Bindung: Plump Druck & Medien GmbH
Rolandsecker Weg 33, 53619 Rheinbreitbach
Printed in Germany

Inhalt

Vorwort 9

Physikalische und physiologische Grundlagen der Elektrotherapie 11
Wirkung eines elektrischen Reizes 25

Kontraindikationen und Vorsichtsmaßnahmen für Elektrostimulation 27
Kontraindikationen für funktionelle Elektrostimulation (nieder- und mittelfrequente Stimulation) 28
Sicherheitsprofil und Kontraindikationen der tDCS 32

Grundlagen der funktionellen Elektrostimulation (FES) 37
Galvanischer Strom 37

Funktionelle Elektrostimulation bei Fazialisparesen 47
Einleitung 47
Anatomie 47
Fazialisparese 49
Besonderheiten der mimischen Muskulatur und therapeutische Konsequenzen 50
Vorüberlegungen zur Therapie 51
Studienlage insgesamt 53
Praktisches Vorgehen 57

Funktionelle Elektrostimulation bei Larynxparesen 63
Einleitung 63
Motorische Innervation des Larynx 63
Larynxparesen 64
Ziele der Elektrostimulation bei Larynxparesen 71
Reizstromdiagnostik (neurophysiologische Diagnostik) 73
Erstellung des Stimulationsprotokolls 76
Neuromuskuläre elektrophonatorische Stimulation (NMEPS) 78
Studienlage 79
Weitere Indikationen und Stimulationsprotokolle 81

Funktionelle Elektrostimulation bei Dysarthrie 85
Einleitung 85
Therapie der Dysarthrie mittels Elektrostimulation 86
Symptomatik einzelner Dysarthrieformen 87

Diagnostik der Artikulationsstörung 89
Therapie der Artikulationsstörung 92
Diagnostik und Therapie der Stimmstörung 98
Diskussion. 99

Funktionelle Elektrostimulation bei Dysphagie 103
Einleitung 104
Vorüberlegungen 105
Wahl der Stromparameter 107
Einsatz von Einzelimpulsen 110
Studienlage 112
Kombination mit funktionellen Verfahren 115
Alternative Stimulationsformen 117
Fazit 118

Transkranielle Gleichstromstimulation 121
Grundlagen 121
Komponenten und Aufbau 123
Stimulationsparameter. 125
Elektrodenplatzierung 127
Verblindung 129
Hands on 130
Stimulation testen 132
Forschungsstand 132

Transkranielle Gleichstromstimulation bei primärer Aphasie. 133
Aphasie 133
Neuronales Korrelat von Aphasie 134
Aktueller Stand der tDCS-Forschung 135
tDCS bei akuter und subakuter Aphasie 135
tDCS bei chronischer Aphasie 139
Fazit 147

Transkranielle Gleichstromstimulation bei Dysphagie 149
Dysphagie. 149
Neuronales Korrelat von Dysphagien. 150
Aktueller Stand der tDCS-Forschung 151
Fazit 154

Transkranielle Gleichstromstimulation bei Stottern 157
Stottern 157
Neuronales Korrelat von Stottern im Erwachsenenalter 157
Aktueller Stand der tDCS-Forschung 160
Fazit 164

Glossar 165

Abkürzungen 168

Literatur 169

Die Autoren 191

Genderhinweis
Aus Gründen der leichteren Lesbarkeit wurde die männliche Sprachform verwendet. Dies bedeutet jedoch keine Benachteiligung des weiblichen/dritten Geschlechts, sondern soll im Sinne der sprachlichen Vereinfachung als geschlechtsneutral zu verstehen sein.

Vorwort

Vor dem Hintergrund der prognostizierten Zunahme altersassoziierter Erkrankungen wie Aphasie und Dysphagie und den limitierten Ressourcen des Gesundheitssystems ist die Entwicklung effizienter und nachhaltiger Behandlungsmethoden von herausragender Bedeutung. Übungsbasierte Therapie ist dabei ein unverzichtbarer Baustein in der Rehabilitation von Sprach-, Sprech-, Stimm- und Schluckstörungen. Um Effektivität und Effizienz klassischer Interventionen zu steigern oder zu ergänzen, etablieren sich elektrotherapeutische Ansätze zunehmend. Auch wenn sich die Stimulation peripherer oder zentraler Nerven sowie muskulären Gewebes bislang nicht in der klinischen logopädischen Routine etablieren konnte, wächst die Anzahl an Publikationen mit hoher Evidenzstufe, die in Summe zunehmend Aussagen zu Effektivität und Effizienz ermöglichen.

Elektrotherapeutische Ansätze stellen bis heute üblicherweise keine Standardkomponente logopädisch sprachtherapeutischer Curricula dar. Das vorliegende Werk möchte daher einen Beitrag leisten, um die Wirkweise nachvollziehen zu können sowie die aktuelle Datenlage einschätzen zu können, und versteht sich als theoretische Grundlage in einem Bereich, dessen selbstständige Umsetzung zwingend auch einer praktischen Schulung bedarf. Auch Empfehlungen zur praktischen Anwendung können diese praktische Anleitung nicht ersetzen. Gleichzeitig kann dieses Buch die Wirksamkeit dieser Verfahren nur anhand der vorliegenden Daten einzuschätzen versuchen. Oftmals bedarf es weiterer Forschungsarbeiten, um klar generalisierbare Empfehlungen zu generieren. Nur durch zukünftige Arbeiten können Fragen wie die nach optimalen Stimulationsprotokollen für einzelne Störungsbereiche oder Prädiktion des Ansprechens auf hoher Evidenzstufe beantwortet werden. Empfehlungen und Berichte aus klinischer Erfahrung sollen den Einsatz der Elektrotherapie in der Praxis erleichtern und müssen an vielen Stellen vorerst Evidenznachweise ersetzen.

Physikalische und physiologische Grundlagen der Elektrotherapie

Das vorliegende Werk richtet sich an erfahrene Therapeuten im Bereich neurologisch bedingter Sprach-, Sprech- und Schluckstörungen. Grundlagen zu den genannten Störungsbildern setzen wir deshalb als bekannt voraus. Die Elektrostimulation, gleich welcher Art, verstehen wir als Werkzeug, also als Unterstützung (Adjuvanz) bestehender logopädischer Maßnahmen. Richtig angewandt kann sie ein wertvoller und lohnender Bestandteil der Therapie sein. Wir beschreiben im Wesentlichen die Beeinflussung der Körperfunktion und Aktivität. Es liegt in der Fähigkeit eines erfahrenen Therapeuten, dieses Werkzeug so einzusetzen, dass der Patient nicht nur auf funktioneller, sondern auch auf ganzheitlichen Ebenen davon profitiert, indem er die Elektrostimulation in ein ganzheitliches Konzept einbettet.
Das Werk dient der theoretischen Vor- und Nachbereitung eines entsprechenden Workshops. Eine praktische Ausbildung ist auf jeden Fall vor der Anwendung am Patienten erforderlich.
Bei den hier vorgestellten Möglichkeiten der Elektrotherapie handelt es sich im Aufbau im Prinzip um einfache Stromkreise: An einer einstellbaren Stromquelle sind zwei kabelgebundene Elektroden angebracht. Diese beiden Elektroden werden an definierten Körperstellen der Patienten angebracht, der Stromkreis wird damit geschlossen, der Strom fließt durch das Gewebe zwischen den Elektroden.

Die Gesamtzusammenhänge der Elektrotherapie lassen sich daher nur erläutern, wenn ein grundlegendes physikalisches Wissen/Verständnis vorhanden ist. Da physikalisches Grundwissen nicht Bestandteil der logopädischen Ausbildung ist, erklären wir dies ausführlich und mit Querverweisen auf technische Anwendungen, um die Theorie verständlicher zu machen. Aber auch, um zu zeigen, dass es viele Parallelen gibt und elektrischer Strom eigentlich nichts Künstliches ist, sondern physiologisch im menschlichen Körper vorkommt und mit großem Nutzen für den Patienten eingesetzt werden kann. Aufgrund der Komplexität des Themas sind Darstellungen teilweise vereinfacht sowie Redundanzen in den Ausführungen beabsichtigt.

Zunächst möchten wir die Nomenklatur der therapeutischen Anwendung klären (vgl. McDonough 2008; Schick 2021a):

- **ES** (Elektrostimulation) ist ein Oberbegriff für die u. g. Verfahren, die elektrischen Strom therapeutisch einsetzen (z. B. zur Schmerzbehandlung).
- **tDCS** (engl.: transcranial direct current stimulation): Transkranielle Gleichstromstimulation bezeichnet die direkte Stimulation des Gehirns mit Gleichstrom. Ziel ist es, verschiedene Hirnareale durch von außen applizierten Strom

in ihrer Aktivierung zu beeinflussen. Durch weitere vorgeschaltete Buchstaben kann die Montage der tDCS weiter ausdifferenziert werden. Darauf gehen wir im Grundlagenkapitel zur tDCS (s. Kapitel Transkranielle Gleichstromstimulation) noch näher ein.

- **NMES** (neuromuskuläre Elektrostimulation): Periphere Nerven und Muskeln werden mit dem Ziel der Muskelkontraktion stimuliert (passive Stimulation).
- **FES** (funktionelle Elektrostimulation): Ziel ist es hier, durch Muskelstimulation eine bestimmte funktionelle Bewegung zu verbessern oder zu erzeugen (McDonough 2008; Schick 2021a). D. h., die elektrisch evozierte Muskelkontraktion wird mit Willkürbewegungen synchronisiert. In einigen Studien gerade im Bereich Dysphagie vermischen sich die Begrifflichkeiten FES und NMES und werden weniger scharf voneinander abgegrenzt. Wir werden den Begriff „FES" verwenden, da er näher an allgemeine Definitionen (McDonough 2008; Schick 2021a) heranreicht, auch wenn die Behandlung in vielen Studien als NMES bezeichnet wird.

Im Bereich der Elektrotherapie sind viele Therapieparameter zu unterschiedlichen Störungsbildern standardisiert. Das betrifft in der Regel die Stromform, Dauer der Stimulation, Art der begleitenden Übung etc. Somit ist es dem Anwender möglich, auf ein evidenzbasiertes Vorgehen zurückzugreifen. Ein solches vorgegebenes Konzept wird als Stimulationsprotokoll bezeichnet.

Geräte

Für Elektrotherapie – gleich welcher Art – ist eine entsprechende Hardware erforderlich. Dazu gehören ein Stimulationsgerät, Kabel und Elektroden.

Bei der Anschaffung eines solchen Gerätes ist in jedem Fall darauf zu achten, dass es sich um ein Medizinprodukt im Sinne der EU-Medizinprodukteverordnung (medical device regulation, MDR) handelt. Zusätzlich ist zu beachten, dass tDCS und FES (inkl. des benötigten Zusatzmaterials wie Kabel etc.) im anterioren Halsbereich nur mit Geräten appliziert werden dürfen, die speziell für diese Anwendung zugelassen sind. Stimulator und das restliche Equipment müssen zudem als Einheit zugelassen sein. Alle Gegenstände, die mit den Patienten in Berührung kommen, müssen genauestens nach einem entsprechenden Protokoll verwendet werden. Sie müssen vor der Applikation auf ihre materielle Unversehrtheit und einwandfreie technische Funktion geprüft werden und außerdem suffizient desinfiziert sein. Um Hautschäden zu vermeiden, ist jedoch unmittelbar vor Anbringung zu gewährleisten, dass jegliches Desinfektionsmittel wieder entfernt/ausgewaschen wurde.

Alle Anwender müssen in die Bedienung des Stimulationsgerätes eingewiesen sein. Der Patient darf das Gerät nicht berühren, außer die Eigenanwendung ist durch den Hersteller durch entsprechende Sicherheitseinstellungen freigegeben. Eine Einweisung kann dann durch den behandelnden Logopäden bzw. Arzt erfolgen, sofern diese in der Handhabung geschult wurden.

Elektrischer Strom

Als elektrischen Strom bezeichnet man die Bewegung freier Elektronen. Elektronen sind negativ geladene Atomteilchen. Strom wird durch Stromquellen abgegeben. Diese besitzen immer zwei Pole mit unterschiedlicher Ladung: einen Pluspol mit einem Mangel an Elektronen und einen Minuspol mit einem Überschuss an Elektronen. Sobald eine Verbindung zwischen den Polen entsteht, fließt elektrischer Strom. Durch die negative Ladung fließen nun die Elektronen vom Minuspol (Kathode) zum Pluspol (Anode). Ein solcher Strom wird als Gleichstrom bzw. galvanischer Strom bezeichnet. Das Gegenteil wäre Wechselstrom (auch biphasischer Strom genannt); hier wechselt die Stromflussrichtung (Polarität) mehrmals pro Sekunde, einen Plus- oder Minuspol gibt es daher nicht.

Spannung, Stromstärke und Widerstand

Die elektrische Spannung (U) wird in Volt (V) gemessen, benannt nach dem italienischen Physiker Alessandro Volta. Die Spannung ist eine physikalische Größe, die die Potentialdifferenz zwischen den Polen beschreibt. Spricht man von Potentialen, so geht man von einem willkürlichen Punkt im Stromkreislauf aus, den man als Masse bezeichnet. Die Masse hat immer das Potential 0 V. Alle anderen Punkte im Stromkreislauf haben eine Differenz zur Masse. Diese Spannungsdifferenz zur Masse ist das Potential. Die Sinnhaftigkeit lässt sich an einem analogen Alltagsproblem erläutern: Möchte man feststellen, wie schnell ein Auto fährt, muss man einen Punkt festlegen, der sich nicht bewegt. In der Regel wird das die Straße sein. Die Straße bewegt sich mit 0 km/h, sie ist also unsere Masse. Das Auto fährt mit 120 km/h in Bezug auf die Straße. Betrachtet man diesen Vorgang vom Weltall aus, kann es sein, dass das Auto gegen die Erdrotation fährt und sich somit sogar rückwärts bewegt, wenn man einen stillstehenden Punkt im Weltall als Masse betrachtet. Von diesem Punkt aus könnte die Straße sich dann mit 1000 km/h bewegen und das Auto mit 1120 km/h. Die Differenz (Potentialdifferenz) von 120 km/h zwischen Auto und Straße bleibt aber auch von diesem Punkt aus gleich, wie auch von jedem anderen willkürlich gewählten Punkt.

Der Begriff „Potential“ wird häufig genutzt, wenn man elektrische Vorgänge in Zellen beschreibt. Meist wird dann der extrazelluläre Raum als Masse verstanden. Genau wie Geschwindigkeit ist Spannung auch eine Größe, die immer zwischen zwei Punkten gemessen werden muss. Je höher die Spannung, desto höher ist der Druck einer Energiequelle auf die einzelnen geladenen Elektronen, durch den Stromkreis zu fließen. Spannung wird daher in U, vom lateinischen „urgere“ (drängen, drücken) angegeben.

Beispiele für Spannungen

Mignon Batterie: 1,5 V	Blockbatterie: 9 V	Autobatterie: 12 V	Steckdose (Deutschland): 230 V

Das Anliegen einer Spannung zwischen zwei Punkten (z. B. den Polen einer Batterie oder den zwei Kontakten einer Steckdose) allein ist nicht ausreichend für einen Stromfluss. Dieser entsteht erst, wenn die Kontakte miteinander verbunden werden. Wie viel Strom fließt, oder umgangssprachlich, wie viel Strom „verbraucht“ wird, hängt vom elektrischen Verbraucher ab, der an die Stromquelle angeschlossen wird.

Die Stromstärke wird in Ampere (A) gemessen. In Formeln wird die Stromstärke mit dem Zeichen I aufgeführt. Um die Dimension der Stromstärke handlicher zu gestalten, werden in der Elektrotherapie die Stromstärken in Milliampere (= tausendstel Ampere = mA) angegeben.

Beispiele für Stromstärken

Transkranielle Gleichstromstimulation (tDCS)	1–2 mA
Funktionelle Elektrostimulation (FES) in der Logopädie	ca. 0,5–15 mA (bei biphasischen v. a. Mittelfrequenzen bis 40 mA)
LED Glühlampe	ca. 30 mA (je nach Leistung)
Herkömmliche Glühlampe	ca. 400 mA (je nach Leistung)
Staubsauger	6000 mA = 6 A

Der Unterschied zwischen Stromstärke (I in A) und Spannung (U in V) wird häufig mit dem Bild von fließendem Wasser in Rohren erklärt. Die Spannung stellt den Wasserdruck dar, während die Menge des Wassers die Stromstärke repräsentiert, die durch das Rohr fließt. Diese Menge, die strömen kann, ist abhängig von Rohrdurchmesser und Wasserdruck. Ein hoher Wasserdruck drängt eine größere Menge Wasser durch das Rohr als ein niedriger Wasserdruck. Durch ein Rohr mit großem Querschnitt wird mehr Wasser fließen als durch ein enges Rohr. Dieses Beispiel illustriert, dass neben dem Wasserdruck (Spannung U in V) und der Wassermenge (Stromstärke in A) auch die Beschaffenheit des Rohres einen Einfluss auf den Wasserfluss hat: Das Rohr setzt dem potenziell möglichen Wasserfluss einen Widerstand entgegen und wirkt limitierend. Überträgt man dieses Bild auf die Elektrizitätslehre, bestimmt die Materialeigenschaft den elektrischen Widerstand. Ähnlich wie der Rohrdurchmesser stellt somit in der Elektrizitätslehre der Widerstand eine unveränderliche Materialeigenschaft dar, die dem jeweiligen Material gegeben ist. Diese Eigenschaften sind im Alltag gut bekannt: Metalle leiten Strom, haben also einen geringen und gut überwindbaren Widerstand. Andere Materialien, wie z. B. Porzellan, setzen dem Strom einen so hohen Widerstand entgegen, dass sie als Nicht-Leiter oder Isolatoren gelten. Diese Eigenschaft des jeweiligen Materials gilt als nicht veränderlich. Dieser elektrische Widerstand wird in Ohm (nach dem deutschen Physiker Georg Ohm, Zeichen: Ω) gemessen. In Formeln wird der Widerstand mit dem Formelzeichen R angegeben. Entsprechend dem obigen Beispiel: je höher der Widerstand, je geringer der Stromfluss; je höher die Spannung (Wasserdruck), je höher der Stromfluss. Der Widerstand ist der Faktor, um den der Stromfluss „gebremst" wird. Die Formel lautet $I = U:R$. Der Stromfluss entspricht somit dem Quotient aus Spannung und Widerstand.

Der Widerstand erfüllt in Stromkreisen eine maßgebliche Rolle, hier wird die elektrische Energie in eine andere Energieform umgewandelt. Diese Umwandlung ist üblicherweise der Zweck, für den der Stromkreis angelegt worden ist: Eine Glühlampe mit Glühfaden bspw. wandelt elektrische Energie im Wesentlichen in Licht und Wärme um. Eine herkömmliche 100 W Glühlampe hat etwa einen Widerstand von 530 Ω. Sie fordert am deutschen Lichtnetz einen Stromfluss von 230 V/530 Ω = 0,433 A = 433 mA.

Bei der therapeutischen Anwendung am Menschen spielt die Umwandlung in chemische Energie (also gezielte Bewegung von Ionen) eine wichtige, weil erwünschte Rolle. Alle anderen Arten der Umwandlung in Form von beeinflussbaren Widerständen sind daher zu reduzieren, um unerwünschte Effekte zu vermeiden, z. B. starkes Stromgefühl auf der Haut. Dieses wird patienten-, aber auch stromformspezifisch empfunden als Kribbeln, Brennen, Jucken oder Kitzeln.

Üblicherweise sind in der ES Muskeln oder Nerven Ziel der Stimulation. Sie sind fast immer umgeben von Flüssigkeiten (Blut, Lymphe) und bieten daher keinen hohen elektrischen Widerstand. Bevor der Strom dieses Gewebe erreicht, muss er jedoch einige Stellen mit erhöhtem Widerstand passieren. Der Übergang von der Elektrode auf das menschliche Gewebe ist der erste neuralgische Punkt: Hautfette, Rückstände von Shampoo und Lotionen oder Stylingprodukte zum Festigen der Frisur können den Widerstand unmittelbar erhöhen. Im Zuge der hygienischen Maßnahmen ist außerdem darauf zu achten, dass derartige Rückstände restlos nach jeder Sitzung von den Elektroden entfernt oder die Elektroden ausgetauscht werden.

Unerwünschten Nebenwirkungen durch unerwünschte Widerstände kann durch folgende Maßnahmen vorgebeugt werden:
Die Schwammelektroden können mit einer Kochsalzlösung, die im Gegensatz zu Wasser eine erhöhte Leitfähigkeit besitzt, angefeuchtet und an die Haut gedrückt werden, um dadurch den Widerstand im Übergang von Elektrode zu Haut deutlich zu senken. Bei tDCS ist die Verwendung von Kochsalzlösung obligat, bei FES kann

auch auf Wasser zurückgegriffen werden, wobei Kochsalzlösung aus oben genannten Gründen empfehlenswert ist.
Die Haut selbst kann im Rahmen der FES mit bestimmten Stromformen vorbereitet werden: Hierbei wird die Haut vor der eigentlichen Übungsbehandlung mehrere Minuten lang durch Ströme mit hohem galvanischen Anteil stimuliert. Die dadurch entstehende stärkere Durchblutung (lokale Hyperämie) senkt den Hautwiderstand, da feuchte Körperstrukturen immer geringere Widerstände haben als trockene. Dies ist auch der Grund, warum bei der pharyngealen Elektrostimulation (vgl. Beirer 2020) mit deutlich höheren Stromstärken gearbeitet werden kann als bei transkutanen Stimulationen im anterioren Halsbereich. Wird im tiefen Rachen stimuliert, befindet sich die Elektrode auf Schleimhaut, die immer feucht und gut durchblutet ist, und daher einen sehr geringen Widerstand aufweist. Ein Leistungsabfall, der mit der Überwindung von Widerständen einhergeht, kann schlimmstenfalls in Gewebeschäden resultieren. Aufgrund der beschriebenen Eigenschaften der Schleimhaut ergeben sich hier kaum Schäden. Besonders schwierig wird es, wenn kein direkter Kontakt der Elektroden mit der Haut hergestellt werden kann, z. B. wenn an Körperstellen mit Haarwuchs stimuliert wird, beispielsweise auf dem Schädel. Hier wird mit Kochsalzlösung unter den Elektroden eine leitfähige Umgebung geschaffen, durch die der Strom in der salinen Lösung an den nicht leitenden Haaren vorbeigeführt wird.
Zusammengefasst wäre es immer wünschenswert, wenn das Zielorgan (Muskel oder Nerv) den höchsten Widerstand im ganzen Stromkreis aufweist, da hier die meiste Leistung abfallen sollte. Diesem Ideal kann man in der Praxis nur näherungsweise begegnen.

Um dies zu veranschaulichen, sei noch einmal das Beispiel der 100 W Glühlampe angeführt:
Diese hat einen Widerstand von 530 Ω.
Der Strom, der durch die Lampe fließt, muss zunächst die Zuleitung passieren. An allen Stellen im einfachen Stromkreis fließt derselbe Strom. Also ist die Stromstärke sowohl in der Zuleitung, in der Lampe selbst als auch in der Ableitung gleich. Dies ist vergleichbar mit dem Wasserkreislauf: Dieselbe Menge Wasser, die in den Kreislauf fließt, muss auch wieder herauslaufen.
Somit fließt sowohl durch das Kabel als auch durch die Lampe ein Strom von 0,433 A.

An der Lampe fällt nun eine Leistung von:
$P = R \times I^2 = 530\ \Omega \times 0{,}433\ A \times 0{,}433\ A = 99{,}36\ W$ ab.

Und am Kabel, das die Leistung im Wesentlichen in Wärme verwandelt:
$P = R \times I^2 = 1\Omega \times 0{,}433\ A \times 0{,}433\ A = 0{,}19\ W$.

Durch den höheren Widerstand der Lampe gegenüber dem Kabel ist der Strom an der Lampe wirksamer. Dort werden 99,36 W in Wärme und Licht umgewandelt, infolgedessen wird die Lampe hell und heiß. Am Kabel werden nur 0,19 W in Wärme umgewandelt, die Temperatur des Kabels ändert sich nur unmerklich.
Diese Berechnung zeigt, dass der wesentliche Anteil der Energie an der Lampe abfällt. Dies sind jedoch Verhältnisse, die wir in der Elektrotherapie nicht erreichen. Meist fällt ein Großteil der Leistung bereits vor dem Zielorgan ab, trotz guter Präparation am Übergang von der Elektrode auf die Haut. Es gibt deshalb in der Logopädie verschiedene Maßnahmen, Widerstände zu reduzieren. In der Dysphagietherapie versucht man beispielsweise den Strom mit relativ kleinen Elektroden direkt auf die Pharynxschleimhaut (vgl. Beirer 2020) zu applizieren. Dies bezeichnet man als pharyngeale Elektrostimulation. Die Elektroden werden hierbei an einer nasogastralen Sonde angebracht und in Höhe des Kehlkopfes platziert. Durch die natürlich hohe Feuchtigkeit und gute Durchblutung der Schleimhaut in diesem Gebiet ist der Widerstand an dem Übergang Elektrode/Haut sehr gering. Es kann somit mit sehr viel höheren Stromstärken und Stromdichten gearbeitet werden. Der Nachteil der Methode liegt darin, dass durch das obligate Vorhandensein der nasogastralen Sonde das Ganze nur im stationären klinischen Umfeld durchgeführt werden kann. Ein zweiter Nachteil sind die erheblichen Kosten für die Einmalelektroden.

Miller et al. (2021) versuchten die Hochpasseigenschaften des Übergangs Elektrode/Haut auszunutzen. Da dieser technisch gesehen eine Verschaltung aus Widerstand und Kondensator ist, hat er für Wechselstrom einen anderen Widerstand als für Gleichstrom. Der Wechselstromwiderstand wird in der Technik als Impedanz bezeichnet und ist (beim Hochpass) umgekehrt proportional zur Frequenz. Das heißt, wählt man eine sehr hohe Frequenz, sinkt der Widerstand am Übergang Haut/Elektrode deutlich. Somit kann auch wieder mit erheblich stärkeren Strömen gearbeitet werden, ohne dass Missempfindungen oder Hautschäden entstehen. Die in der zitierten Studie verwendeten Mittelfrequenzströme sind jedoch wesentlich wirksamer an gesunder als an denervierter Muskulatur (vgl. Wenk 2011). Somit können zwar deutlich tiefergelegene Strukturen stimuliert werden, jedoch reagiert denervierte Muskulatur besser auf breite Einzelimpulse. Zukünftige Studien werden zeigen, bei welchen Indikationen mittelfrequente Ströme einen Vorteil bieten.

MERKE: Es ist wünschenswert, vermeidbaren Widerstand möglichst gering zu halten.

Khadka et al. (2017) haben Faktoren des kutanen Stromflusses für tDCS identifiziert. Auch wenn die Stromdichte an den Ecken eckiger Elektroden gebündelt ist, treten dort selten Hautläsionen auf. Eine Zeit lang wurde empfohlen, die Haut unterhalb der Elektroden mit einem handelsüblichen Schleifpapier aufzurauen. Aber: Diese abrasiven Verfahren erhöhen die kutane Toleranz nicht, sondern verringern sie. Eher scheinen wiederholte Applikationen die Toleranz zu erhöhen und kutane Irritationen zu senken. In ihren Experimenten schien die Passage des Stroms die Hautirritationen eher erklären zu können als elektrochemische Belastungen: Vor allem Schweißporen scheinen den Strom zu leiten, was erklärt, warum eine Befeuchtung der Haut, nicht aber ein abrasives Verfahren die Leitfähigkeit erhöht.

Bei räumlicher Nähe der Elektroden zu Hautregionen mit größeren Schweißporen scheinen Hautirritationen eher aufzutreten als in den stimulierten Regionen unter den Elektrodenecken.
Die Zuführung von Elektrizität wird nun in der Praxis so gestaltet, dass eine Größe (Spannung oder Stromstärke) stabilisiert und die andere begrenzt wird. Dies ist nicht nur bei der Elektrostimulation der Fall, sondern betrifft auch technische Anwendungen. Bei der häuslichen Elektroinstallation hat man es meist mit stabilisierten Spannungsquellen zu tun. Die Spannung an den Steckdosen wird auf 230 V stabilisiert und die Stromstärke auf 16 A begrenzt. Wird nun ein Verbraucher angeschlossen, der einen zu kleinen Widerstand hat (also eine zu hohe Stromstärke fordert), wird die Sicherung ansprechen und den Stromkreis unterbrechen, da sonst die Kabel so heiß werden würden, dass Brandgefahr bestünde. Die Spannungsstabilisierung erlaubt keinen Kurzschluss. Dieser würde entstehen, wenn man beide Pole der Steckdose mit einem Draht direkt verbinden würde, ohne einen Verbraucher zwischenzuschalten.

In der Elektrotherapie hat sich jedoch das gegenteilige Konzept etabliert: Die Stromstärke wird stabilisiert und die Spannung wird begrenzt. Das heißt, hier gilt der umgekehrte Fall: Ist der angeschlossene *Widerstand zu hoch,* würde dies eine zu hohe Spannung fordern, um die angestrebte Stromstärke zu ermöglichen, was ebenfalls Defekte auslösen würde. Hier spricht die Sicherung also nur an, wenn der Stromkreis nicht geschlossen ist, was einem unendlich hohen Widerstand gleichkäme. Tatsächlich schalten professionelle Elektrotherapiegeräte ab, wenn die Zuleitung zum Körper unterbrochen ist. Die Verhinderung zu hoher Widerstände zielt klar auf eine Vermeidung zu starker Nebenwirkungen ab, um die Patienten zu schützen.

Während bei der tDCS die Stromstärke in den Stimulationsprotokollen üblicherweise eine fest vorgegebene Größe ist, um die Intensität der Behandlung zu dosieren, erfolgt bei der FES die Einstellung meist individueller, nämlich über die Reaktion des Patienten. Hier wird meist mit drei Stufen gearbeitet:

- Sensibel schwellige Einstellung: Der Patient kann den Strom gerade wahrnehmen.
- Motorisch schwellige Einstellung: Patient oder Untersucher beobachten eine evozierte Muskelkontraktion.
- Schmerzschwelle: Der Stromfluss verursacht Schmerzen.

MERKE: **Die entscheidende Größe, mit der in der Elektrotherapie gearbeitet wird, ist die Stromstärke. Sie wird in Milliampere (mA) gemessen. Bei der tDCS ist die Stromstärke dem Stimulationsprotokoll zu entnehmen.**

Eine Alternative hierzu ist die Dosierung des Stroms nach seiner Wirkung auf den Patienten (d. h. sensible, motorische bzw. Schmerzschwelle), wie es bei der FES bzw. NMES üblich ist.

Die Stromstärke muss, damit sie in ihrer Wirkung eingeschätzt werden kann, zwingend in Bezug zur Fläche gesetzt werden, auf die sie sich bezieht. Diese Relation wird durch den Faktor der Stromdichte, gemessen in Stromstärke pro Fläche, beschrieben. Je kleiner die Fläche (Elektrode), über die die Elektrostimulation einwirkt, und je höher die Stromintensität ist, desto stärker ist die Wirkung (und auch Nebenwirkung) auf die behandelte Stelle. Die Stromdichte (Formelzeichen J) wird in mA pro cm^2 angegeben. Da die Dauer der Applikation dieser Stromdichte ebenfalls einen Einfluss haben kann, wird die Gesamtmenge der elektrischen Ladung/Fläche (Gesamtladung/Fläche) angegeben: Stromdichte (mA/cm^2) x Applikationszeit (in s). Ladung wird in Coulomb (C) – nach dem französischen Physiker Charles A. de Coulomb – angegeben. Ein Coulomb entspricht der Stromstärke von 1 A für 1 Sekunde (s). Die elektrische Ladung ist ein Näherungswert für die elektrische Energie, die auf die Haut abgegeben wird und hier in chemische und thermische Energie umgewandelt wird. Dies ist vor allem für die tDCS entscheidend, da hier mit reinem Gleichstrom auf empfindlicher Haut gearbeitet wird. Aktuelle Empfehlungen begrenzen die maximale Ladung auf 960 Coulomb/Quadratmeter. Die üblichen Stimulationsprotokolle, die 1–2 mA über 25 oder 35 cm^2 große Elektroden applizieren, sind von dieser Grenze weit entfernt und gelten als sicher (Bikson et al. 2016).

Man kann die Effekte der Stromdichte leichter nachvollziehen, wenn man Parallelen zur Mechanik zieht: Hält man einen Nagel, der über eine spitze und eine stumpfe Seite verfügt, der Länge nach zwischen Daumen und Zeigefinger, wird der Effekt deutlich: An der spitzen Seite verteilt sich der Druck auf eine kleinere Fläche, es resultiert ein höherer Druck und Schmerzen können entstehen. Je länger man dies tut, desto eher entstehen an der spitzen Seite Hautläsionen.

Auch der Stromfluss in der Elektrotherapie ist in Bezug auf die stimulierte Fläche begrenzt: Um Hautschäden zu vermeiden, werden bei elektrotherapeutischen Behandlungen (v. a. Gleichstrombehandlungen) maximale Stimulationswerte vorgeschlagen. Die Grenzen für dauerhaft abgegebenen Gleichstrom liegen je nach Autor für die FES zwischen 0,1 und 0,2 mA/cm^2 (Bossert 2006; Wenk 2011; Pahn et al. 2001).

Beispiel

Eine für FES genutzte Elektrode von 5 cm x 5 cm = 25 cm^2 dürfte mit maximal 2,5–5 mA betrieben werden.

Für die tDCS gelten niedrigere Werte, da die Kopfhaut sehr dünn und empfindlich ist. Werte zwischen 0,03 und 0,08 mA/cm^2 sind hier üblich unter Verwendung von Stromstärken von 1–2 mA (vgl. Nitsche & Paulus 2007; Antal et al. 2017). Eine Überschreitung dieser Grenzwerte hebt die Verblindungsmöglichkeit durch stärkere Nebenwirkungen auf, daher wird sie nicht empfohlen.
Es ist anzumerken, dass diese Grenzwerte für dauerhaften Gleichstrom, wie er bei der tDCS verwendet wird, gelten. Bei der FES wird der Gleichstrom häufig unterbrochen, um Muskelkontraktionen zu erzeugen. Wenn z. B. ein Impuls eine Sekunde andauert und danach 2 Sekunden Pause erfolgen, sinkt die Stromdichte aufgrund der verhältnismäßig langen Pause, da in Summe der effektive, kumulierte Wert zählt, nicht der Spitzenwert.

Die Gefahren beim Überschreiten der Stromdichte sind wie folgt begründet: Elektrische Energie kann in chemische umgewandelt werden: Durch die Zuführung elektrischer Energie entstehen Ionen. Leitet man elektrischen Strom durch Wasser, werden die Wassermoleküle aufgespalten. An der Anode bildet sich Sauerstoff und an der Kathode Wasserstoff. Dies wird auch als Hofmannscher Wasserzersetzungsapparat bezeichnet und der Vorgang als Elektrolyse. Dies funktioniert nicht nur mit Wasser, sondern beispielsweise auch mit Salzen, die darin gelöst sind. Negativ geladene Ionen wandern zur Anode und positiv geladene zur Kathode. In der Therapie macht man sich das zunutze, indem man bei der FES in Muskeln und Nerven eine für die Bewegung günstige Ionenkonzentration erzeugen kann. Der Effekt kann aber auch zum Problem werden, da unerwünschte Ionen in Richtung der Gegenelektrode in tiefe Hautschichten wandern und hier Hautschäden verursachen können. Dies kann passieren, wenn sich beispielsweise Reste von Desinfektionsmitteln, Make-up, Haarspray oder dergleichen auf der Elektrode befinden.

Die möglichen Hautschäden bei zu langer oder zu starker galvanischer Behandlung entstehen durch eine PH-Wertverschiebung unter den Elektroden. Unter der Anode

entsteht aus der Elektrolyse natürlich vorkommender Salze und Wasser ein saures und unter der Kathode ein basisches Milieu.
So kommt es durch natürlich vorkommendes Wasser und Kochsalz unter Einfluss von Gleichstrom zu folgenden chemischen Reaktionen:

Kathode: $2Na^{+} + 2e^{-} 2H_2O \rightarrow H_2 + 2NaOH$
Es entsteht Wasserstoff und Natronlauge (Ätznatron) unter der Anode, was in zu hoher Konzentration zu einer Laugenverätzung führen kann.

Anode: $2Cl^{-} + H_2O \rightarrow 2e^{-} + 2HCl + \frac{1}{2} O_2$
Hier entstehen Salzsäure und Sauerstoff, was bei zu hoher Konzentration zu einer Säureverätzung führen kann.

Mayr (2021) empfiehlt z. B., hochdosierten galvanischen Impulsen unmittelbar einen gegenphasigen Impuls folgen zu lassen, um den PH-Wert auszugleichen. In der Literatur gehen manche Autoren sogar so weit, mögliche Gleichstromanteile durch in das Elektrotherapiegerät integrierte Hochpässe (auch kapazitive Widerstände genannt, sie lassen hohe Frequenzen widerstandsärmer passieren als tiefe. Gleichstrom weist mit 0 Hz die niedrigste Frequenz auf und passiert den Hochpass am schlechtesten) komplett zu blockieren, um Verätzungen der Haut unmöglich zu machen, da sich dann saures und alkalisches Milieu wiederum ausgleichen. Dieses Vorgehen ist in der Logopädie eher unüblich, da man mit kleineren Strömen arbeitet und feine Strukturen weniger invasiv behandelt als z. B. in der Physiotherapie. Außerdem führt ein Hochpass dazu, dass tiefe Frequenzanteile von Impulsen gedämpft werden, was zu einer stromstärkeabhängigen Verformung der Impulse führt. Das heißt, Impulse erzielen durch Verformung unter Umständen nicht mehr ihre gewünschte Wirkung. Dieser Effekt wird umso intensiver, je länger der Impuls andauert.

MERKE: Vor allem bei galvanischen Strömen (Gleichströmen) sind maximale Stromdichten einzuhalten, um Hautschäden zu vermeiden.

In der Elektrotherapie macht man sich die Effekte der Stromdichte zunutze, um die applizierte Wirkung zu steuern: Zwei Möglichkeiten der Stimulation ergeben sich damit: 1) Stimulation mit zwei gleich großen Elektroden 2) Stimulation mit einer großen und einer kleinen Elektrode. In beiden Fällen fließt der gleiche Strom durch beide Elektroden, jedoch entstehen andere Stromdichten. Wenn zwei stark unterschiedliche Elektroden verwendet werden, wird das darunterliegende Parenchym nur durch die kleinere der beiden physiologisch wirksam beeinflusst. Das gelingt, weil unter der großen Elektrode die Stromflussdichte so stark gesenkt wird, dass Nervenzellen oder Muskeln nicht wirksam stimuliert werden. In vielen Stimulationsprotokollen der tDCS werden zwar beide Elektroden am Kopf angebracht, jedoch nur die Wirkung der positiven Anode oder der negativen Kathode gewünscht. Durch eine Reduktion der Stromflussdichte unterhalb einer Elektrode ist somit eine unipolare Stimulation eben nur mit einem Pol möglich. Dies gelingt, indem man die physiologisch inaktive Elektrode mit deutlich größerer Fläche als die aktive wählt.

Die Positionierung der großen Elektrode ist bei der FES relativ offen, wobei ein Mindestabstand (mindestens 1–2 cm) zur Wirkelektrode eingehalten werden muss, da es sonst zu Kurzschlüssen kommt und der Strom infolgedessen nicht mehr durch die zu stimulierende Struktur fließt. Häufig wird die passive Elektrode bei Stimulation im Hals- und Kopfbereich am Unterarm oder Nacken angebracht. Dies bezeichnet man als monopolare Elektrodenanlage und die Verwendung von zwei gleich großen Elektroden (also zwei gleich wirksamen) als bipolare Anlage. Bei der tDCS ist eine monopolare Elektrodenpositionierung schwierig, da bei der Anlage der indifferenten Elektrode in der Peripherie unter Umständen der Hirnstamm auf unerwünschte Art und Weise mitstimuliert werden könnte, was zu erheblichen Nebenwirkungen (diskutiert wird ein Atemstillstand) führen kann (Lippold & Redfearn 1964).
Wenn bei der tDCS eine monopolare Anlage gewünscht ist, ist die indifferente Elektrode auch am Kopf zu platzieren (z. B. bei Meinzer et al. 2016).

Ebenfalls zu beachten ist, dass bei der tDCS die Platzierung beider Elektroden das Stimulationsgebiet beeinflusst (siehe auch Darkow & Floeel 2016). Auch in der tDCS ist ein Mindestabstand von 3 cm zwischen den Elektroden einzuhalten, um zu verhindern, dass der Strom von Elektrode zu Elektrode fließt, ohne kortikales Gewebe zu penetrieren.
Man bezeichnet die kleinere Elektrode als differente Elektrode oder Wirkelektrode und die größere als indifferente Elektrode oder Referenzelektrode. Bei der tDCS ist der Begriff physiologisch inaktive Elektrode gebräuchlicher als indifferente Elektrode. Die exakte Verwendung wird in den einzelnen Kapiteln umfangreich dargestellt.

Elektrodenformen

Die Bilder zeigen verschiedene Elektrodenformen. Einmalelektroden haben langfristig den Nachteil, dass man sie nur wenige Male für nur einen Patienten verwenden kann und sie dadurch einen konstanten Kostenfaktor darstellen. Sie werden auch als selbstklebende Elektroden bezeichnet. Trotzdem müssen sie bei Anwendung im Hals- und Gesichtsbereich zusätzlich fixiert werden, da ihre Klebekraft meist nicht ausreicht, um die hohe Bewegungsamplitude abzudecken. Für die Anwendung im Bereich tDCS sind Klebeelektroden nicht geeignet, da sie die Haare nicht durchdringen und mit ihnen verkleben. Hier werden Schwammelektroden verwendet. Dazu werden Plattenelektroden mit schwammhaltigem Material umhüllt. Das schwammhaltige Material soll die widerstandssenkende Kochsalzlösung speichern.

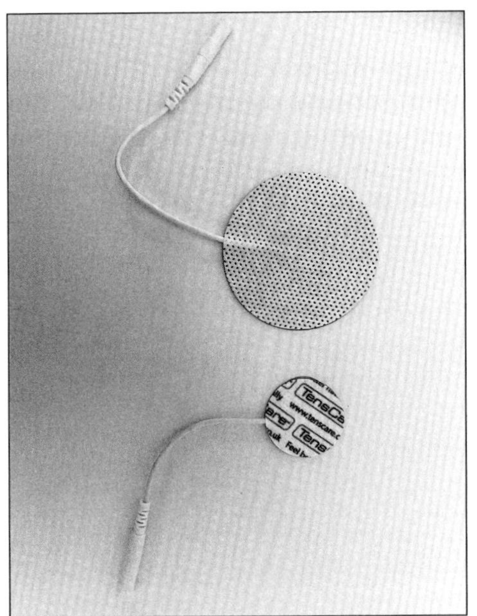

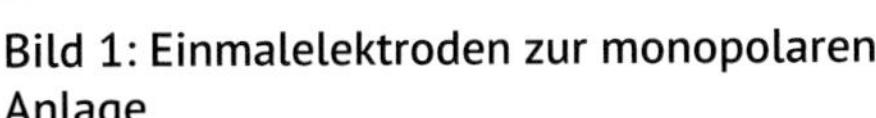
Bild 1: Einmalelektroden zur monopolaren Anlage

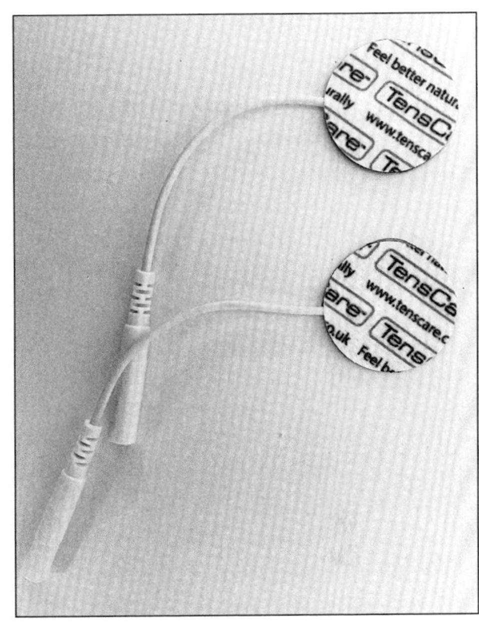

Bild 2: Einmalelektroden zur bipolaren Anlage

Schwämme und auch Plattenelektroden können desinfiziert und somit wiederverwendet werden. Sie müssen durch Klettbänder oder Gummizüge fixiert und mit Wasser (bei FES) oder Kochsalzlösung (bei tDCS) befeuchtet werden. Auch eine Verwendung von geeignetem Elektrodenleitgel (z. B. ten20®) ist möglich. Wichtig ist jedoch, dass hierbei keine anästhetischen Wirkstoffe verwendet werden dürfen, da ein unangenehmes Stromgefühl gerade bei galvanischen Strömen ein Warnsignal für beginnende Hautschäden ist. Außerdem können die Effekte der Elektrolyse Substanzen im galvanischen Stromkreis chemisch verändern und in tiefe Hautschichten transportieren. Dies wird auch als Iontophorese bezeichnet. Darüber hinaus verändert sich der elektrische Widerstand verschiedener Gele über die Zeit dramatisch (Kerstens et al. 2022) und kann die im Stimulator programmierte Sicherung gegen zu hohe Widerstände auslösen und die Stimulation unterbrechen. Kochsalzlösungen sind daher unbedingt zu präferieren. Der Feuchtigkeitsgrad der Schwammelektroden ist jedoch sorgsam herzustellen: Sind Schwammelektroden zu nass und befeuchten nicht nur die Hautregionen, über denen sie angebracht werden, sondern noch weitere umgebende Gebiete, entstehen ungewollte Leiterbahnen. Diese sind zur Fläche, auf die sich der Strom verteilt, zu addieren. Die im Protokoll anvisierte Stromflussdichte sinkt, wenn unintendiert große Bereiche der umgebenden Haut befeuchtet werden. Gleichzeitig müssen die Schwämme aber ausreichend befeuchtet sein, um während der gesamten Sitzung über üblicherweise 20 min plus Vorbereitungszeit ausreichende Leitfähigkeit herzustellen.

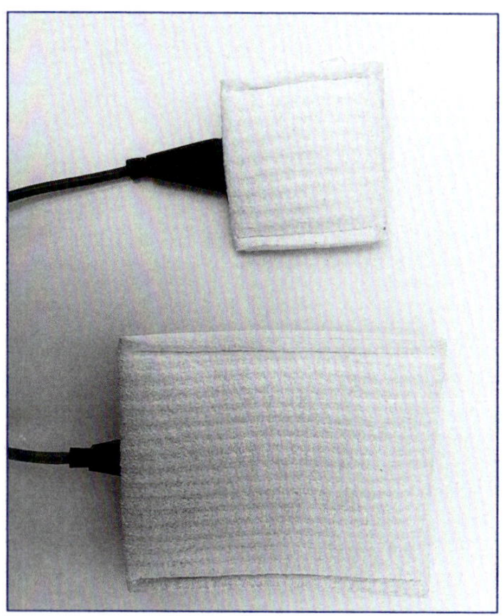

Bild 3: Plattenelektroden zur monopolaren Anlage

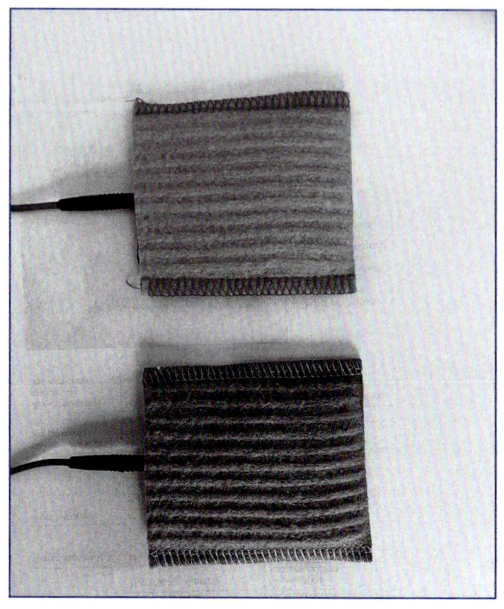

Bild 4: Plattenelektrode zur bipolaren Anlage

Umwandlung von chemischer in elektrische Energie und umgekehrt

Möchte man die Vorgänge verstehen, die elektrischer Strom auf Zellebene bewirkt, hilft es, das Prinzip der Batterie und der technischen Galvanisation nachzuvollziehen. Stellt man zwei Metallplatten unterschiedlicher Metalle (z. B. Kupfer und Zink) in eine Säure, entsteht zwischen den beiden Metallen eine elektrische Spannung. Sie entsteht, da die Säure den Metallen Ionen entzieht. Zink gibt jedoch mehr Ionen ab als Kupfer, wodurch in der Zinkelektrode ein größerer Elektronenüberschuss entsteht. Zink wird somit zum Minuspol, d. h., es entsteht ein Ungleichgewicht der Elektronen, welches wiederum eine elektrische Spannung bewirkt. Schließt man nun einen Verbraucher wie z. B. eine Glühlampe an, fließt Strom. Mit anderen Worten: Chemische Energie wird in elektrische umgewandelt. In vielen Körperzellen geschieht etwas Ähnliches. Eine elektrische Spannung entsteht durch die Konzentration verschiedener Ionen in der Zelle (z. B. Kalium oder Natrium) im Kontrast zum Parenchym außerhalb der Zelle.

Als Ruhepotential wird die Spannung zwischen Zellinnerem und Zelläußerem einer Nervenzelle bezeichnet, die sich im Ruhezustand befindet. Die Nervenmembran ist selektiv permeabel (durchlässig) und durch das Anlegen einer Spannung steuerbar. Das heißt, die Spannung zwischen Zellinnerem und Äußerem (das sogenannte Membranpotential) entscheidet darüber, ob die Zellmembran für Ionen durchlässig wird oder nicht. Mithilfe von Ionenpumpen können Natrium- und Kaliumionen zum Zielort bewegt werden. Es wird ständig Natrium aus der Zelle heraus- und Kalium hineingepumpt. Im Ruhezustand wird die Membran für Kalium permeabel, für Natrium ebenso, nur in geringerem Umfang. Im Zellinneren existiert somit eine größere Menge von (+)Kalium- und eine geringere Menge von (+)Natriumionen als im Äußeren. Durch die unterschiedliche Verteilung dieser Ionen entsteht eine Spannung zwischen Zellinnerem und -äußerem von ca -70 mV (= Millivolt = tausendstel Volt). Das bedeutet, dass die Innenseite der Membran gegenüber der Außenseite negativ geladen ist.

Wird eine Zelle erregt, d. h. eine Nervenzelle leitet einen Reiz weiter, oder eine Muskelzelle kontrahiert, kommt es zum Aktionspotential. Eine Erregung erfolgt durch die Änderung der Permeabilität für (+)Natrium. Dadurch wird das Ruhepotential von -70 mV weniger negativ (angehoben). Die Permeabilität erhöht sich schlagartig deutlich, wenn ein gewisses Schwellenpotential (ca. -60 mV) überschritten ist, und es strömt Natrium ins Zellinnere. Die Membran wird depolarisiert, d. h. das Membranpotential wird kurzzeitig positiv geladen. Dies wird als Overshoot bezeichnet. Dadurch sinkt die Permeabilität für Natrium wieder, die Permeabilität für Kalium hingegen steigt an und strömt somit aus der Zelle aus. Das Ruhepotential wird wiederhergestellt. Dies bezeichnet man als Repolarisation.

Der Polaritätswechsel findet innerhalb einer Millisekunde (ms) statt.

Refraktärphase: Während eines Aktionspotentials (ca. 1 ms) und unmittelbar danach kann keine weitere Erregung ausgelöst werden. Dieser Zeitraum wird als *absolute Refraktärphase* bezeichnet. Darauf folgt die *relative Refraktärphase*: Es benötigt kurzzeitig einen stärkeren Reiz, um das Aktionspotential zu erreichen. Eine noch ausführlichere Beschreibung dieser Vorgänge ist bei Silbernagl et al. (2018) nachzulesen.

Wirkung eines elektrischen Reizes

FES: Im Rahmen der FES wird oberschwellig stimuliert, das heißt, durch den von außen zusätzlich applizierten Strom werden unmittelbar Aktionspotentiale ausgelöst. Nach Anlegen eines steigenden elektrischen Reizes von außen kommt es zur Erregung, wenn das Ruhepotential ausreichend schnell auf das kritische Potential gesenkt wird. Dies geschieht über das schnelle An- oder Ausschalten eines ausreichend hohen Stromflusses. Damit wird eine Muskelzuckung ausgelöst. Nach den Ausführungen verschiedener Autoren (Edel et al. 1991) ist die kathodale Stimulation etwas wirkstärker und die anodale Stimulation im Vergleich wirkärmer. Das heißt, die plötzliche Stimulation mit einem Minuspol erzeugt eher (also mit geringerer Stromstärke) eine motorische Reaktion als die mit einem Pluspol, wenngleich der Unterschied gering ist.

tDCS: Im Rahmen der tDCS wird unterschwellig stimuliert, das heißt, es kommt nicht unmittelbar zur Auslösung von Aktionspotentialen. Bei der tDCS wird stattdessen das Ruhepotential der zentralen Nervenzellen verschoben. Durch anodale Stimulation, also die Nervenzellen unter dem Pluspol betreffend, wird das Membranpotential reversibel Richtung Aktionspotential verschoben, ohne dies jedoch zu erreichen. Die Nervenzelle ist nun für einen eingehenden Reiz empfindlicher, es fällt den Nervenzellen „leichter", ein Aktionspotential auszulösen. Diese Wirkung kann die Dauer der Stimulation deutlich überdauern.
Durch kathodale Stimulation, also die Nervenzellen unter der negativen Elektrode betreffend, wird das Membranpotential entgegengesetzt zum Aktionspotential verschoben. Die stimulierten Nervenzellen werden gehemmt, d. h. sie sind schwerer erregbar.

Kontraindikationen und Vorsichtsmaßnahmen für Elektrostimulation

Kontraindikationen für Elektrostimulation sind nicht selten widersprüchlich formuliert. Häufig wird an einer Stelle widerrufen, was an anderer Stelle propagiert wird. Dies hängt wohl damit zusammen, dass vieles auf Vorsichtsmaßnahmen beruht und es zu vielen theoretisch existierenden Problematiken keine empirische Studienlage, sondern meist nur Expertenmeinungen gibt, welche immer wieder kritiklos weitergegeben werden (vgl. Bossert et al. 2006).
Wir werden trotzdem versuchen, die Kontraindikationen verständlich darzustellen, weisen aber auf die bestehenden offenen Fragen, die zu Kontroversen in der Literatur führen, hin.
Mit Inkrafttreten der Medical Device Regulation (MDR) bzw. des Medizinprodukterecht-Durchführungsgesetzes (MPDG) wurde das bis dahin geltende Medizinproduktegesetz (MPG) abgelöst.

Das verwendete Gerät muss demnach ein Medizinprodukt im Sinne der MDR bzw. seiner Vorgänger sein und als komplette Einheit mitsamt passendem Zubehör (z. B. Kabel, Elektroden) für die gewünschte Anwendung zugelassen sein. In der Regel handelt es sich um ein Medizinprodukt der Risikoklasse IIa.

Zum Betrieb eines solchen Gerätes hat der Gesetzgeber in Deutschland die „Verordnung über das Errichten, Betreiben und Anwenden von Medizinprodukten (Medizinprodukte-Betreiberverordnung – MPBetreibV)“ erlassen. Der Volltext kann über www.gesetze-im-internet.de abgerufen werden. Die hiesige Auflistung beschreibt nur die wichtigsten Punkte (Stand 30.12.2022):

- Der Betreiber ist für ein sicheres und ordnungsgemäßes Anwenden verantwortlich
- Medizinprodukte dürfen nur für den vorgesehenen Zweck verwendet werden
- Eine Ausbildung bzw. Kenntnis des Betreibers ist erforderlich
- Eine Einweisung muss erfolgt sein und diese muss auch dokumentiert sein
- Das Medizinprodukt und das Zubehör müssen eine zugelassene Einheit sein
- Der Betreiber darf nur Personen mit der Anwendung betrauen, die o. g. Voraussetzungen erfüllen
- Der Betreiber muss sich vor der Anwendung vom ordnungsgemäßen Zustand des Gerätes überzeugen
- Die Gebrauchsanweisung muss leicht zugänglich sein
- In Betrieben mit über 20 Mitarbeitern muss ein Beauftragter für Medizinprodukte zur Verfügung stehen

- Instandhaltung und Wartung in den vorgeschriebenen Intervallen sind einzuhalten und müssen von einem entsprechenden Fachbetrieb ausgeführt werden

Kontraindikationen für funktionelle Elektrostimulation (nieder- und mittelfrequente Stimulation)

Hiesige Ausführungen beziehen sich nur auf den Bereich der nieder- und mittelfrequenten Elektrotherapie, die in der Logopädie üblich ist.

Behandlung im anterioren Halsbereich

Es sei darauf hingewiesen, dass Elektrotherapiegeräte, die im anterioren Halsbereich eingesetzt werden, mittlerweile in den meisten Ländern eine Zulassung für speziell diesen Anwendungsbereich aufweisen müssen. Einige ältere Geräte, die noch zu Zeiten des MPG zugelassen wurden, können hier aufgrund des Besitzstandsrechtes für diese Anwendung weiterhin auch ohne spezielle Zulassung genutzt werden.
Diese bedingte Kontraindikation betrifft vor allem die Behandlung der Dysphonie und Dysphagie mit FES. Bei Dysarthrie wird in der Regel oberhalb des Thyroids (Höhe des Hyoids) stimuliert, da hier der N. hypoglossus am einfachsten zu erreichen ist. Zudem besteht hier kein Risiko, ungewollt vulnerable Strukturen zu stimulieren.
Im Allgemeinen wird die elektrotherapeutische Behandlung im anterioren Halsbereich von manchen Autoren kritisch gesehen. Diese Haltung beruht jedoch lediglich auf einzelnen Expertenmeinungen (Bazin et al. 2008). Theoretisch gibt es hier zwei Gefahrenquellen: Elektrische Reizung der Stimmlippen könnte zur Laryngospastik und somit zu Atemnot führen, ein zweiter Aspekt ist die Stimulation des Sinus caroticus. Dieser stellt den Anfang der Arteria carotis interna hinter der Karotisgabel dar. Er liegt somit ungefähr auf Höhe des Thyroids – etwas lateral, wobei die Höhe von Patient zu Patient variieren kann. Die Gefäßwand dieses Arterienabschnittes enthält Barorezeptoren, die bei gesunden Menschen Blutdruckspitzen kappen sollen. Werden diese Rezeptoren stimuliert, kommt es zu einer Erhöhung des Vagotonus, was einen Abfall von Herzfrequenz (Bradykardie) und Blutdruck zur Folge hat. Eine pathologisch erhöhte Stimulierbarkeit dieser Rezeptoren wird als Karotissinussyndrom bezeichnet. Hier kann schon ein leichter Druck im Halsbereich, wie er etwa von einem engen Hemdkragen erzeugt werden kann, zu einem Kollaps (Synkope) führen. In diesem Fall soll ein Herzschrittmacher (vgl. Brignole 2018) den Einsatz anderer elektrischer Stimulation einschränken. In der Praxis treten diese beiden Komplikationen im Zusammenhang mit elektrischer Reizung jedoch nur sehr selten auf. Erste Versuche mit Elektrotherapie bei Dysphagien wurden unter intensivmedizinischen Bedingungen durchgeführt (Larsen 1973), jedoch ohne entsprechende Komplikationen. Crary et al. (2007) befragten 5000 Therapeuten, die Elektrostimu-

lation im Halsbereich bei Dysphagien anwendeten. Es kam hier zu keinen ernst zu nehmenden Komplikationen. Diese Problematik trat auch nicht bei der Verwendung von mittelfrequenten Strömen, die tiefer ins Gewebe eindringen und somit noch sicherer den Sinus caroticus passieren, auf – zumindest nicht in einer kleinen Pilotstudie mit Schlaganfallpatienten (vgl. Miller et al. 2021). Es gibt jedoch einige erfolgreiche Versuche, die Stimulation des Karotissinusnerven therapeutisch einzusetzen (z. B. bei Angina Pectoris oder essentieller Hypertonie). Dies geschah jedoch mit implantierten Elektroden (Übersicht bei Edel et al. 1991). Es wurden hier ähnliche Reizparameter eingesetzt, wie sie in der Dysphagiebehandlung (20–80 Hz/350 µs) üblich sind. Im Bereich der Stimmtherapie wird von den meisten Autoren nicht auf diese Problematik hingewiesen (z. B. Bossert et al. 2006; Pahn & Pahn 2000), obwohl dabei die Elektrodenanlage ausschließlich am Hals erfolgt. Es existieren zudem zahlreiche Erfahrungen über die direkte elektrische Stimulation des Vagus im Halsbereich (Vagusnervstimulation) zur Behandlung von Epilepsie und Depression. Auch diese Verfahren gelten als nebenwirkungsarm (vgl. Möbius & Welkoborsky 2022). Chattanooga (2022) fordert in der Bedienungsanleitung, die Elektroden nicht über dem Karotissinusnerv anzulegen. Gleichzeitig werden Anlagen unter anderem lateral vom Thyroid aufgeführt. Somit kann die Erfüllbarkeit dieser Forderung angezweifelt werden. Entscheidend ist jedoch, dass es in bislang keiner uns bekannten Studie zu diesbezüglichen Komplikationen kam.

MERKE: Stimulation am anterioren Halsbereich ist mit dafür zugelassenen Stimulatoren möglich.

Aktive Implantate (z. B. Herzschrittmacher, Hirnschrittmacher, Defibrillatoren, Medikamentenpumpen)

Bei Chattanooga (2022) gelten elektronische Implantate nur als bedingte Kontraindikation. So kann vom Kardiologen geprüft werden, ob die Arbeit eines Herzschrittmachers vom Elektrotherapiegerät beeinflusst wird. Dieser kann dann eine Freigabe erteilen, sofern von Herstellerseite des Implantates auch nichts dagegen spricht. Sie gilt dann jedoch individuell nur für diesen Patienten, diese Anlage und diese Stromform und -stärke (vgl. Mayr 2021; Crevenna et al. 2003; Egger et al. 2019). Andere Implantate wie Defibrillatoren und Hirnschrittmacher können für die Dauer der Stimulation vom Arzt abgeschaltet werden, wenn das Implantat dafür geeignet ist. Der behandelnde Facharzt und der Hersteller des Implantates sollten hier ebenfalls die Unbedenklichkeit bescheinigt haben.

Wenk (2011) sieht bei Herzschrittmachern nur eine Kontraindikation für niederfrequente, nicht aber für mittelfrequente Ströme. Bossert et al. (2006) empfehlen für Nieder- und Mittelfrequenz einen Abstand von 50 cm zum Implantat. Mayr (2022) gibt an dieser Stelle zu bedenken, dass Herzschrittmacher häufig so konstruiert sind, dass sie die Aktion des Herzens erfassen und dann entsprechend darauf reagieren. Störsignale, welche deutlich zu hoch sind, da die Elektroden zu nah an der Messsonde liegen, werden deshalb relativ oft als Störung erkannt. Elektroden, die in Entfernung zur Messsonde angebracht werden, erzeugen kleinere Störungen, die es erschweren, zwischen echter Herzaktion und Störsignal zu unterscheiden. Holmgren et al. (2008) zeigten, dass es zu zahlreichen Störungen an implantierten Defibrillatoren unter TENS (transkutane elektrische Nervenstimulation) im Beckenbereich kommen kann.

MERKE: Bei aktiven Implantaten ist auf jeden Fall vor der Behandlung eine Freigabe durch den entsprechenden Facharzt und den Hersteller des Implantats erforderlich.

Passive Implantate (z. B. Gelenkprothesen, Schrauben etc.)

Passive Implantate werden vor allem problematisch, wenn sie aus elektrischen Leitern (vor allem Metallen) bestehen. Das Problem besteht in einer Änderung des Stromweges. Bei der Verwendung von Gleichströmen kommt es zusätzlich zur Iontophorese, d. h., Ionen können sich aus dem Implantat lösen und ins Gewebe wandern. Das hat nicht nur negative Konsequenzen für die umliegenden Organe, sondern es kann auch zur Korrosion des Metalls führen.

Bei passiven metallischen Implantaten gilt der Einsatz mittelfrequenter Ströme als unproblematisch (vgl. Wenk 2011; Physiomed 2022), da diese immer als Wechselstrom abgegeben werden und hier ohmsche Widerstände im Stromweg eine untergeordnete Rolle spielen. Physiomed (2022) und Wenk (2011) sehen keine Kontraindikation für niederfrequente biphasische Ströme, Mayr (2022) rät hier eher zur Vorsicht.

MERKE: Ein direktes Platzieren der Elektrode auf metallischen Implantaten ist vor allem bei dem Einsatz niederfrequenter Ströme zu vermeiden. Das gilt auch für Tattoos, die mit metallhaltigen Farben gestochen wurden. Piercings im Stimulationsgebiet sind vor der Anwendung zu entfernen.

Epilepsie

Epilepsie wird heute nicht mehr als totale Kontraindikation für Elektrostimulation verstanden. Es gab in der Vergangenheit Einzelfälle, bei denen Krampfanfälle möglicherweise durch eine TENS-Behandlung ausgelöst wurden (Rosted 2001). Bazin et al. (2008) bezeichnen deshalb eine Elektrostimulation bei Epilepsie im Halsbereich als kontraindiziert. Möbius & Welkoborsky (2022) beschreiben eine Elektrostimulation im Halsbereich, um beginnende Krampfanfälle zu unterbrechen. NeuroConn

(2017) führt die Epilepsie bei tDCS nicht als Kontraindikation auf. Wenk (2011), Bossert et al. (2006) erwähnen sie ebenfalls nicht als Kontraindikation bei FES. Mayr (2022) hingegen empfiehlt die vorherige Abklärung mit dem behandelnden Facharzt. Chattanooga (2022) empfiehlt Vorsicht bei Patienten mit Krampfneigung, gibt aber keine konkreten Handlungsvorschläge. Physiomed (2022) sieht Epilepsie nicht mehr als Kontraindikation.

MERKE: Die Wahrscheinlichkeit, einen Krampfanfall durch elektrische Stimulation auszulösen, ist wahrscheinlich gering. Da die Empfehlungen jedoch sehr uneinheitlich sind, ist es ratsam, die Freigabe durch den behandelnden Facharzt einzuholen.

Hautschäden/Entzündungen

Läsionen der Haut (z. B. Narben, Traumen, nicht abgeklärte Hautveränderungen, Strahlenschäden) sowie Entzündungen im Stimulationsgebiet (z. B. Phlebitis, Thrombophlebitis, Arthritis) werden von allen Autoren als lokale Kontraindikation betrachtet (Wenk 2011; Bazin et al. 2008; Mayr 2021; Chattanooga 2022; Bossert et al. 2006).

MERKE: Elektroden dürfen nicht auf schadhafte Haut gesetzt werden. Bei unklaren Veränderungen oder Schwellungen ist eine Freigabe durch den behandelnden Arzt erforderlich.

Schwangerschaft

Schwangerschaft wird von den meisten Autoren als lokale, d. h. auf den Durchströmungsbereich bezogene, Kontraindikation bezeichnet (Bossert et al. 2006; Wenk 2011; Bazin et al. 2008). Mayr (2022) empfiehlt in jedem Fall die Freigabe durch den behandelnden Gynäkologen.

MERKE: Eine Freigabe jeglicher elektrotherapeutischer Anwendung des behandelnden Gynäkologen in der Schwangerschaft ist immer ratsam.

Hochfieberhafte Infekte

Diese gelten bei nahezu allen Autoren als Kontraindikation (Wenk 2011; Physiomed 2022; Mayr 2021; Bazin et al. 2008; Bossert et al. 2006).

Tumore

Da die Zellteilung durch Elektrotherapie gefördert wird, stellen Tumore eine lokale Kontraindikation dar (Wenk 2011; Chattanooga 2022; Physiomed 2022; Mayr 2021; Bossert et al. 2006; Bazin et al. 2008).

Starke Blutungsneigung (Hämophilie)

Sie wird vereinzelt als Kontraindikation genannt (z. B. Wenk 2011). Autoren/Untersucher sind sich diesbezüglich jedoch nicht einig.

Hochgradige Arteriosklerose/Thrombosen

Elektrostimulation kann eine Gefäßweitstellung (Vasodilatation) wie auch eine kurzzeitige Gefäßengstellung (Vasokonstriktion) bewirken. Somit stellen frische Thrombosen sowie hochgradige Arteriosklerosen eine lokale Kontraindikation dar (Wenk 2011; Bazin et al. 2008; Bossert et al. 2006).

Herzrhythmusstörungen

Diese erfordern vor der Behandlung eine Freigabe durch den Kardiologen (vgl. Chattanooga 2022). Bossert et al. (2006) sehen hier nur eine lokale Kontraindikation. Bei Physiomed (2022) werden sie nicht mehr als Kontraindikation geführt.

Allergien

Eine (sehr selten vorkommende) Stromallergie stellt ebenso eine Kontraindikation für Elektrostimulation dar (vgl. Wenk 2011). Zu bemerken ist aber, dass eine echte Allergie gegen Strom sehr selten ist. Meist sind Hautreaktionen eher auf Reste von Desinfektionsmitteln auf den Elektroden zurückzuführen bzw. auf Allergien gegen Elektroden, Leitgel oder deren Fixierung (z. B. Pflasterallergie).

Gerätespezifische Kontraindikationen

Gibt ein Hersteller für ein Gerät eine spezifische zusätzliche Kontraindikation, so ist diese in jedem Fall zu beachten, gegebenenfalls kann der Hersteller kontaktiert werden (Mayr 2021).

Sicherheitsprofil und Kontraindikationen der tDCS

Nebenwirkungen

Nach anfänglich aus Sicherheitsgründen gewählten niedrigen Intensitäten und sehr engen Einschlusskriterien in Evaluationsstudien zur tDCS liegen zunehmend Daten zu den in den Studien gewählten Sicherheitsprofilen vor. Stellungnahmen zum Sicherheitsprofil (Antal et al. 2017; Bikson et al. 2016) analysierten 18.000 Stimulationen mit Stimulationen unter 4 mA bei ca. 8000 Personen und fanden keine

berichteten schweren Nebenwirkungen sowohl bei gesunden als auch bei Patienten mit neurogenen Erkrankungen. Moderate Nebenwirkungen in Form von leichten Verbrennungen auf der Haut werden als Folge eines erhöhten Widerstandes durch unzureichenden Haut-Elektroden-Kontakt beschrieben. Milde und nicht behandlungsbedürftige Nebenwirkungen wie Müdigkeit, Kopfschmerzen nach Stimulation sowie Kitzeln, Kribbeln, Brennen und Jucken auf der Haut werden häufig beschrieben. Um diese Nebenwirkungen möglichst gering zu halten und Schmerzen zu vermeiden, wird empfohlen, die Stromdichte bei 1 mA/35 cm^2 zu limitieren (Nitsche et al. 2003b).
Hautirritationen ergeben sich in seltenen Fällen aus Hautunreinheiten an Stimulationspunkten und im Falle repetitiver Stimulationen aus einer unzureichenden Desinfektion der Schwämme. Oft wird eine thermische Belastung der Haut bei mangelndem Impedanzmanagement für Hautschäden verantwortlich gemacht: Hautschäden sind allerdings eher mit Gleichströmen und weniger mit ähnlich Wärme erzeugenden Wechselströmen assoziiert. Daher ist eher von einer Wertverschiebung des ph-Werts als Ursache für Verletzungen der Haut auszugehen. Auch die Verwendung nicht saliner Lösungen wie einfachen Trinkwassers kann durch die Erhöhung des Widerstandes zu Nebenwirkungen führen. Die Verwendung von Elektrodengel ist nur bei Gewährleistung eines gleichmäßigen Elektroden-Haut-Abstands zu verwenden (Nitsche et al. 2010). Da Ionen aus dem Gel in die Haut einwandern können und Gele über die Zeit eine deutliche Veränderung der Impedanz zeigen, ist von ihrer Verwendung eher abzuraten. Zur Verwendung eines anästhetisch wirksamen Elektrodengels besteht keine Veranlassung: Kutane Missempfindungen als Indikator einer zu hohen Impedanz würden unter Umständen kaschiert. Eine Rötung der Haut unter den Elektroden ist eine übliche Nebenwirkung, mit steigender Stromflussdichte nimmt diese zu. Phosphene werden durch zu Beginn ansteigende Stromstärken vermieden. Darüber hinaus wurden keinerlei strukturelle oder funktionelle Schäden kortikalen Gewebes berichtet.

Kontraindikationen für tDCS

Die Konformitätserklärung des bekannten Stimulators der Firma NeuroConn (2017) nennt für den Einsatz ihres Stimulators für die tDCS folgende Kontraindikationen:

- Bei geöffnetem Schädel oder nach Trepanation
- Patienten mit Herz- und Hirnschrittmachern, Defibrillatoren oder Ventrikulo-peritonealen Shunts: Neben einer potenziellen negativen Auswirkung auf die Funktionen kann es auch zu einer Bündelung der Stromstärke an diesen körperfremden Gegenständen kommen, resultierend in einer möglichen Verletzung des umgebenden Parenchyms
- Patienten mit implantierten intrakraniellen Metallen oder anderen Kranioplastiken
- Patienten mit Schädigungen der Haut

- Kinder: Wenn tDCS-Stimulatoren explizit nicht für den Einsatz bei Menschen unter 18 Lebensjahren zugelassen worden sind, ist diese Limitation unbedingt zu beachten, unabhängig ihrer Genese. Die Literatur berichtet von > 500 stimulierten Kindern und Jugendlichen und hält fest, dass die unmittelbaren Nebenwirkungen in Art, Ausmaß und Anzahl vergleichbar zu denen der tDCS bei Erwachsenen sind. Aufgrund der dünneren Schädeldecke und der berichteten geringeren Widerstandswerte wird zwar eine geringere Stromstärke empfohlen, die Ladungsdichten mit 2 mA Stromstärke aus dem Erwachsenenbereich haben aber nicht zu einem Anstieg an Nebenwirkungen geführt.
- Komatöse Patienten
- In Verbindung mit Defibrillator oder Hochfrequenzchirurgie

Zieht man Bedenken aus der klassischen Elektrotherapie mit in Betracht, so wäre die Liste um folgende Punkte zu erweitern:

- Bei Hirntumor aufgrund der trophischen Wirkung des Gleichstroms
- Der verwendete Strom bewirkt eine Vasodilatation (Erweiterung der Blutgefäße) und damit verbunden eine verbesserte Durchblutung. Wir sehen deshalb auch die Anwendung bei akuter Hirnblutung kritisch. Gleiches gilt für akute entzündliche Prozesse (Meningitis, Encephalitis), da solche Erkrankungen eine Kontraindikation nach der klassischen Lehre darstellen.
- In der klassischen Elektrotherapie geht man auch davon aus, dass die Stimulation möglicherweise die Krampfschwelle senken kann. Deshalb wird bislang auch bei Epilepsie Zurückhaltung empfohlen. Jedoch: Bisher sind in der Literatur während therapeutischer Einsätze und zur Verträglichkeitsprüfung keine tDCS-induzierten epileptischen Krampfanfälle beschrieben worden. Auch Versuche mit bewusst erhöhter Stimulationsladung knapp unterhalb der Energieschwelle zur Auslösung eines Anfalls haben keinen Anfall auslösen können (Bikson et al. 2016).
- Die Anwendung in der Schwangerschaft ist kritisch zu sehen: Bislang existieren keine Modellierungen zum Stromfluss im Torso oder Extremitäten bei kortikaler tDCS. Selbst wenn der Gleichstrom mit steigender Entfernung vom Stimulationsort schnell und stark absinkt, liegen trotzdem kaum Daten zu Artefakten der Stimulation im Fötus und eventuellen Folgen vor. Individuelle Heilversuche berichten vereinzelt von einer nicht beeinträchtigten Schwangerschaft, Langzeitdaten zur Gesundheit des Kindes liegen nicht vor. Üblicherweise werden in der Schwangerschaft Risiken bestmöglich reduziert und es werden nur absolut notwendige Behandlungen durchgeführt. Aufgrund des noch immer zu evaluierenden therapeutischen Nutzens als Therapieadjuvanz ist derzeit kein Szenario einer dringend notwendigen tDCS denkbar.
- Infektiöse Hauterkrankungen

- Nicht infektiöse Hautdefekte, wenn sie im Bereich der geplanten Elektrodenplatzierung liegen. Auch abgeheilte Hautdefekte wie Narben können den Stromfluss möglicherweise bündeln. Farbige Tätowierungen enthalten Metalle. Von einer Platzierung der Elektroden über Tätowierungen ist abzuraten.
- Die Behandlung von Patienten mit aktiven Implantaten könnte zukünftig als relative Kontraindikation verstanden werden.
- Gelegentlich wird ein erlittenes Schädel-Hirn-Trauma als Kontraindikation beschrieben. Dieser Einschätzung folgen wir nicht zwangsläufig, sofern zum einen die Elektroden nicht direkt über Verletzungen der knöchernen Struktur des Schädels platziert werden: Diese könnten den Stromfluss ungewünscht bündeln. Zum anderen muss ausgeschlossen werden können, dass knöcherne Bruchstücke im schädelinneren Gewebe verblieben sind.

MERKE: Elektroden sollten nur über nicht beeinträchtigtem Gewebe platziert werden. Die Haut sollte frei von Verletzungen und den Strom möglicherweise bündelnden Narben, die darunter liegende knöcherne Struktur ohne Verletzung oder Narben sein.

Die Anwendung transkranieller Gleichstromstimulation erfordert in vielen Fällen regelmäßige Sitzungen. Sofern die begleitenden therapeutischen Maßnahmen bspw. im Rahmen von Teletherapie durchgeführt werden können, stellt sich auch die Frage nach einer Heimanwendung von tDCS. Dafür müssen mindestens folgende Voraussetzungen erfüllt sein:

- Systematische und dokumentierte Einarbeitung der Patienten in persona. Das Verständnis theoretischer Grundlagen der Handhabung wie auch der selbstständige praktische Umgang müssen sichergestellt sein. Dazu bedarf es unter Umständen einer Testung der notwendigen Voraussetzungen bspw. in der kognitiven oder motorischen Domäne
- Dokumentationen und Anleitungen zur Bedienung, die auf die kognitiven und sprachlichen Ressourcen der Anwender abgestimmt sind und keinerlei Interpretationsspielraum oder Unklarheiten beinhalten und jegliche Handlungsschritte abbilden
- Eine regelmäßige, dokumentierte Überprüfung der weiterhin erfüllten Voraussetzungen aufseiten der Anwender sowie eine Sicherstellung, dass die Prozesse und Anleitungen die aktuellen Notwendigkeiten der Handhabung widerspiegeln und diese eingehalten werden
- Verhinderung der Über-/Falschdosierung oder fehlerhaften Anlage
- Sicherstellung eines technisch einwandfreien Status von Hard- und Software
- Monitoring der Nebenwirkungen

- Standardablauf bei auftretenden Problemen; geklärte Zuständigkeiten und gesicherte Erreichbarkeiten
- Ein im Umgang mit Patienten, Technik und therapeutischer Intervention geschultes Personal

Grundlagen der funktionellen Elektrostimulation (FES)

Die funktionelle Elektrostimulation ist ein Verfahren zur Behandlung von Paresen. Hierbei kann zunächst fakultativ der Behandlungsbereich mit speziellen Strömen vorbereitet werden. Im Anschluss werden Bewegungsübungen ausgeführt, die durch elektrische Stimulation der entsprechenden Muskulatur unterstützt werden. Dieses Kapitel gibt einen Überblick über die Auswahl und den Einsatz der richtigen Stromform.

Die einfachste Architektur möglicher Stromformen ist der galvanische Strom. In der Technik wird er auch als Gleichstrom bezeichnet. Er wird eingeschaltet und bleibt in seiner Amplitude unverändert. Es findet also ein konstanter Stromfluss ohne Unterbrechungen statt. Er entspricht Strömen, wie sie Batterien abgeben.
Ströme können in ihrem Verlauf auch in einem IT-Diagramm dargestellt werden. Es zeigt den Verlauf des Stroms (I) auf der Y-Achse in Abhängigkeit zur Zeit (t) auf der X-Achse.

Galvanischer Strom

Anwendung findet der galvanische Strom vor allem in der tDCS. Hier können Hirnbereiche aktiviert (mithilfe der Anode) oder gehemmt (mithilfe der Kathode) werden (Prehn & Floeel 2015; Nitsche & Paulus 2007). Dies geschieht durch die Beeinflussung des Ruhemembranpotentials. Etwa 50 % des applizierten Stroms erreichen das Gehirn (vgl. Rush & Driscoll 1968; Lefaucheur et al. 2017). In der Neurorehabilitation ist es in der Regel vorgesehen, dass zusätzlich zur Stimulation spezifische Übungen durchgeführt werden.

Es können jedoch nicht alle Effekte der tDCS mit dem Verschieben des Ruhemembranpotentials erklärt werden, da der aktivierende bzw. hemmende Effekt einige Zeit über die Stimulation hinaus andauert. Dazu ist es jedoch notwendig, dass die Stimulation über einige Minuten erfolgt ist (vgl. Nitsche & Paulus 2007). Ein Erklärungsmodell für die Stimulation überdauernde Effekte ist die Veränderung der Effizienz synaptischer Übertragung (vgl. Nitsche & Paulus 2007). Durch diese Effekte ist es möglich, die Stimulation während (= online) oder vor (= offline) der Übung einzusetzen. Ein mehrfaches Wiederholen der Übungen mit Stimulation kann zu dauerhaften Effekten (Langzeitpotenzierung) führen. Wichtig ist, Stimulationsprotokolle genau einzuhalten, da leichte Veränderungen, wie z. B. eine Verlängerung der Stimulationszeit, zu reduzierten Effekten führen können (Zusammenfassung bei Darkow & Floeel 2016).

Bild 5: Galvanisation

In der FES spielt der gleichbleibende galvanische Strom keine große Rolle. Er kann zur Vorbehandlung mit dem Ziel der Durchblutungsförderung (und damit Senkung des Hautwiderstandes) und zur Voraktivierung von Nerven und Muskulatur erfolgen.
Steigerung der Muskelerregbarkeit durch Herstellung einer günstigen Ionenkonzentration und Senkung des Ruhemembranpotentials erfolgt mit der Kathode (Bossert et al. 2006).
Nicht selten nimmt die Haut eine starke Rötung an. Sie ist bei der Vorbehandlung durchaus erwünscht, da die lokale Durchblutung gefördert wird und tiefer gelegene Muskeln so leichter stimuliert werden können. Sie wird als galvanisches Erythem bezeichnet und bleibt nach der Behandlung noch für einige Zeit (ca. 20–30 min) sichtbar.
Es wird des Weiteren eine Reduktion von Hämatomen, die möglicherweise zu postoperativen Nervenkompressionen führen, diskutiert (vgl. Bossert et al. 2006).
In der tDCS sind die Ströme niedriger dosiert, man versucht hierdurch das galvanische Erythem zu vermeiden.

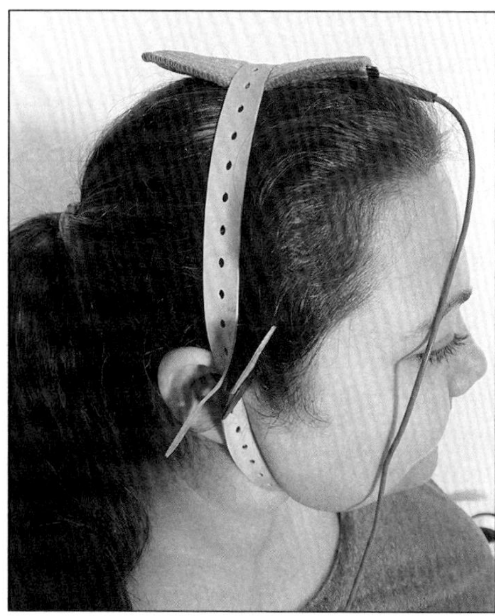

Bild 6: Butterfly-Effekt bei mangelnder Elektrodenfixierung

Der (reine) galvanische Strom stellt die größte Gefährdung aller Stromarten für die Haut dar. Die maximale Stromdichte sollte daher nicht überschritten werden. Vermeidbare Widerstände sind zu senken und die Elektrode muss so fixiert sein, dass sie mit der gesamten Fläche die Haut berührt. Butterfly-Effekte (sie bewirken, dass die Elektrode schmetterlingsförmig aufliegt) sind ebenso unbedingt zu vermeiden.

Wird der Stromfluss mit der gesamten geplanten Stromstärke plötzlich gestartet, kann es zu Nebenwirkungen kommen. In der FES bewirkt eine galvanische Stimulation im Moment des Ein- und Ausschaltens eine kurze Muskelzuckung. Langsam hochgeregelter galvanischer Strom führt nicht zu einer

Muskelkontraktion, unabhängig von dessen Intensität. In der tDCS können plötzlich einsetzende Stimulationen mit der vollen Stimulationsintensität zu Nebenwirkungen wie Phosphenen (Lichtblitze) führen. Diesen Nebenwirkungen kann mit einer langsamen Steigerung des Stroms auf die Zielintensität begegnet werden. In der tDCS wird der Strom üblicherweise über 8 s von 0 auf 100 % der Zielintensität gesteigert (ramp up) und bei Erreichen der geplanten Stimulationsdauer auch wieder über 8 s gesenkt (ramp down). In der FES sind plötzliche Stromanstiege und -abfälle durchaus gewünscht, da nur sie Muskelkontraktionen erzeugen.

Impulsgalvanisation

Um das Risiko von Nebenwirkungen bei galvanischem Strom zu reduzieren und trotzdem eine Förderung der Durchblutung (Hyperämie) zu erreichen, kann der galvanische Strom kurz unterbrochen werden. Somit wird er in Impulsen, also in kurzen, sich wiederholenden Sequenzen mit anschließenden Pausen, abgegeben. Da die Stimulation immer nur Bruchteile von Sekunden andauert, kann dann die Stromstärke deutlich erhöht werden, ohne dass die Gefahr von Hautschäden entsteht. Zwei standardisierte Stromformen sind hier in Gebrauch: IG (Impulsgalvanisation) 30 und IG 50.

Durch den Impulscharakter (ständiges An- und Ausschalten des Stroms) kommt es zum Vibrieren der Muskulatur (Wenk 2011; Pahn et al. 2001).

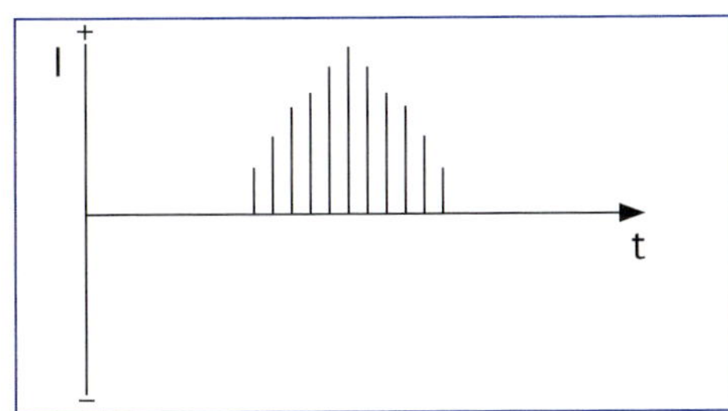

Bild 7: IG 50

Der IG 30 besteht aus galvanischen Dreieckimpulsen von 30 ms Dauer mit einer Frequenz von 12,5 Hz. Der effektive Gleichstromanteil ist somit deutlich geringer als bei der normalen Galvanisation, jedoch noch deutlich höher als beim IG 50, der nur noch aus galvanischen Nadelimpulsen besteht. Diese haben eine Frequenz von 196 Hz. Damit auch dieser Strom zu keiner dauerhaften Muskelkontraktion führt, erfolgt zum Vibrieren eine Amplitudenmodulation mit dreieckähnlichen 8,3 Hz. Durch die Vibration erfolgt eine Art Massage der Muskulatur, wenn motorisch schwellig dosiert wird. Bei beiden Stimulationsformen ist der Strom deutlich länger ausgeschaltet als eingeschaltet. Somit wird die Gefährdung der Haut deutlich reduziert.

Gleichstrom vs. Wechselstrom

Bei allen vorgenannten Stimulationsformen handelt es sich um Gleichstrom. Dies bedeutet, es gibt einen eindeutigen Minus- (Kathode) und Pluspol (Anode). Es ist zwar möglich, den Strom wie bei der Impulsgalvanisation an- und auszuschalten,

jedoch ändert er niemals seine Richtung (die Polarität wechselt nicht). Dies hat die o. g. Ionenwanderung zur Folge, die Vorteile (Erregbarkeitssteigerung, verbesserte Durchblutung), aber auch Nachteile (Hautschädigung) hat.
Möchte man die Belastung der Haut reduzieren, kann man Wechselstrom (auch biphasischer Strom genannt) verwenden. Hier wechselt der Strom ständig seine Richtung. Mit Frequenz wird die Geschwindigkeit bezeichnet, mit der in einer Sekunde die Polarität (Plus und Minus) gewechselt wird. Die Einheit lautet Hertz (Hz). Beide Elektroden sind gleichberechtigt, es gibt keine Anode oder Kathode mehr. Häufig verwendete Frequenzen in der Logopädie sind 50 Hz und 80 Hz. Aktuell wird diskutiert, ob 30 Hz ein günstigerer Wert sein könnte (s. Kapitel Dysphagie).
Alle Frequenzen unter 1000 Hz werden im Bereich der Elektrotherapie als Niederfrequenz, zwischen 1000 Hz und 300.000 Hz als Mittelfrequenz bezeichnet.
Wechselstrom führt zu keinen pH-Wert-Verschiebungen auf der Haut, sodass Stromstärken höher dosiert werden können, ohne Hautschäden zu verursachen. Die fehlende pH-Wert-Verschiebung ist vor allem im Rahmen der Schlucktherapie durch den ausbleibenden metallischen Geschmack zu bemerken.

Ziel der FES

Das primäre Ziel der FES ist, mithilfe einer elektrisch evozierten Muskelkontraktion einen Bewegungsablauf zu unterstützen. Im physiotherapeutischen Bereich konnte für viele Krankheitsbilder gezeigt werden, dass Übungen mit FES wirksamer sind als ohne FES (z. B. Howlett et al. 2015; Übersicht bei Schick 2021b). Für die Logopädie findet sich die umfangreichste Studienlage im Bereich der Dysphagiebehandlung, die tendenziell zu einem ähnlichen Ergebnis kommt, s. dazu auch Übersicht bei Faust & Kroker (2022). Neuronale Plastizität ist die Grundlage für nahezu alle wiederherstellenden Therapieverfahren. Da dies schon in zahlreichen anderen Veröffentlichungen beschrieben wurde, setzen wir es beim Leser freundlicherweise als bekannt voraus und verweisen Interessierte auf den Artikel von Meier (2021) sowie auf das Grundlagenkapitel tDCS in diesem Band.
Etwas dünner zeigt sich die Studienlage bei der Schädigung peripherer Nerven. Relativ sicher scheint die Reduktion der Muskelatrophie (vgl. z. B. Kern 2018; Zusammenfassung bei Schick 2021b). In Bezug auf die Funktionswiederherstellung gibt es leicht positive Ergebnisse im Bereich Physiotherapie (vgl. Schick 2021b) und in der Logopädie bei Recurrens- und Fazialisparesen (vgl. Schneider-Stickler 2022; Repitsch & Volk 2021).

Chronaxie, Nutzzeit, Rheobase und Akkomodation

Um eine Muskelkontraktion zu erzeugen, ist ein Gleichstrom nicht ausreichend. Der Muskel kontrahiert lediglich bei Änderungen im Stromfluss. D. h., stimuliert man einen Muskel mit einem Gleichstrom, zuckt dieser unabhängig von der Spannungshöhe genau zweimal, nämlich im Moment des Einschaltens und des Ausschaltens (sofern diese beiden Zeitpunkte weit genug auseinander liegen). Anzumerken ist, dass ein Impuls, der eine Muskelzuckung erzeugen soll,

1. schnell genug ansteigen muss,
2. eine Mindeststromstärke benötigt,
3. eine zeitliche Mindestlänge (Breite) benötigt.

Die Mindeststromstärke wird als Rheobase bezeichnet. Das ist die Stromstärke, die gerade ausreicht, um eine schwache Zuckung zu erzeugen. Sie muss nicht objektiv beobachtet werden können, in manchen Fällen wird sie auch nur vom Patienten wahrgenommen. Ein häufiges Problem an dieser Stelle ist jedoch, dass Patienten die Unterscheidung zwischen einfachem Stromgefühl und leichter Muskelkontraktion schwerfallen kann und entsprechende Angaben nicht immer objektiv sind.

Unter Nutzzeit versteht man die Mindestzeit, die benötigt wird, um eine Muskelkontraktion mit der Rheobase zu erzielen. Diese liegt bei gesunder Muskulatur bei höchstens 20 ms (= 20 tausendstel Sekunde) (vgl. Wenk 2011). Bei höheren Stromstärken kann die Stimulationszeit verkürzt werden. Dies kann diagnostische Hinweise auf den Zustand der Muskulatur liefern. Die Stimulationszeit, die eine Muskelreaktion bei der doppelten Rheobase auslöst, wird als Chronaxie bezeichnet.
Die Chronaxie liegt bei gesunder Muskulatur bei höchstens 1 ms (vgl. Edel et al. 1991; Wenk 2011).
In der Praxis reichen Stimulationszeiten von 0,3–0,4 ms häufig aus (vgl. Schick 2021b). Die muskuläre Reaktion hängt nicht von der Stimulationsdauer ab, d. h., die motorische Antwort ist dieselbe, egal ob man einen Muskel 20 tausendstel Sekunden oder eine Stunde stimuliert. Der Unterschied läge lediglich darin, dass es bei einer so extrem langen Stimulation auch wieder zu einer Ausschaltzuckung käme. Die Einschaltzuckung wäre aber klinisch nicht zu unterscheiden.
Ist ein Muskel über eine längere Zeit paretisch (länger als 4–6 Wochen), kommt es vor allem bei der Schädigung des zweiten Motoneurons zur Muskelatrophie. Der Muskel zeigt eine veränderte Fähigkeit zur elektrischen Stimulation. Man bezeichnet dies als „elektrisch entartet“. Die Nutzzeit verlängert sich auf bis zu eine Sekunde, also dem tausendfachen Wert eines gesunden Muskels. Die Nutzzeit ist somit ein Indikator für das Ausmaß der elektrischen Entartung. Auch die Art der Kontraktion ändert sich. Sie erscheint weniger blitzartig und wird bei manchen Autoren als „wurmförmig“ oder „träge“ beschrieben (vgl. Bossert et al. 2006).

MERKE: Gesunde Muskulatur kann mit Impulsen von 1 ms stimuliert werden, um eine kurze Kontraktion zu erzeugen. Bei langzeitiger Schädigung des zweiten Motoneurons (bzw. bei peripherer Schädigung) benötigt man längere Stimulationszeiten von bis zu einer Sekunde.

Stimuliert man einen Muskel mit vielen Einzelimpulsen, kommt es zu einem Vibrieren der Muskulatur im Takt der Stimulation. Dies ist ein häufig verwendeter Effekt, um die Muskulatur vor der Übungsbehandlung aufzuwärmen und die Durchblutung zu fördern. Hier verwendet man Frequenzen von 12,5 Hz oder kleiner (z. B. IG 50; vgl. Pahn et al. 2001; Mayr 2021). Wählt man deutlich höhere Frequenzen, kann die Muskulatur dem einzelnen Impuls nicht mehr folgen. Es kommt zu einer Fusion der Einzelbewegungen, also zu einer dauerhaften Kontraktion. Diese beginnt bei etwa 20 Hz, wobei hier häufig noch ein Restzittern wahrnehmbar ist, welches ab 25–30 Hz verschwindet. Dieser Bereich wird als Fusionsfrequenz bezeichnet. In der Physiotherapie sind Stimulationsfrequenzen von 30–50 Hz durchaus üblich. In der Logopädie werden meist Frequenzen von 30–80 Hz verwendet. Es ist jedoch zu beachten, dass die unerwünschte Muskelermüdung mit Erhöhung der Frequenz zunimmt. Somit sollte die häufig verwendete Stimulation mit 80 Hz überdacht werden.
Zu beachten ist außerdem, dass eine solche Stimulation als Folge von Gleichstromimpulsen (ohne Polaritätswechsel oder als Wechselstrom) abgegeben werden kann. Beides hat Vor- und Nachteile:
Der Wechselstrom ist angenehmer und kann aufgrund der fehlenden pH-Wert-Verschiebung höher dosiert werden. Mit Gleichstrom kann man durch Verwendung der Kathode als Wirkelektrode eine günstige Verteilung von Ionen in den Zellen schaffen und somit eine positive Ausgangslage zur Anbahnung einer Bewegung. Die Reizschwelle wird gesenkt (vgl. Bossert et al. 2006).

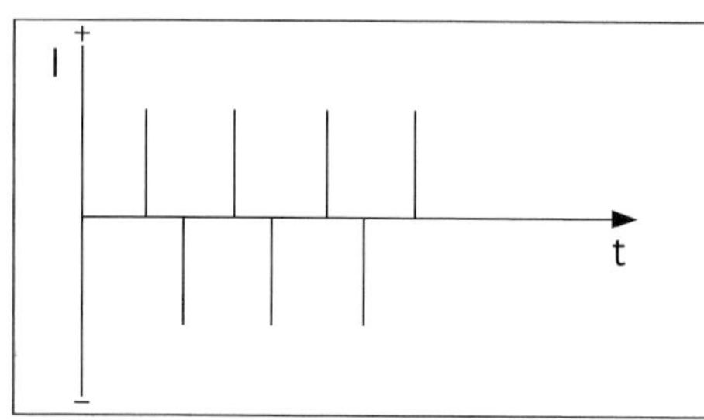

Bild 8: Nadelimpulse/biphasischer faradischer Strom

Da solche Impulse im IT-Diagramm gegenüber den Pausen sehr kurz sind, erscheinen sie nadelförmig und werden als „Nadelimpulse“ bezeichnet. Ein häufig verwendeter Strom ist der (neo-)faradische Strom. Er besteht aus einer Frequenz von 50 Hz, die einzelnen Impulse dauern 1 ms an und sind im Gegensatz zu üblichen rechteckigen Nadelimpulsen eher dreiecksförmig. Er wird in der Lähmungsbehandlung normalerweise als Gleichstrom appliziert, bei längerer Applikationsdauer sollte er jedoch als Wechselstrom abgegeben werden, bei dem auf jeden positiven Impuls ein negativer folgt.

Diese tetanisierenden Ströme erzeugen alle eine dauerhafte Muskelkontraktion. Sie können aber keine elektrisch entartete Muskulatur stimulieren.

MERKE: Kurze Impulse in Frequenzen von über 30 Hz erzeugen eine dauerhafte Kontraktion bei gesunder (innervierter) Muskulatur.

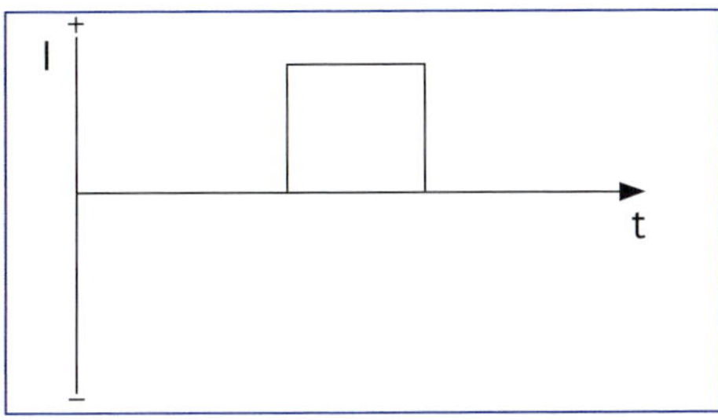

Bild 9: Rechteckstrom

Wie bereits erwähnt, benötigt man eine deutlich längere Stimulationsdauer, um eine motorische Reaktion eines stark denervierten Muskels zu erhalten. In dem IT-Diagramm erscheint der Impuls breiter als die Nadelimpulse. Man bezeichnet ihn als Rechteckimpuls und die Länge wegen ihrer Erscheinung im Diagramm als Impulsbreite. Sie wird in Tausendstelsekunden (= Millisekunden = ms) angegeben. Auf Rechteckimpulse reagieren alle Muskeln (denervierte und nicht-denervierte) mit einer einzelnen Zuckung, sofern der Impuls breit (= zeitlich lang) genug ist.

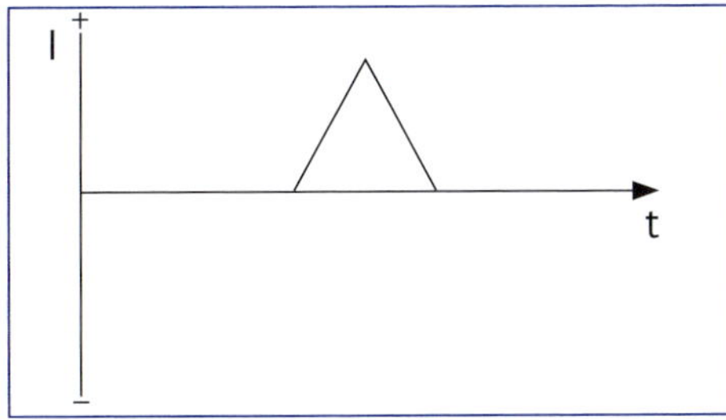

Bild 10: Dreieckstrom

Eine weitere Stromform wird als Dreieck- oder Exponentialstrom bezeichnet. Beide Ströme haben ähnliche Wirkung, heute hat sich jedoch Dreieckstrom durchgesetzt. Den Ausdruck Exponentialstrom findet man noch in älteren Veröffentlichungen, da dieser früher technisch einfacher zu generieren war. Bei Dreieckstrom steigt die Stromstärke (je nach Länge) langsam an und fällt auch langsam wieder ab. Gesunde Muskulatur kann sich an einen langsamen Anstieg der Stromstärke anpassen (akkommodieren) und reagiert nicht oder nur bei entsprechend hoher Stromstärke mit einer Muskelzuckung. Je kürzer ein Dreieckimpuls ist, desto steiler ist auch sein Anstieg und desto eher reagiert gesunde Muskulatur. Je länger ein Dreieckimpuls ist, desto flacher ist der Anstieg und desto weniger zuckt gesunde Muskulatur.

Mit Dreieckstrom kann man denervierte Muskulatur selektiv stimulieren. Ein gesunder Muskel reagiert nicht oder nur bei deutlich höheren Stromstärken als ein geschädigter, da nicht-denervierte Muskulatur bei langsamen Stromanstiegen genügend Zeit hat, ihre Kalium- und Natriumpumpen zu aktivieren, um Depolarisation zu verhindern.

MERKE: Ein gesunder Muskel benötigt einen schnellen (steilen) Stromanstieg, um zu kontrahieren. Ein denervierter Muskel benötigt eine lange Stimulationszeit, um zu kontrahieren.

Akkomodation und Alpha-Wert

Die Elektrodiagnostik ermöglicht es, den Grad der bereits eingetretenen Schädigung (Denervierung der Muskulatur) zu messen. Man geht hierzu folgendermaßen vor:

Möglichkeit 1: Man misst die Chronaxie, indem man die Zielmuskulatur immer wieder mit Rechteckimpulsen unterschiedlicher Breite stimuliert, und stellt die Mindestbreite fest (vgl. Mayr 2021).

Möglichkeit 2 (vgl. Pahn 2001; Edel et al. 1991; Bossert et al. 2006)**:** Man misst zunächst die Rheobase (also die Mindeststromstärke, die für eine Muskelzuckung nötig ist) mit einem Rechteckimpuls von einer Sekunde.
Danach misst man die Rheobase mit einem Dreieckimpuls der gleichen Breite. Ein großer Unterschied zwischen der Reaktion auf Dreieck- und Rechteckimpuls (um mindestens den Faktor 3 oder höher) kennzeichnet eine gesunde Muskulatur, da sie auf Dreieckimpulse erst später, d. h. bei deutlich höherer Intensität, mit einer Zuckung reagiert. Ein kleiner oder gar kein Unterschied steht für geschädigte bzw. komplett denervierte Muskulatur.

Bildet man den Quotienten aus den beiden Ergebnissen, erhält man den sogenannten Alpha-Wert, der ein Maß für die Schädigung der Muskulatur ist. Der Alpha-Wert ist dimensionslos, da sich die Einheit (mA) herauskürzt.

$$\text{Alpha} = \frac{\text{Rheobase Dreieck}}{\text{Rheobase Rechteck}}$$

Die Rheobase des Rechteckstroms ist immer kleiner oder gleich der Rheobase des Dreieckstroms, somit ist der Alpha-Wert immer größer oder gleich eins.
Aus dem Alpha-Wert lässt sich die Breite des Dreieckimpulses bestimmen, mit dem ein geschädigter Muskel optimalerweise stimuliert wird (sofern man eine selektive Stimulation wünscht). Je kleiner der Alpha-Wert, desto stärker ist der betroffene Muskel geschädigt.

Die folgende Übersicht enthält Richtwerte, die zur groben Orientierung herangezogen werden können (vgl. Pahn & Pahn 2000):

Alpha-Wert	Impulsbreite Dreieck (in Millisekunden)
1	500 ms – 1000 ms
1–2	100 ms – 200 ms
2–2,5	20 ms – 50 ms
2,5	10 ms
> 2,6	Neofaradischer Strom

Möglichkeit 3: Man kann auch zunächst versuchen, ob ein Muskel mit faradischem Strom stimulierbar ist. Wenn eine Kontraktion sichtbar ist, kann man davon ausgehen, dass noch keine wesentliche elektrische Entartung eingetreten ist. Endet der Versuch jedoch frustran, sollte man auf die oben genannten ersten beiden Möglichkeiten zurückgreifen.

Amplitudenmodulierter Mittelfrequenzstrom

Wie bereits eingangs erwähnt, ist der Übergang Elektrode/Haut technisch gesehen ein Hochpass, d. h. hohe Frequenzen (z. B. 100 kHz) können diesen Widerstand verlustfreier passieren als niederfrequente. Das Problem besteht jedoch darin, dass mittelfrequente Ströme zu keiner Muskelkontraktion führen. Deshalb moduliert man ein niederfrequentes Signal (z. B. 100 Hz) auf. Technisch kann man das Gesamtsignal in drei Teile zerlegen: eine Trägerfrequenz (in unserem Beispiel 100 kHz), eine untere Seitenfrequenz von 100 kHz - 100 Hz = 99,9 kHz und eine obere Seitenfrequenz von 100 kHz + 100 Hz = 100,1 kHz. Somit kann dieses Signal gut Hochpässe passieren und durch die aufmodulierte Frequenz eine Muskelkontraktion erzeugen. Diese ist jedoch nur an nicht-denervierter Muskulatur wirksam.

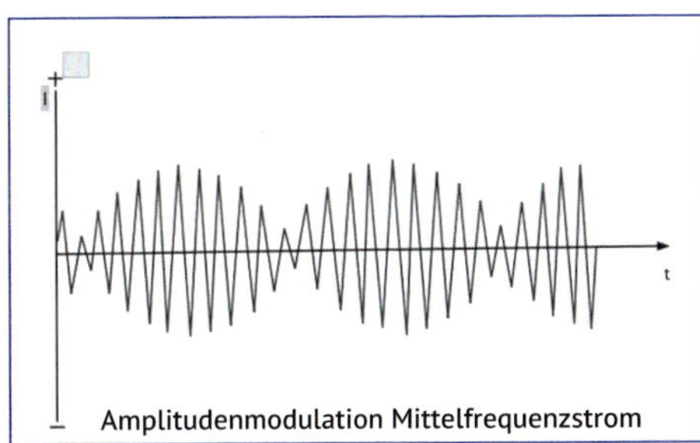

Bild 11: IT-Diagramm mittelfrequenter Ströme

MERKE:
- **Faradischer und Mittelfrequenzstrom stimulieren ausschließlich gesunde Muskulatur.**
- **Rechteckstrom stimuliert bei ausreichend langer Impulsbreite jegliche Muskulatur.**
- **Dreieckstrom stimuliert ausschließlich denervierte Muskulatur.**

Funktionelle Elektrostimulation bei Fazialisparesen

Einleitung

Die Verwendung von Elektrostimulation zur Behandlung von Fazialisparesen wird kontrovers diskutiert. Die meisten negativen Stellungnahmen beziehen sich dabei auf Expertenmeinungen (z. B. Müller 2016) und nicht auf tatsächliche empirische Daten. Andere sehen die Elektrostimulation als wichtigen Teil der Behandlung, z. B. Sarafoleanu & Bejenariu 2020. Insgesamt ist die Datenlage als dürftig zu bezeichnen. Ein Problem ist auch, dass sich die vorhandenen Gruppenstudien sehr stark in der verwendeten Methode unterscheiden. Trotz weniger Einzelmeinungen, die dem Einsatz der FES zur Behandlung von Fazialisparesen skeptisch gegenüberstehen, gibt es durchaus zahlreiche Gründe sie anzuwenden. Eine Reihe von Studien bestätigt derweil positive Behandlungseffekte. In keiner der Studien konnte eine negative Auswirkung der Reizströme nachgewiesen werden. Zudem liegen Evidenzen vor, dass eine kurze Stimulationsphase sowohl die funktionelle als auch die morphologische Regeneration peripher geschädigter Nerven fördert (Gordon & English 2016). Dabei wird sowohl die axonale Aussprossung als auch die Ausschüttung neurotropher Wachstumsfaktoren positiv beeinflusst (ebd.).
Ferner verwundert es, dass zahlreiche Therapieverfahren praktisch ohne Evidenzen im therapeutischen Alltag zum Einsatz kommen und bei der Behandlung von Fazialisparesen oftmals kaum hinterfragt werden.
Für die Therapie ist es wichtig, die Besonderheiten der fazialen Muskulatur zu kennen. Da bei der Behandlung sowohl einzelne Äste des Nerven wie auch einzelne Muskeln stimuliert werden können, ist es zunächst zuträglich, die anatomischen Voraussetzungen zu klären.

Anatomie

Wir beschränken uns auf die mit Oberflächenelektroden elektrisch stimulierbaren motorischen Anteile des N. facialis. Der N. facialis innerviert motorisch die gesamte Gesichtsmuskulatur mit Ausnahme der Kaumuskulatur und der Augen. Hier wird nur der Lidschluss durch den N. facialis innerviert.
Die motorischen Äste verlaufen durch die Ohrspeicheldrüse (Plexus intraparotideus).

Ast	Muskel	Funktion
Rami temporales	M. occipitofrontalis	Augenbrauen heben
	M. orbicularis oculi	Augen schließen
	M. corrugator supercilii	Augenbrauen zusammenziehen
Ramus zygomaticus	M. zygomaticus major und minor, M. levator labii superioris	Mundwinkel heben
	M. orbicularis oculi	Augen schließen
Rami buccales	M. buccinator	Mund breit ziehen
	M. risorius	Mund breit ziehen
	M. orbicularis oris	Mund spitzen
	M. nasalis	Nase rümpfen Oberlippe heben
Ramus marginalis mandibulae	M. depressor anguli oris M. depressor labii inferioris	Hinabziehen der Mundwinkel
	M. mentalis	Runzeln der Kinnhaut
Ramus marginalis mandibulae und Ramus colli	M. platysma	Herabziehen des Unterkiefers, des Mundwinkels und der Unterlippe

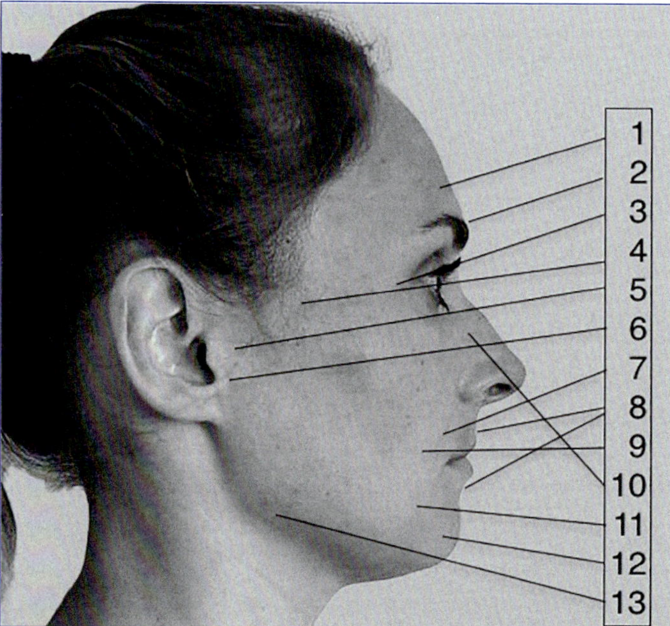

1 M occipitofrontalis
2 M corrugator superlici
3 M orbicularis oculi
4 Rami temporales
5 Ramus zygomaticus/ Rami buccales
6 Facialis Hauptast
7 M levator Labii superioris
8 M orbicularis oris
9 M buccinator und M risorius
10 M nasalis
11 M depressor anguli oris
12 M. mentalis
13 Ramus marginalis mandibulae

Bild 12: Stimulationspunkte

Fazialisparese

Man unterscheidet im Wesentlichen neben der Schwere der Ausprägung einer Fazialisparese zwischen zentraler und peripherer Genese. Periphere Lähmungen entstehen durch die Schädigung des zweiten Motoneurons und werden als Fazialisparese bezeichnet, zentrale Lähmungen durch Läsion des ersten Motoneurons, sie werden faziale Paresen genannt. Als klinisches differentialdiagnostisches Kriterium wird die Funktion der Rami temporales herangezogen. Da der R. temporalis von beiden Gyri praecentrales innerviert wird, kommt es bei einseitiger Großhirnschädigung nie zu einem Funktionsverlust in diesem Bereich. Außerdem kann bei einer zentralen fazialen Parese die unwillkürliche Motorik besser erhalten sein als die willkürliche. Beispielsweise sieht man häufig Patienten mit deutlicher Schwäche der Rami buccales, die den Mund auf Aufforderung nur einseitig spreizen können, beim Lachen jedoch eine absolut symmetrische Funktion zeigen.
Die häufigste Form der Fazialisparese ist die idiopathische Form, die etwa die Hälfte sämtlicher Fälle ausmacht. Sie stellt die häufigste Hirnnervenschädigung dar und betrifft jährlich 7–40 von 100.000 Menschen (Heckmann 2022). Ca. 70 % der idiopathischen Fazialisparesen heilen vollständig auch ohne Behandlung aus (vgl. Gatidou et al. 2021). Die relativ hohe Anzahl von spontanen Remissionen stellt hohe Ansprüche an die Forschung in der akuten Phase, da durch diesen Effekt relativ große Gruppen untersucht werden müssen, um wissenschaftlich aussagekräftige Daten zu erhalten.

Abhängig von verschiedenen Faktoren dauert es bei den restlichen 30 % häufig mehrere Wochen oder Monate, bis – wenn überhaupt – eine Erholung der Fazialisfunktion eintritt. Neben dem Problem, dass sich eine solche Lähmung nicht immer vollständig zurückbildet, besteht eine Komplikation in der Entstehung von Fehlinnervationen (Synkinesien und Spastiken). Hier kommt es zu unerwünschten elektrischen Verbindungen im geschädigten Nerv, wodurch es zu ungewollten Mitbewegungen (Synkinesien) umliegender Gesichtsmuskeln und auch Spastiken kommen kann. Spätestens nach 6 Monaten muss mit dem Auftreten von Synkinesien gerechnet werden (Kanaya et al. 2009), wobei schwere Denervierungen eine stärkere Tendenz zur Fehlinnervation aufweisen (Çelik et al. 2000). Synkinesien gelten daher als prognostisch ungünstiges Zeichen, weshalb für den Regenerationsprozess entscheidend ist, ob diese verhindert werden konnten. Nicht selten ist hier auch die Tränendrüse betroffen: Die Patienten bemerken ein Tränen des Auges der betroffenen Seite während des Kauvorgangs. Man spricht hier von „Krokodilstränen". Dieses Phänomen ist ebenfalls als Synkinesie zu werten.

Eine Lähmung der Gesichtsmuskulatur führt zu folgenden Einschränkungen im Alltag:

- Störung des Essens und Trinkens (orales Leaking, Lippen- oder Wangenbiss)
- Störung der Mimik mit entsprechender Stigmatisierung
- Störung der Artikulation (labiale Dysglossie)
- Gefährdung des Auges durch fehlende Schutzreflexe (Kornealreflex, physiologisches Blinzeln)
- Einschränkung des Gesichtsfeldes durch Augenbrauenptosis

Des Weiteren kann eine Schädigung des Fazialisnerven folgende Symptome auslösen (Heckmann 2022):

- Hyperakusis (durch Parese des M. stapedius)
- Störung der Speichelsekretion (Mundtrockenheit)
- Störung der Tränensekretion
- Geschmacksstörungen
- Retroaurikuläre Schmerzen und Missempfindungen in der Wange

Besonderheiten der mimischen Muskulatur und therapeutische Konsequenzen

Üblicherweise finden Patienten selbstständig Kompensationsstrategien, um die Auswirkungen von Paresen zu umgehen. Dies geschieht meist durch Benutzung nicht-paretischer Muskulatur. So wird z. B. die Funktion eines paretischen Armes vom anderen Arm übernommen. Der paretische Arm wird depriviert, also nicht mehr benutzt. Als therapeutische Konsequenz kann die Motivation zum Einsatz des paretischen Armes sinnvoll sein (vgl. Taub & Morris 2001). Dies ist bei der mimischen Muskulatur nicht der Fall, da die gesunde Seite die Mimik der paretischen nicht unterstützen kann. Eine Ausnahme mag lediglich die Kaufunktion darstellen, da Patienten das Kauen meist auf die gesunde Seite verlagern. Prinzipiell dürfte eine Therapie, die lediglich zur Bewegung auffordert, nicht mehr bewirken, als es normale spontan ausgeführte mimische Bewegungen ohnehin tun. Daher sollten Bewegungen kontrolliert (z. B. vor dem Spiegel oder über Oberflächen-EMG) ausgeführt werden. Hierzu besteht ein breiter Konsens in der allgemeinen Diskussion (vgl. Heckmann 2022). Gleichzeitig entspricht dieses Vorgehen auch der Forderung nach aufgabenorientiertem Training in der allgemeinen Behandlung von Paresen (vgl. Langhammer & Stanghelle 2011; Fries & Freivogel 2010).

Die faziale Muskulatur neigt nicht zu Spastiken (vgl. Noth 2003) bei Schädigung des ersten Motoneurons. Dies hängt vermutlich damit zusammen, dass die faziale Muskulatur im Gegensatz zur Extremitätenmuskulatur über keinerlei Muskelspindeln verfügt (Urban et al. 2004), die im Wesentlichen für die Initiierung von Eigenreflexen verantwortlich sind. Spastiken können als übersteigerter Eigenreflex interpretiert werden (vgl. Mukherjee & Chakravarty 2010) und kommen somit bei Schädigungen des Großhirns nicht vor. Dies wäre auch eine Absage an Therapien, die über die Stimulation von Eigenreflexen (z. B. Stretching) arbeiten. Gleichwohl lässt sich die faziale Muskulatur trotz fehlender Muskelspindeln problemlos elektrisch erregen. An dieser Stelle der Argumentation wird häufig fälschlicherweise der Hemispasmus facialis angebracht. Dieser ist aber als eigenständiges Krankheitsbild zu sehen und hat wahrscheinlich nichts mit einer Schädigung des ersten Motoneurons (wie es bei Spastiken üblich ist) und auch nichts mit einer Defektheilung einer Fazialisparese zu tun (Rosenstengel et al. 2012). Die Gefahr, einen Fazialisspasmus bei Schädigung des ersten Motoneurons durch eine Elektrostimulation zu begünstigen, wie es zeitweise behauptet wird, ist daher ein relativ unwahrscheinliches Szenario, das in keiner der hier zitierten Studien festgestellt werden konnte.

Vorüberlegungen zur Therapie

Es gibt zur übenden Behandlung von Fazialisparesen keinen Goldstandard (vgl. Marotta et al. 2020; Heckmann 2022; Agostini et al. 2020; Teixeira et al. 2011). Dies liegt schlicht an der geringen Anzahl und Qualität von Studien, die zu diesem Thema vorliegen. Die Datenlage zur Elektrostimulation ist in diesem Bereich dennoch vergleichsweise umfangreich und kann daher durchaus als wissenschaftlich valide angesehen werden (Evidenzstufe Ib).
Bei der Behandlung von Paresen der Extremitätenmuskulatur ist die FES einer rein motorischen Übungstherapie im Allgemeinen überlegen (vgl. Howlett et al. 2015; Schick 2021b). Meist treten Fehlinnervationen des N. facialis in Form von Synkinesien erst im späteren (chronischen) Krankheitsverlauf auf. Es kann jedoch weder empirisch gestützt werden, dass diese durch die FES hervorgerufen werden, noch dass FES die Spontanremission behindert (Puls et al. 2020). Repitsch & Volk (2021) bemerken, dass beide immer wieder vorgebrachten Argumente sich eigentlich gegenseitig ausschließen. Puls et al. (2020) zeigten in einer kleinen Gruppenstudie, dass Patienten, die ES erhielten, sogar weniger Synkinesien entwickelten als solche ohne ES. Raslan et al. (2020) konnten nachweisen, dass einzelne Zielbewegungen selbst bei Patienten mit Synkinesien unter Einsatz kurzer Dreieckimpulse stimulierbar sind. Dabei war eine selektive Stimulation aller Fazialisäste ohne Aktivierung des M. masseter möglich (ebd.).

Wir integrieren in unser vorgeschlagenes Konzept sowohl die Forderung nach aufgabenorientiertem Training, Repetition (hochfrequentes Wiederholen) als auch Shaping (permanentes Steigern des Schwierigkeitsgrades), da diese Aspekte als Voraussetzung für eine erfolgreiche Rehabilitation angesehen werden (vgl. Grötzbach 2010; Fries & Freivogel 2010; Meier 2021). Die therapeutische Aufgabe besteht somit darin, den Patienten anzuleiten und das Übungsregime sowie die Reizstromparameter ständig an die Möglichkeiten des Patienten bzw. den Innervationsstatus anzupassen. Dabei gilt es, insbesondere bei Schädigung des zweiten Motoneurons, eine Überforderung durch ausreichend lange Refraktärzeiten zu vermeiden, da ein paretischer Muskel gegenüber einem gesunden schneller ermüdet. Zudem ändert sich auch das Kontraktionsverhalten bei elektrischer Reizung, welches bei schnell aufeinander folgender Stimulation mit Einzelimpulsen in immer trägere bzw. wurmförmige Muskelkontraktionen übergeht. Bei schweren Schädigungen sollten die aktiven Bewegungsübungen daher im zeitlichen Verhältnis von 1:2 zur Inaktivität während der Pause stehen (vgl. Fries & Freivogel 2010; Weiss & Miltner 2001). Nach Fitts & Posner (1967) findet motorisches Lernen in unterschiedlichen Phasen statt. Das folgende Vorgehen spiegelt dieses Prinzip:

1. **Kognitive Phase:** Der Bewegungsablauf braucht große Aufmerksamkeit und Konzentration. Mit dieser Konzentration auf die gestörte Bewegung hin lässt sich die gewünschte Bewegung minimal vergrößern. Wird beim „Mundspreizen" ohne Anstrengung der halbe Eckzahn durch die Oberlippe verdeckt, so kann möglicherweise mit Konzentration auf die Bewegung die Lippe zwei Millimeter weiter gehoben werden, sodass der gesamte Eckzahn sichtbar wird.
2. **Assoziative Phase:** Der Bewegungsablauf festigt sich. Mit etwas Übung ist diese Art von Aufmerksamkeitsfokussierung auf die gestörte Bewegung für die geforderte Bewegungsamplitude nicht mehr nötig. Der Eckzahn ist nun auch ohne Anstrengung komplett sichtbar.
3. **Autonome Phase:** Der Bewegungsablauf automatisiert sich. Lenkt man die Aufmerksamkeit jetzt noch einmal auf die gestörte Bewegung, kann die Lippe noch etwas weiter gespreizt werden, z. B. bis zum Beginn des Backenzahnes.

Anzumerken ist, dass aufgabenorientiertes Training stets therapeutisches Feedback benötigt, auf das der Patient seine Aufmerksamkeit richten kann. Bei der Fazialisparese haben sich zwei Möglichkeiten etabliert: die Oberflächen-EMG und die Durchführung vor dem Spiegel.

Ob eine der beiden Methoden einen größeren Vorteil bringt, ist umstritten. Es muss aber angemerkt werden, dass die Elektromyographie (EMG) durchaus in der Lage ist, minimale Aktionen, die im Spiegel nicht erfasst werden können, sichtbar zu machen. Bei schweren Paresen ist hier sicherlich der EMG-Einsatz im Vorteil. Van Swearingen und Brach (2003) zeigten, dass bei der Anwendung der EMG die Wahrscheinlichkeit für das Auftreten von Synkinesien vermindert werden konnte und ein Vorteil für die motorische Rehabilitation bestand.

Durch die Kombination mimischer Übungen mit der Impulsabgabe lässt sich daher ein sinnvolleres Vorgehen etablieren als durch den getrennten Einsatz dieser beiden Therapiemaßnahmen. Dieser Auffassung sind auch Sarafoleanu & Bejenariu (2020), die sich in ihrer Argumentation jedoch im Wesentlichen auf empirische Daten aus der Dysphagietherapie stützen.
Zu bemerken ist auch, dass aufgabenorientiertes Training bzw. „forced use" auch bei Dysphagien in Kombination mit FES erfolgreicher ist als FES alleine (Diéguez-Pérez & Leirós-Rodríguez 2020).
Die ES kann somit als eine Adjuvanz verstanden werden, also als ein Mittel zur Verstärkung der Wirkung mimischer Übungen. Die Überlegung von Burelo-Peregrino et al. (2020), dass die Wirkung von isolierter NMES untersucht werden müsse, geht daher eher auf veraltete Denkmuster zurück und erscheint wenig zielführend.

Studienlage insgesamt

Betrachtet man die Studienlage, so stellt man fest, dass zu ES bei Fazialisparese bereits sechs Gruppenstudien mit Kontrollgruppe vorliegen. Bei drei der sechs Studien (Tuncay et al. 2015; Marotta et al. 2020; Kim & Choi 2016) zeigte sich nach elektrischer Stimulation ein besseres motorisches Outcome als in der Kontrollgruppe. Dies beinhaltet die Daten von 70 Probanden der Versuchs- und 70 der Kontrollgruppe. Puls et al. (2020) fanden in zwei Experimenten keinen Vorteil der NMES für Patienten mit chirurgischer Wiederherstellung des N. facialis (33 Kontroll-, 6 Versuchsgruppe). Jedoch konnte an einer kleinen Gruppe (n = 6 Kontroll-, n = 7 Versuchsgruppe) nicht operierter Fazialisparesen gezeigt werden, dass bei elektrisch stimulierten Patienten im Outcome weniger Synkinesien auftraten. In einer weiteren kleinen (n = 6 Kontroll-, n = 6 Versuchsgruppe) Gruppenstudie von Alakram & Puckree (2011) kam es zu keinerlei Vorteil bei den Patienten, die NMES erhielten. Hier war allerdings auch die Therapiefrequenz der ES mit 3 x/Woche am niedrigsten. Manikandan (2007) zeigte ein besseres Outcome in der Motorik der nicht elektrisch stimulierten Gruppe, jedoch keinen Unterschied bei Synkinesien. Allerdings muss hinzugefügt werden, dass die Probanden, die elektrische Stimulation erhielten, zusätzlich ein allgemeines Training absolvierten, während Patienten ohne ES einem sehr spezifischen Training unterzogen wurden. Trotz der Gruppengröße (jeweils 28) können hieraus kaum Schlussfolgerungen in Bezug auf die Wirksamkeit der ES getroffen werden. Ziel der Studie war es auch nicht, die ES in ihrer Wirksamkeit zu untersuchen, sondern die Effektivität eines patientenindividuellen Fazialistrainings herauszustellen.
Darüber hinaus gibt es noch einige Gruppen- und Einzelfallstudien ohne Kontrollgruppen, hier wurden jedoch häufig Patienten in einer Phase behandelt, in der auch noch Spontanremission möglich gewesen wäre (siehe hierzu: chronisch vs akut, S. 55).

Periphere vs zentrale Parese

Leider ist die Evidenzlage bei zentralen Paresen äußerst dünn. Es gibt lediglich eine Gruppenstudie ohne Kontrollgruppe (Choi 2016) und eine Beschreibung von zwei Einzelfällen (Safi et al. 2018): Choi (2016) konnte deutliche Verbesserungen der mimischen Motorik bei neun Patienten mit zentraler fazialer Parese nachweisen, die ebenso mit einer Verbesserung der oralen Vorbereitungsphase (Lippenschluss, Kauen, Bolusformung) einhergingen. Diese Studie wurde mit subakuten Patienten (< 3 Monate post onset) durchgeführt, bei denen ein gewisser Grad an Spontanremission bei zudem fehlender Kontrollgruppe nicht ausgeschlossen werden kann. Safi et al. (2018) stellten zwei erfolgreiche Behandlungen von zentralen chronischen fazialen Paresen nach Schlaganfall vor.
Die Ergebnisse sind zwar als ermutigend zu bezeichnen, es kann aber keine wissenschaftlich belastbare Aussage damit getroffen werden.
Alle anderen Studien beziehen sich auf periphere Paresen.

Wahl der Stromform

Puls et al. (2020) verwendeten als Einzige (biphasische) Dreieckimpulse mit einer Breite von 100–280 ms bzw. 100–500 ms (die Veröffentlichung enthielt zwei Studien), ansonsten wurden Nadelimpulse appliziert. Hier zeigten die Dreieckimpulse gegenüber den Ergebnissen bei Patienten (6 Versuchsgruppe/33 Kontrollgruppe), die keine ES erhielten, nur weniger Synkinesien im Outcome bei operierten Patienten (chirurgische Wiederherstellung des Fazialis) ansonsten keine motorischen Vorteile. Allerdings waren die Therapiezeiten auch sehr kurz (2 x 10 min täglich) und die Versuchsgruppe war relativ klein. Keine Vorteile fanden sich bei idiopathischen Fazialisparesen (7 Versuchsgruppe/6 Kontrollgruppe).
Leider kann durch das starke Ungleichgewicht hier auch keine Aussage gemacht werden.
Es muss jedoch ergänzt werden, dass breite Dreieckimpulse bei denervierter Muskulatur in vielen Fällen eine motorische Antwort erzeugen können, die bei Nadelimpulsen oftmals ausbleibt (vgl. Wenk 2011; Bossert et al. 2006). Arnold et al. (2021) zeigten, dass denervierte faziale Muskulatur gut durch breite Dreieckimpulse stimulierbar ist. Die Verwendung dieser Stromform kann also durchaus begründet werden. Während die Behandlung denervierter Muskulatur mit breiten Dreieckimpulsen in Europa eine lange Tradition hat (vgl. Wenk 2011; Bossert et al. 2006), sucht man diese Stromform im angloamerikanischen Raum vergebens. Auch Stimulatoren, die diese erzeugen, sind dort nicht verbreitet. Dies erklärt auch die relativ kleine Anzahl von Studien zu diesem Thema.

Dosierung des Stroms

Es konnten bei sensibel schwelliger Dosierung drei von drei Studien zu einem positiven Ergebnis kommen. Eine davon (Kim & Choi 2016) zeigte eine Überlegenheit der ES gegenüber konservativ behandelten Patienten (30 Versuchsgruppe/30 Kontrollgruppe). Zwei (Targan et al. 2000; Hyvärinen et al. 2008) wurden ohne Kontrollgruppe mit insgesamt 27 Patienten durchgeführt.

Bei motorisch schwelliger Dosierung zeigte sich in acht (Tuncay et al. 2015; Marotta et al. 2020; Sommerauer et al. 2021; Puls et al. 2020; Safi et al. 2018; Choi 2016; Bharti 2021; Shinde & Solanki 2022) von elf (Puls et al. 2020 [beinhaltet zwei Studien]) Studien ein positiver Effekt der Elektrostimulation. In drei Studien war die ES konservativer Therapie überlegen (Marotta et al. 2020; Puls et al. 2020; Tuncay et al. 2015). Diese bestanden aus insgesamt 93 Patienten (47 Versuchsgruppe und 46 Kontrollgruppe). In zwei Studien (Alakram & Puckree 2011; Puls et al. 2020) zeigte die ES keine Wirkung (14 Versuchsgruppe/41 Kontrollgruppe). Bei Manikandan (2007) zeigte die mit ES behandelte Gruppe (30 Patienten) ein schlechteres Outcome als die Gruppe, die eine reine Übungsbehandlung erhielt (29 Patienten). In fünf Gruppen- bzw. Einzelfallstudien (Shinde & Solanki 2022; Bharti 2021; Sommerauer et al. 2021; Safi et al. 2018; Choi 2016) zeigten sich motorische Verbesserungen der Fazialisparese unter ES (insgesamt 45 Patienten).

Es kann somit aus der Studienlage keine eindeutige Empfehlung für eine Dosierung abgeleitet werden. Bei motorisch schwelliger Dosierung gibt es drei Studien ohne positive Ausgangslage für die ES (Alakram & Puckree 2011; Puls et al. 2020; Manikandan 2007). Bei Alakram & Puckree (2011) ist jedoch die niedrige Therapiefrequenz, bei Manikandan (2007) die vielversprechendere Übungsbehandlung der nicht-stimulierten Gruppe und bei Puls et al. (2020) die kurze Therapiedauer (10 min) zu bemängeln, was durchaus auch der Grund für das negative Outcome sein könnte.

Chronisch vs akut

Die Metastudie von Fargher & Coulson (2017) bestätigte der ES in der chronischen Phase eine Wirksamkeit, in der akuten Phase fanden sich jedoch keine Unterschiede. Seither sind jedoch einige neue Studien hinzugekommen. Das Problem bei der Erforschung der Akutphase besteht in der relativ häufigen Spontanremission. Sie liegt bei etwa 70 % (s. o.). Das heißt, man benötigt auf jeden Fall eine große Versuchs- und Kontrollgruppe sowie eine echte Randomisierung zur Beurteilung der Wirksamkeit. Somit sind die Gruppenstudien von Choi (2016) und Shinde & Solanki (2022), die gute Remissionen unter ES bei insgesamt 39 Patienten zeigten, nur sehr bedingt verwertbar. Noch weniger aussagekräftig sind Einzelfallstudien wie bei Bharti (2021). Es ist unklar, welchen Anteil die Spontanremission auf die Verbesserung hat. Loyo et al. (2020) kündigten deshalb eine placebokontrollierte Studie in der Akutphase mit Patienten an, die aufgrund ihres Alters und der Ausprägung der Parese eine schlechte Prognose aufweisen. Ergebnisse liegen leider bislang nicht vor.

Prinzipiell kann man nicht sagen, wie lange die Spontanremission anhält. Schätzungen belaufen sich auf 6 bis 12 Monate. Die Spontanremission setzt in den ersten Tagen und Wochen durchschnittlich am stärksten ein und wird mit der Zeit immer schwächer. Als Akutphase bzw. Subakutphase betrachten wir die ersten drei Monate nach Beginn der Fazialisparese.

In der Akutphase konnte in zwei von vier Studien eine Überlegenheit der ES-Behandlung gezeigt werden: Tuncay et al. (2015) sowie Kim & Choi (2016). Die Studien erfolgten an einer Versuchsgruppe von insgesamt 60 Probanden sowie einer ebenso großen Kontrollgruppe. Alakram & Puckree (2011) fanden bei niederfrequenter ES (3 x/Woche) keinen Unterschied zwischen einer jeweils aus acht Patienten bestehenden Versuchs- und Kontrollgruppe.

Manikandan (2007) zeigte, dass eine spezifische Behandlung ohne ES (29 Probanden) einer unspezifischen Behandlung mit ES (30 Patienten) überlegen ist.

In der chronischen Phase zeigten zwei von drei Gruppenstudien mit Kontrollgruppe eine Überlegenheit der ES in der Behandlung der Fazialisparese (Marotta et al. 2020; Puls et al. 2020). Die Stichprobe bestand aus insgesamt 17 Probanden als Versuchsgruppe und 16 als Kontrollgruppe. Bei Puls et al. (2020) findet sich eine zweite Studie mit 33 Patienten in der Kontroll- und 6 in der Versuchsgruppe, bei der ES in der Behandlung keinen Vorteil brachte. Da der Einfluss der Spontanremission in der chronischen Phase nicht mehr so hoch ist, können auch Studien ohne Kontrollgruppe zum Nachweis herangezogen werden: Gittins et al. (1999) zeigten in zehn Fällen eine Verbesserung des Lidschlusses, jedoch nicht des spontanen Blinzelns. Bei Targan et al. (2000) zeigten 12 von 17 Patienten eine deutliche Verbesserung der Fazialismotorik unter Einfluss der ES. Hyvärinen et al. (2008) zeigten an 10 Patienten eine deutliche Verbesserung der Motorik des oberen Fazialisastes. Sommerauer et al. (2021), Goldie et al. (2016) und Safi et al. (2018) zeigten Verbesserungen bei Einzelfällen unter ES.

Somit konnte in drei von drei Gruppenstudien mit insgesamt 37, sowie in fünf beschriebenen Einzelfällen eine positive Wirkung der ES auf die chronische Fazialisparese nachgewiesen werden.

Hieraus kann man ersehen, dass für die Wirkung der ES in der chronischen Phase deutlich mehr und eindeutigere Beweise vorliegen als in der akuten Phase. ABER: Aufgrund der hohen Rate an Spontanremissionen sind Studien in der Akutphase äußerst aufwendig. Dies betrifft nicht nur die ES, die eine verhältnismäßig schlechte Studienlage in der Akutphase aufweisen kann, sondern gilt auch für alle anderen physiotherapeutischen Maßnahmen (vgl. Heckmann 2022). Die schlechte Studienlage ist nicht gleichbedeutend mit einer fehlenden Wirkung, nur konnte der relativ sichere Nachweis einer Wirkung in der chronischen Phase deutlich besser belegt werden als in der akuten.

Auf Grundlage der vorliegenden Studienergebnisse und der Heterogenität der untersuchten Stimulationsprotokolle kann weder die Dosierung noch die Form des

Stroms für eine optimale ES bei diesem Störungsbild abgeleitet werden. Auch die begleitenden Übungen können nicht auf hohem Evidenzniveau ausgewählt werden. Bei der Auswahl der Bewegungsübungen ist jedoch von entscheidender Bedeutung, dass sie die Zielregion gezielt (d. h. ohne Massenbewegungen) adressieren. Es ergibt sich daraus ein symptomatisches Vorgehen, das in der klinischen Praxis weitverbreitet ist. Die folgenden Empfehlungen zur ES bei Fazialisparese stützen sich daher auf empirische Beobachtungen und die Prinzipien der klassischen Lähmungstherapie mit Reizstrom. Gleichermaßen orientiert sich das Vorgehen an der „neuromuskulären elektroartikulatorischen Stimulation (NMEAS)“ nach Pahn & Pahn (2000), die, trotz der aus heutiger Sicht irreführenden Nomenklatur, ähnliche Annahmen heranzieht. Es wird dabei funktionell stimuliert, also die ES mit mimischen oder artikulatorischen Übungen (v. a. labiale Verschlusslaute bzw. Vokale auf Laut- oder Silbenebene) kombiniert. In der Praxis haben sich artikulatorische Übungen jedoch als weniger praktikabel erwiesen, da diese häufig ein geringeres Bewegungsausmaß (u. a. durch Koartikulation) evozieren als rein mimische Übungen, sofern nicht übertrieben artikuliert und damit unnatürlich „nachgeholfen“ wird. Da die Motorik im Mittelpunkt steht und die Artikulation eher als Begleiterscheinung zu verstehen ist, lässt sich diese Haltung durchaus rechtfertigen. Zudem finden die artikulatorischen Prozesse größtenteils unbewusst statt, sodass eine Konzentration auf eine besonders ausufernde Artikulation im Sinne des motorischen Lernens wenig zielführend erscheint.
Aus diesem Grund werden im Folgenden ausschließlich mimische Begleitübungen vorgeschlagen.

Praktisches Vorgehen

Zunächst sollte die mimische Muskulatur genauer untersucht werden, um den Behandlungsbereich festzulegen. Durch den sehr oberflächlichen Nervenverlauf des Gesichtsnervs lässt sich die mimische Muskulatur nicht nur leicht stimulieren, sondern es lassen sich auch impulsinduzierte Muskelkontraktionen mit bloßem Auge ausmachen. Zudem besteht wegen der relativ dünnen Hautschicht im Bereich des Gesichtes keine dringende Notwendigkeit für eine galvanische Vorbehandlung. Eine solche wäre auch bei unterschiedlichen Stimulationsorten (periphere Fazialisparese) nur unter größerem Aufwand leistbar, ferner wurde in keiner der oben zitierten Studien vorgalvanisiert.
Sollten mehrere Äste des N. facialis betroffen sein, sind sie einzeln auf ihre Erregbarkeit hin zu untersuchen. Nicht selten finden sich je nach Stimulationsort unterschiedliche Kontraktionsmuster, die auf unterschiedliche Innervationsverhältnisse zurückzuführen sind. Daher muss der Stimulationswert (Impulsbreite) je nach Ast individuell festgelegt werden. Gleichzeitig dient die Stimulation mit langen Impuls-

breiten zur Atrophieprophylaxe und erweitert dadurch das therapeutische Zeitfenster bis zum Einsetzen der Reinnervation. Daher sollte mit der Behandlung möglichst früh begonnen und alle betroffenen Äste berücksichtigt werden. Da die oberen Fazialisäste bei schwersten Paresen meist als Erstes wieder motorische Funktion zeigen, kann ihnen auch etwas mehr Aufmerksamkeit gewidmet werden, auch weil der Lidschluss, der auch über diese Äste innerviert wird, eine wichtige Schutzfunktion für das Auge darstellt. Ein intakter physiologischer Lidschlag ist auch eine Voraussetzung für eine intakte Sehfähigkeit (Mäkelä et al. 2021).
Im späteren Verlauf sollte sich die Therapie intensiver mit einzelnen Muskeln(gruppen) beschäftigen, die für den Patienten die höchste Relevanz besitzen. Wir empfehlen eine Behandlungsdauer von mindestens 30 min pro Sitzung, 5 x/Woche.
Dabei ist zu beachten, dass die Reizstromparameter im Regenerationsverlauf stetig angepasst werden müssen. Dies bedeutet, dass die Impulsbreiten mit zunehmender Regeneration immer weiter reduziert werden. Ziel ist es, die Impulse so weit zu reduzieren, dass die Muskulatur durch Impulse im unteren Millisekundenbereich (< 5 ms) erregbar ist. In diesem Falle wäre die Muskulatur (wieder) neofaradisch erregbar. Es handelt sich dann häufig um Reststörungen, die optimalerweise mit (neo-) faradischem Strom behandelt werden. Ziel dabei ist – neben der Reinnervation – die Herstellung des muskulären Gleichgewichts (Grundtonus) bzw. Symmetrie der Gesichtshälften. Ein Muskelungleichgewicht kann sich beispielsweise in einer verstrichenen Nasolabialfalte bemerkbar machen. Durch die beim faradischen Strom hervorgerufenen Dauerkontraktionen kann die geschwächte Muskulatur deutlich besser aufgebaut werden als mit kurzen Einzelimpulsen. Auch bei der evozierten Dauerkontraktion werden funktionelle Übungen durch Applikation des faradischen Stroms unterstützt, allerdings nicht nur während der Initiierung, sondern während der gesamten Bewegungsausübung. Zur Synchronisierung können je nach Gerät feste Stimulationszyklen (z. B. 5 s Stimulation, 10 s Pause) programmiert werden oder ein Handtaster mit Haltefunktion eingesetzt werden.
Im Gegensatz zu anderen Therapieverfahren besteht im Rahmen der Elektrotherapie keine Indikation, nicht betroffene Muskulatur mitzubehandeln. Dies gilt für alle Stadien der Behandlung.

Elektrostimulation

Die Elektrodenanlage erfolgt entweder auf dem betroffenen Muskel (direkte Reizung) oder auf einem Fazialisast, der den entsprechenden Muskel versorgt (indirekte Reizung). Die Platzierung der Stimulationselektrode ist der Anatomie in diesem Kapitel zu entnehmen. Grundsätzlich lässt sich ein Mapping des Fazialisnerves durchführen, um die Reizpunkte zu definieren (Raslan et al. 2020). Die Triggerpunkte weichen jedoch interindividuell leicht voneinander ab und erfordern gerade zu Beginn einer Behandlung eine gewisse Erprobungsphase. Mit zunehmender Erfahrung des Untersuchers wird es jedoch immer schneller gelingen, die entsprechenden

Reizpunkte zu lokalisieren. Eine indirekte Reizung wird häufig bevorzugt, da sie im Vergleich zur direkten Reizung geringere Stromstärken benötigt, um Muskelkontraktionen hervorzurufen. Zudem würde eine direkte Stimulation, beispielsweise des M. orbicularis oris, den Bewegungsablauf deutlich erschweren bzw. verunmöglichen. Im Anschluss an die Elektrodenplatzierung ist das Ausmaß der elektrischen Entartung und damit der Schweregrad und die Dauer der Erkrankung zu bestimmen. Hierzu wird – wie im Kapitel Grundlagen der funktionellen Elektrostimulation (FES) erörtert – der entsprechende Muskel zunächst mit Rechteck-, später mit Dreieckstrom stimuliert und daraus der Alpha-Wert bestimmt (Akkommodationsmessung). Eine elektrische Entartung sollte bei einer peripheren Parese erst nach 4–6 Wochen auftreten, bei zentralen Paresen kann sie auch über Jahre ganz ausbleiben. Der Grad der Denervierung gibt die Dauer des Stimulationswerts (Impulsdauer) an (s. S. 45). Nun werden funktionelle Übungen durchgeführt und gleichzeitig, d. h. zu Beginn der Bewegung, mit dem Handtaster Impulse appliziert. Durch Dreieckimpulse im Bereich von 50–250 ms lassen sich effektive Muskelkontraktionen ohne unerwünschte Stimulationseffekte für leichte bis mittelschwere Schädigungen hervorrufen (Arnold et al. 2021; Kurz et al. 2022). Bei schweren Schädigungen kann der Stimulationswert jedoch auf bis zu 500 ms ansteigen. In der akuten Phase sind auch schwere Paresen meist noch (neo-)faradisch erregbar. Diese Werte stellen jedoch nur eine sehr grobe Annäherung dar und sind daher nicht als allgemeingültig zu betrachten. In der Lähmungstherapie kommen, wie bereits in Kapitel Grundlagen der funktionellen Elektrostimulation (FES) beschrieben, vorwiegend Dreieckimpulse zum Einsatz, deren Länge mit zunehmender elektrischer Entartung ansteigt. Hintergrund ist neben einer besseren Verträglichkeit der Dreieckströme durch einen rampenförmigen Anstieg (Arnold et al. 2021) eine möglichst selektive Stimulation geschädigter Muskel-Nerv-Einheiten. Verwendet man hingegen Rechteckströme, ist die Stimulation weniger selektiv, man hat jedoch den Vorteil, dass man bei Unsicherheiten im Bereich des Grades der elektrischen Entartung eine größere Toleranz in der Wahl der Impulsbreite hat.

Die Dosierung erfolgt motorisch schwellig, wobei eine Minimalzuckung als Stimulationsamplitude (Intensität) ausreichend ist. Das bedeutet, dass es gerade zu einer sichtbaren Kontraktion des Zielmuskels kommt. Es sollten keinesfalls motorisch überschwellige Dosierungen eingesetzt werden, da sich der Stimulationseffekt dadurch leicht auf andere Äste bzw. Antagonisten überträgt. Dies sind unerwünschte Stimulationseffekte und daher therapeutisch kontraproduktiv. Zudem sinkt mit zunehmender Amplitude die Toleranzgrenze für Stimulationen des Fazialisnervs, unabhängig vom Stimulationsort (Ilves et al. 2019). Zu beachten ist aber, dass mit zunehmender Denervierung höhere Stimulationsamplituden benötigt werden, um Minimalkontraktionen hervorzurufen. Dadurch ergeben sich im Vergleich zu Gesunden deutlich höhere Stromintensitäten, die jedoch selbst bei unterschiedlichen Impulsbreiten meist problemlos toleriert werden (Volk et al. 2020).

Der Patient spürt die Muskelkontraktion häufig, bevor sie von außen sichtbar wird. Grundsätzlich sollte, insbesondere vor dem Hintergrund möglicher begleitender Sensibilitätsdefizite, zur Bestimmung der Stimulationsamplitude auf die sichtbare Muskelzuckung zurückgegriffen werden. Während der eigentlichen Bewegungsübung wird der Stromimpuls durch Gewöhnungseffekte vom Patienten häufig abgeschwächt bis kaum noch wahrgenommen. Dies stellt elektrophysiologisch kein Problem dar, macht jedoch die Anpassung der Intensität stets unter Ruhebedingungen erforderlich. Als zusätzliche Hilfestellung können visuelle oder akustische Signale zur besseren Wahrnehmung bzw. Synchronisierung der Impulse eingesetzt werden. Viele Stimulationsgeräte verfügen über derartige Einstellungsmöglichkeiten. Sollten keine Muskelkontraktionen über eine indirekte Reizung auslösbar sein, liegt eine komplette Entartungsreaktion vor, d. h., der Muskel ist komplett denerviert und kann nur noch durch direkte Reizung zur Kontraktion gebracht werden. Oftmals ist fehlende Kontraktion jedoch auf Handhabungsfehler zurückzuführen. Als häufigste Fehlerquellen haben sich in der Praxis entweder eine zu geringe Stimulationsamplitude (Intensität) oder die Wahl eines ungünstigen Reizortes erwiesen. Diese praktischen Anwendungsfehler sind zweifellos auf mangelnde Erfahrung im Umgang mit Reizstrom zurückzuführen und lassen sich mit zunehmender therapeutischer Routine leicht beheben. Zunächst sei deshalb jedem Therapeuten Übung im Selbstversuch und an Kollegen unter Supervision empfohlen. Elektrotherapie erfordert – wie viele andere Therapieformen auch – neben umfassenden theoretischen Kenntnissen eben auch praktische Erfahrung.

CAVE: Unerwünschte Nebenreaktionen können bei der Stimulation des N. facialis durch Reizung anderer Hirnnerven auftreten. Folgende Nebenreaktionen sind möglich:
N. opticus: Es kommt zum „Blitze sehen".
N. trigeminus: Es kommt zu „Zahnschmerzen".
N. vestibulocochlearis: Es kommt zu Schwindel.

Zusätzlich kann ein metallischer Geschmack auftreten. Diese Phänomene sind in erster Linie auf den Einsatz von Gleichströmen zurückzuführen und lassen sich durch einen Wechsel auf biphasische Einzelimpulse teils komplett vermeiden. Der Einsatz von Wechselströmen ruft jedoch aufgrund der kurzen Impulse keine motorische Reaktion bei elektrisch entarteter Muskulatur hervor. Um das Ausmaß der Nebenwirkungen zu reduzieren, kann man zunächst versuchen, den Stimulationsort zu wechseln oder die Stromstärke vorläufig abzusenken.

Übungen

Die gewünschte Muskelfunktion wird im Sitzen vor dem Spiegel geübt. Die Übungen sollten sich immer nur auf einen bestimmten Teilbereich der Gesichtsmotorik beziehen (z. B. Mund breit ziehen). Massenbewegungen bzw. forcierte Kontraktionen der gesamten Gesichtsmotorik sind unbedingt zu vermeiden, um Überkompensation vorzubeugen. Grundsätzlich werden die Übungen möglichst symmetrisch mit beiden Gesichtshälften gleichzeitig durchgeführt. Die Patienten sollten dazu angeleitet werden, die Übungen in entspannter Körperhaltung mit Konzentration auf eine bestimmte Zielbewegung durchzuführen. Gerade bei Patienten mit fehlender Innervation hat sich der Hinweis: „Lassen Sie den Strom für sich arbeiten und versuchen Sie gleichzeitig, die Bewegung aktiv zu unterstützen" als hilfreich erwiesen, um schädliche Kompensationsmuster zu unterdrücken. Der Therapeut überprüft, inwieweit eine gezielte Muskelbewegung mit und ohne Anstrengung möglich ist. Dann wird die größte Bewegungsamplitude als Ziel gesetzt. Bei Mundbewegungen kann man die Zähne als Fixpunkt nehmen, z. B.: „Versuchen Sie jetzt immer den Mund so weit zu spreizen, dass die Hälfte des Eckzahns sichtbar ist."

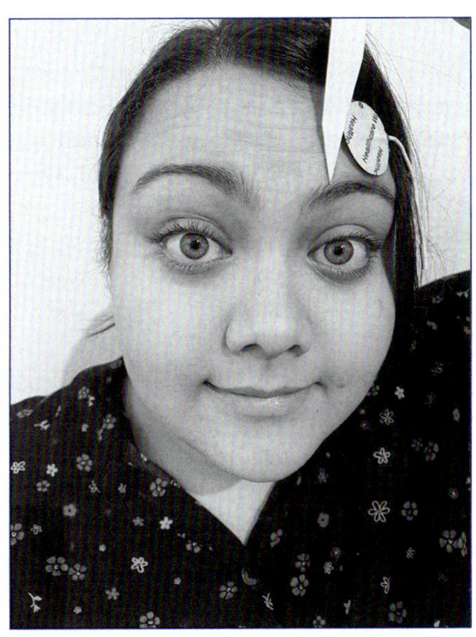

Bild 13: Therapie des Augenbrauenhebens

Der Therapeut korrigiert, sofern der Patient nach einigen Zyklen die Bewegung verkleinert.

Bei anderen Muskeln kann ein Ziel festgelegt werden. So kann z. B. bei der Übung „Augenbrauen heben" mit einem Zeiger ein Zielpunkt festgelegt werden, zu dem sich die Augenbraue bewegen soll.

Wirklich wichtig sind häufige Wiederholungen (die Anzahl kann hier auch im Laufe der Therapie im Sinne des Shapings gesteigert werden, wenn Muskelermüdung kein Problem in der Therapie darstellt) und hohe Therapiefrequenzen.

CAVE: Intensive Übungen im Bereich der Augen und der Stirn können bei empfindlichen Patienten Kopfschmerzen auslösen. Hier ggf. Anzahl der Übungen von Sitzung zu Sitzung steigern.

CAVE: Ein häufiger Fehler ist, dass Übungen nebenbei „vor dem Fernseher" gemacht werden. Der Patient sollte seine gesamte Aufmerksamkeit auf die saubere Ausführung der Bewegung mit ausreichender Amplitude legen, ohne abgelenkt zu sein. Die Qualität der Bewegungsausführung ist eines der wichtigsten Elemente in der Fazialisbehandlung (vgl. Manikandan 2007).

CAVE: Der Therapeut sollte immer ein Auge für die Entstehung von Synkinesien haben. Tritt eine solche Fehlinnervation auf, muss der Fokus zunächst darauf gelegt werden, diese zu kontrollieren.

Die Übungen sollten helfen, schwere und mittelgradige Symptomatiken zu behandeln. Restparesen zeigen häufig eine normale Bewegungsamplitude, aber noch eine eingeschränkte Diadochokinese. Diese kann ebenfalls vor dem Spiegel in ähnlicher Weise beübt werden. Hier muss auf die Bewegungsamplitude und Geschwindigkeit geachtet werden. Das kann zum Beispiel sinnvoll sein, wenn es um die Wiederherstellung des spontanen Blinzelns geht. Die Anforderung an die Geschwindigkeit der Bewegung kann zum Beispiel mit einem Metronom langsam gesteigert werden, ähnlich wie bei der Dys-SAAR-thrietherapie (s. Kapitel Dysarthrie).

Anwendungsbeispiel

- **Bewegungsdefizit feststellen:** Mit Fotos dokumentieren. Betroffene Muskulatur bestimmen
- **Behandlungsfeld festlegen:** Im Akutstadium (erste vier Wochen) alle betroffenen Muskeln; nach 4–6 Monaten nur noch 1–2 Muskeln nach Alltagsrelevanz. Der Übergang sollte fließend gestaltet werden.
- **Festlegen des Stroms:** Faradischen Strom wählen, wenn Muskel noch faradisch stimulierbar ist; wenn nicht, Akkomodation testen und Dreieck- oder Rechteckimpulse wählen.
- **Festlegen der Bewegungsübung vor dem Spiegel:** Bewegungsausmaß und Anspannungs-/Entspannungsphasen festlegen
- **Unter monopolarer Stimulation vor Spiegel üben:** Therapeut gibt Feedback über Qualität der Bewegung (Ausmaß und Verhinderung von Massenbewegungen).
- Spätestens nach 4 Wochen Diagnostik wiederholen, im Akutstadium wesentlich früher, und Behandlungsplan anpassen (bei Schritt 1 beginnen).

Funktionelle Elektrostimulation bei Larynxparesen

Einleitung

Zur Behandlung von Dysphonien infolge einer Parese der inneren und/oder äußeren Larynxmuskulatur kann auf etablierte Stimulationsprotokolle zurückgegriffen werden. Diese orientieren sich an den Prinzipien der klassischen Lähmungstherapie. Da die Reizstromparameter individuell je nach Schweregrad festgelegt werden müssen, erfordert die Behandlung spezielles Wissen im Bereich der Neuroanatomie sowie der Pathogenese. Da Kontraktionen der laryngealen Muskulatur von außen nicht sichtbar sind, werden verschiedene Möglichkeiten der Diagnostik (Akkommodationsmessung) diskutiert, je nach technischen Voraussetzungen. Zunächst sollten die anatomischen und physiologischen Grundlagen geklärt werden, um eine Differentialdiagnose und gezielte Behandlung von Larynxparesen zu ermöglichen.

Hinweis: Weitere Indikationen für eine Elektrotherapie bei Dysphonie werden in der Literatur diskutiert, darunter der Einsatz bei spasmodischer Dysphonie (Almeida et al. 2022; Schneider-Stickler et al. 2022), essentiellem Stimmtremor (Schneider-Stickler et al. 2022) und Glottisschlussinsuffizienz (LaGorio et al. 2010; Schleier & Streubel 1980). Obwohl zu den genannten Indikationen bereits erste positive Ergebnisse vorliegen, sind aufgrund der dünnen Datenlage bisher keine abschließenden Empfehlungen möglich. Daher werden in diesem Kapitel ausschließlich paresebedingte Behandlungen von Dysphonien vorgestellt. Denkbar ist jedoch, das im Folgenden präsentierte Vorgehen auch auf Dysphonien anderer Genese anzuwenden. Hierbei ist jedoch zu beachten, dass die Reizstromparameter an die Stimmpathologie angepasst und sinnvoll in ein funktionelles Übungskonzept integriert werden.

Motorische Innervation des Larynx

Motorisch wird der Larynx von zwei unterschiedlichen Nerven versorgt, dem N. laryngeus recurrens (oder N. recurrens, RLN) und dem N. laryngeus superior (SLN). Beide sind Äste des N. vagus (X. Hirnnerv), wobei der N. recurrens vom unteren Halsbereich abgehend in den Brustraum und entlang der Trachea zurück nach kranial zum Kehlkopf zieht. Der Endast des N. recurrens wird in seinem kehlkopfnahen Abschnitt auch als N. laryngeus inferior bezeichnet. Der N. laryngeus inferior unterteilt sich weiterhin in den Ramus anterior und den Ramus posterior. Der Ramus anterior führt dabei ausschließlich Fasern zur Spannung des Ligamentum vocale und zur Adduktion der Stimmlippen, wohingegen der Ramus posterior vorrangig die Abduktion steuert (Pahn 2005). Der N. laryngeus superior zieht vom unteren Pol des Ganglion inferius (X.) zum Kehlkopf und teilt sich auf Höhe des Hyoids in den Ramus externus (motorisch) und Ramus internus (sensorisch) (Reiter et al. 2013). Der Ramus externus innerviert dabei den M. cricothyreoideus und gibt zusätzlich Fasern an den Plexus pharyngeus ab und ist somit an der Innervation des unteren Schlundschnürers (M. constrictor pharyngis inferior) beteiligt (Uludag et al. 2017). Zudem besteht innerhalb des Larynx eine Nerven-Anastomose in Form der Ansa Galeni, die die sensiblen Fasern von N. recurrens und N. laryngeus superior miteinander verbindet (Pahn 2005).

Larynxparesen

Lähmungen des N. recurrens und des N. laryngeus superior können isoliert oder in Kombination auftreten und sowohl Atmung als auch die Stimm- und Schluckfunktion beeinträchtigen. Sie können zu Einschränkungen der stimmlichen Belastbarkeit, der Alltags- und Berufskompetenz bis hin zur Berufsunfähigkeit führen. Im ungünstigsten Fall (beidseitige N. Recurrensparese mit respiratorischer Glottisenge) drohen sogar potenziell lebensbedrohliche Komplikationen durch akute Dyspnoe/Atemnot (Reiter et al. 2013). Dabei kann das Ausmaß der Störung von einer inkompletten Lähmung (Minderbeweglichkeit) bis hin zu einer kompletten Lähmung (Stimmlippenstillstand) variieren. Falls eine Restbeweglichkeit zu beobachten ist, wird dies im Allgemeinen als prognostisch günstiges Zeichen gewertet (Eckel & Sittel 2001). Eine Larynx-EMG-Messung kann dabei zusätzliche Informationen zum Verteilungsmuster von Larynxparesen liefern und nützlich bei der Prognoseeinschätzung sein (Rickert et al. 2012). Zudem kann die Lähmung einseitig oder beidseitig auftreten und dadurch zu unterschiedlichen stimmlichen Symptomen führen. Periphere Lähmungen resultieren aus Schädigungen der Hirnnervenkerne des N. vagus in der Medulla oblongata oder Läsionen im peripheren Nervenverlauf des N. vagus (Reiter et al. 2013). Die häufigste Ursache für eine Stimmlippenparese ist iatrogen, als Folge eines Traumas nach Operationen im Hals- und Brustbereich, insbesondere nach Schilddrüsenoperation (Reiter et al. 2014). Möglich sind jedoch auch zentrale Lähmungen nach supranukleärer Schädigung oder entzündlichen Erkrankungen des zentralen Nervensystems (Reiter et al. 2013). Eine zentrale Stimmlippenlähmung geht dabei häufig mit begleitenden Sprach-, Sprech- und Schluckstörungen einher (ebd.).

N.-laryngeus-superior-Parese

Lähmungen des N. laryngeus superior führen zu einem Verlust der Grobspannung durch Ausfall des M. cricothyreoideus bei erhaltener Grobbeweglichkeit der Stimmlippen. Es kommt zu einer **schlaffen Lähmung** der (ipsilateralen) äußeren Kehlkopfmuskulatur mit Glottisspaltbildung während der Phonation durch fehlende Längs-

spannung. Dadurch kommt es zu einer Verkürzung der gelähmten Stimmlippe mit Schrägstellung der Stimmritze in Richtung der betroffenen Seite, da die gegenüberliegende Ringknorpelhälfte durch den intakten kontralateralen Muskelanteil des M. cricothyreoideus gehoben und gedreht wird (Baghi et al. 2009).
Einseitige Lähmungen führen eher zu geringfügigen Stimmstörungen, gleichwohl aber zu Einschränkungen im Bereich des Stimmumfangs (fehlendes Randregister). Je nach Schweregrad können Stimmermüdung und Kraftlosigkeit in Kombination mit behauchtem Stimmklang bzw. Heiserkeit auftreten. Trotz der scheinbar geringen Symptomatik kann dies jedoch z. B. bei Sprechberufen häufig unterschätzte Konsequenzen für die Berufsausübung haben. Bei beidseitiger Parese des N. laryngeus superior kommt es zu ausgeprägten auditiven Symptomen (Senkung der mittleren Sprechstimmlage, Verflachung der Sprechmelodie, Lautstärkeverlust). Bei Schädigung des R. internus, der den Larynx kranial der Stimmritze sensibel innerviert, drohen zudem Dysphagien infolge einer fehlenden laryngealen Schlucksensorik (Reiter et al. 2013).

N. Recurrensparese

Einseitige Recurrensparesen führen zu Heiserkeit bis Aphonie mit leisem oder behauchtem Stimmklang aufgrund eines fehlenden oder inkompletten Glottisschlusses mit Verlust der Feinspannfunktion. Dabei kommt es zu einem ipsilateralen Ausfall der gesamten inneren Kehlkopfmuskulatur (Glottisöffner, Glottisschließer, innerer Spanner). Dieser resultiert in einer **straffen Lähmung** der betroffenen Stimmlippe in Paramedianstellung. Die Paramedianstellung ist auf eine Medialisierung der gelähmten Stimmlippe durch den Tonus des intakten außen gelegenen M. cricothyreoideus (N. laryngeus superior) zurückzuführen (Reiter et al. 2013). Durch die relative Inaktivität des antagonistischen M. cricothyreoideus wird die Glottisschlussinsuffizienz zusätzlich verstärkt, was zu einer Lateralisierung der gelähmten Stimmlippe durch fehlende Grobspannung führt (Kruse 2006). Somit fehlt auch der gesunden Stimmlippe das phonatorische Widerlager, mit der Konsequenz einer weiteren Verschlechterung des Stimmstatus (ebd.).

Beidseitige Recurrensparesen treten insgesamt seltener auf als einseitige Schädigungen (Eckel & Sittel 2001). Sie können durch Median- bzw. Paramedianstellung zu einer engen, spaltförmigen Stimmritze mit akuter Atemnot führen und eine Schutztracheotomie zur Sicherung des Atemwegs notwendig machen (Reiter et al. 2013). Dabei tritt die Atemwegsverengung während der Inspiration deutlicher zutage als bei Exspiration, da während der Einatmung eine Medialisierung der Stimmlippen durch Sogwirkung des einsetzenden Bernoulli-Effekts eintritt (Eckel & Sittel 2001). Während der Ausatmung erfolgt dagegen eine druckpassive Weitstellung der Glottis (ebd.). Hinzu kommt, dass unter Normalbedingungen die Stimmlippenabduktion während der Inspiration größer ist als bei Exspiration (Pahn & Pahn 2000). Dies führt dazu, dass Patienten selbst bei einseitiger Recurrensparese das subjektive Gefühl der Atemnot während der Inspiration verspüren können, welches sich unter Belastung verstärken kann (Belastungsdyspnoe) (ebd.). Häufig kann trotz beidseitiger Recurrensparese ein kompletter Glottisschluss erreicht werden, was auf die Aktivität des intakten M. cricothyreoideus zurückzuführen ist (Reiter et al. 2013). Allerdings tritt in diesem Fall häufig Atemnot als Konsequenz einer gestörten Öffnungsfunktion des M. posticus auf. Auch kann durch „Pressen" während indirekter Laryngoskopie, z. B. als Abwehrreaktion des Patienten, eine tonusbedingte Minderbeweglichkeit der Stimmlippen entstehen (Nawka et al. 2008). Im Extremfall kann dadurch eine Engstellung der Glottis vorgetäuscht werden. Daher sind Fehlinterpretationen gerade bei ängstlichen oder nicht kooperativen Patienten möglich. Klärung bieten in diesen Fällen nur weiterführende Untersuchungen (v. a. EMG-Messung).

Laut Böhme (2003) hängt die Position der gelähmten Stimmlippe bei peripheren Paresen zusätzlich von folgenden Faktoren ab:

- Grad der Denervierung
- Ausmaß der Reinnervation
- Kontraktur der beteiligten Muskeln
- Atrophie der beteiligten Muskeln
- Kompensation laryngealer Bewegungen
- Verlaufsform, d. h. akut bzw. chronisch
- Variablen Anastomosen: Ramus internus des N. laryngeus superior und N. recurrens (v. a. Ansa Galeni), Ramus internus und Ramus externus des N. laryngeus superior sowie Ramus externus des N. laryngeus superior und N. recurrens

Insgesamt können die Stimmsymptome sehr stark variieren. Je nach Ausprägung kann es zu keiner auditiv wahrnehmbaren Störung bis hin zu massiven Beeinträchtigungen der Phonation und Atmung kommen. Liegt die Ursache (Läsion) für die Bewegungsstörung der Stimmlippen oberhalb des Abgangs des N. recurrens, sollte der Terminus „Recurrensparese" bei intaktem peripheren Nervenverlauf vermieden werden. Bei Vaguslähmungen oder zentralen Paresen bieten sich daher die Begriffe „Larynxparese" oder „Stimmlippenparese" an (vgl. Böhme 2003).

Kombinierte Larynxparesen

Zu einer schlaffen Lähmung in Intermediär- bis Lateralstellung kommt es durch gleichzeitigen Ausfall der inneren (N. recurrens) und äußeren (R. externus des N. laryngeus superior) Kehlkopfmuskulatur. Es kommt zu einem breiten Glottisspalt mit Aphonie und Exkavation der betroffenen Stimmlippe sowie einer gestörten Sprechatmung. Zugleich kann eine Aryknorpelkippung nach median zu beobachten sein. Als Ursache kommen vor allem Vagusparesen oberhalb des Abgangs vom N. laryngeus superior in Betracht (Reiter et al. 2013). Fang et al. (2020) fanden in einer Stichprobe von 81 Patienten mit einseitiger Recurrensparese unterschiedlicher Genese einen Anteil von 33 % kombinierter Schädigungen (EMG gesichert). Gleichzeitig fiel die Spontanremission bei kombinierter Parese bis ein Jahr nach Schädigung signifikant schlechter aus als in der Gruppe isolierter Recurrensparesen (ebd.). Somit ist von einer deutlich schlechteren Prognose bei kombinierter Schädigung auszugehen. In der Praxis scheint eine Differentialdiagnose isolierter/kombinierter Larynxparesen nach klinischen Gesichtspunkten nicht immer eindeutig möglich zu sein und bedarf neben anamnestischer Angaben und Stimmstatus oftmals einer klärenden Elektromyographie des M. cricothyreoideus (Eckel & Sittel 2001). Pahn & Pahn (2000) fanden bei 160 elektromyographierten Patienten insgesamt 9 Varianten des Verteilungsmusters von Larynxparesen (auch bekannt als ‚pahnsche Katzenköpfe'). Sie stellten fest, dass bei 83 Patienten eine kombinierte Lähmung (N. recurrens und N. laryngeus superior) vorlag. Eine isolierte Schädigung des N. recurrens (einseitig oder beidseitig) trat bei 60 Patienten auf. Während 17 Patienten eine isolierte Lähmung des N. laryngeus superior (einseitig oder beidseitig) aufwiesen. Neben Kenntnissen der funktionellen Zusammenhänge von Stimmleistung und Kehlkopfmuskulatur erfordert die Differentialdiagnostik von Kehlkopfparesen zusätzlichen Untersuchungsaufwand (Laryngoskopie, EMG, ggf. Stroboskopie). Die Stroboskopie kann dabei ebenso wie die klinische Untersuchung wichtige Hinweise zur Differentialdiagnostik liefern. Durch die erhaltene Beweglichkeit von Phonations- und Respirationsstellung ergeben sich dabei für die Parese des N. laryngeus superior andere stroboskopische Beurteilungskriterien im Vergleich zur Recurrensparese (Böhme & Gross 2001). Dursun et al. (1996) fanden unter 126 Patienten mit Parese des N. laryngeus superior neben Einschränkungen im Glissando (71,4 %) und verkürzter Amplitude (68,2 %) eine Asymmetrie der Phasen (73,0 %) sowie der Amplitude (84,9 %) im stroboskopischen Schwingungsablauf. Trotz hinweisender stroboskopischer Befunde ist eine Elektromyographie jedoch unumgänglich (Böhme & Gross 2001). Dies gilt insbesondere für kombinierte Larynxparesen, bei denen allein die Elektromyographie Auskunft über das Verteilungsmuster der Lähmung geben kann (Pahn & Pahn 2000). Dabei bleiben Paresen des N. laryngeus superior durch die respiratorische Beweglichkeit der Aryknorpel und einer Sprechtonlage im Vollregister häufig unerkannt (ebd.).

Zusätzlich zur instrumentellen Diagnostik lassen sich durch die Erfassung des Stimmstatus Rückschlüsse auf eine mögliche Störungsursache ziehen. Die folgende Übersicht fasst verschiedene Stimmcharakteristika und deren mögliche Schädigungsmuster zusammen (Pahn & Pahn 2000).

- Nur Randregister verfügbar (Recurrensparese des R. anterior)
- Sprechstimme im Registerübergang (Recurrensparese, mittlerer Schädigungsgrad)
- Sprechstimme im Vollregister (Recurrensparese, Schädigung des R. posterior)
- Starkes Atemgeräusch/Atemnot (beidseitige Parese des N. recurrens)
- Nur unteres Drittel des Vollregisters verfügbar (Parese des N. laryngeus superior)
- Diplophonie (Schädigung des N. recurrens + N. laryngeus superior)

Insgesamt führt eine Recurrensparese also eher zu Einschränkungen im Brustregister und eine N.-laryngeus-superior-Parese zu einer fehlenden Ansteuerung des Randregisters. Dabei wirken sich beidseitige Paresen stärker auf den Registerverlust aus als einseitige (Pahn & Pahn 2000).

Weitere Einflussfaktoren

Antagonisten

Als zusätzliches Hindernis für die Regeneration bei Larynxparesen lässt sich das Auftreten von zahlreichen Antagonisten auf engem Raum ausmachen. Dazu zählt das antagonistische Verhältnis von innerer (vom N. recurrens innervierter) und äußerer (vom R. externus des N. laryngeus superior innervierter) Kehlkopfmuskulatur, weshalb der Ausfall eines Gegenspielers unweigerlich zu einem Ungleichgewicht zwischen Grob- und Feinspannung führt und somit zusätzlich zur Stimmermüdung beiträgt (Pahn 2005). Neben der inneren Kehlkopfmuskulatur wird der M. cricothyreoideus durch die antagonistische Funktion der oberen Kehlkopfaufhängung behindert. Gleiches gilt für die durch den N. hypoglossus innervierte untere Kehlkopfaufhängung. Obere und untere Kehlkopfaufhängung bilden dabei gemeinsam die Kehlkopfrahmenmuskulatur (Pahn 2005). Bei einer Lähmung des N. hypoglossus kommt es zu einer herabgesetzten Dauerlautstärke und Belastungsdauer, da ein Ungleichgewicht zugunsten der oberen Kehlkopfaufhängung entsteht, welches wiederum zu einer Ermüdung der Grobspannfunktion führt (Pahn & Pahn 2000). Selbst innerhalb der durch den N. recurrens innervierten Kehlkopfmuskulatur lassen sich zahlreiche Antagonisten ausmachen. So steht die Schließung der Glottis bei Phonation im Gegenverhältnis zur Glottisöffnung für die Respiration (ebd.). Somit hängt der Therapieerfolg entscheidend vom Umgang mit antagonistischer Spannung und Bewegung ab. Zur Reduzierung antagonistischer Fehlspannung entwickelten Pahn & Pahn (2000) die sog. Nasalierungsmethode. Dabei wird versucht, die kehlkopfhebende Muskulatur durch eine nasalierte Phonation bei entspanntem Gaumensegel (sog. Nasalreflex) zu inhibieren und somit Stimmermüdung infolge einer unphysiologischen Stimmregulation zu vermeiden. Die dadurch bedingte Absenkung des Kehlkopfes in Kombination mit einer Erweiterung des supraglottischen Resonanzraums führt zu einer Entspannung der oberen Kehlkopfrahmenmuskulatur und in der Folge zu einer ermüdungsresistenten Stimmgebung. Diese Methode kommt vor allem bei der Behandlung funktioneller Stimmstörungen zum Einsatz, sie kann jedoch auch bei organischen Stimmstörungen als Ergänzung zur FES oder bei Reststörungen nach Kehlkopfparesen zum Aufbau der Kondition eingesetzt werden. Durch die Aufhebung antagonistischer Fehlspannung wird einer frühzeitigen Ermüdung der paretischen Muskulatur vorgebeugt, wenn diese auch nicht komplett verhindert werden kann. Bei schweren Schädigungen sollten neben der Phonation im Rahmen der FES jedoch keine zusätzlichen Stimmübungen durchgeführt werden. Stattdessen bieten sich regulierende Verfahren an (Atmung, Haltung, Entspannung), um Überforderung zu vermeiden (Pahn & Pahn 2000).

In einer Pilotstudie von Schönweiler et al. (2005) wurde die Effektivität der Nasalierungsmethode in Kombination mit Elektrotherapie bei 11 Patienten mit chronischer Heiserkeit aufgrund verschiedener Glottisschlussinsuffizienzen untersucht. Anhand psychoakustischer Bewertung der Stimmqualität sowie elektroakustischer und elektrophysiologischer Befunde konnten bei 8 der 11 Patienten signifikante Verbesserungen der Stimmparameter nachgewiesen werden. Bei 3 Patienten erzielte das Verfahren keinen messbaren Effekt (Non-Responder), was die Autoren auf eine zu große Distanz der beiden Stimmlippen zurückführten.

Ein Evidenznachweis zur Nasalierungsmethode bei funktioneller Dysphonie findet sich in einer kleinen Vergleichsstudie von Seidel et al. (2013), in der ein besseres Outcome für unterschiedliche (Stimm-)parameter (Dysphonia Severity Index, VHI, Stroboskopiescore) im Vergleich zur konventionellen Stimmtherapie gefunden wurde. Auf andere stimmtherapeutische Verfahren, die zwar in Fülle vorliegen, dabei jedoch eher ein unspezifisches Vorgehen beinhalten, soll an dieser Stelle nicht eingegangen werden, da sie die Rolle der Antagonisten bei der Stimmregulation aus Sicht der Autoren nur unzureichend berücksichtigen.

Strukturelle Veränderungen

Die Stellknorpel (Aryknorpel) sind für die Funktion der Stimmlippen von entscheidender Bedeutung. Funktionsstörungen der Stellknorpel treten entweder infolge von Läsionen des N. recurrens oder durch Erkrankungen des Krikoarytenoidgelenks selbst auf (z. B. entzündlich/rheumatoid-, traumatisch- oder tumorbedingt). Bei Langzeitlähmung des N. recurrens ist die äußere Form des Stellknorpels zwar stabil und durch pathologische Prozesse kaum verändert, jedoch können innerhalb des Knorpelgewebes strukturelle Veränderungen nach langandauernder Inaktivität entstehen (Elies & Pusalkar 1982). Hierbei handelt es sich um eine Versteifung der Gelenkkapsel bei zunächst erhaltenem Gelenkspalt und -knorpel (Ankylosis capsularis) (Pahn & Pahn 2000). Bei einer verspätet einsetzenden Regeneration des N. recurrens ist nach Pahn & Pahn (2000) bereits wenige Wochen nach Paresebeginn mit einer Kapselfibrose zu rechnen, wobei sich dieser Prozess durch Vorerkrankungen (Arthrose, Rheuma) und ein höheres Lebensalter zusätzlich beschleunigen kann. Müller & Paulsen (2002) fanden in histologischen Untersuchungen keine Ankylose des Krikoarytenoidgelenks, jedoch wurden arthroseähnliche Strukturveränderungen der Gelenkknorpel mit Kapselschrumpfung bei Langzeitlähmung des N. recurrens festgestellt. Derartige Veränderungen des Krikoarytenoidgelenks können die grobe Bewegungsfähigkeit der Aryknorpel beeinträchtigen sowie den Grad und das Ausmaß des Stimmlippenschlusses reduzieren (Paulsen & Tillmann 1998). Nicht selten wird bei fortgeschrittener chronischer Arthritis auch eine Ankylose des Krikoarytenoidgelenks beschrieben (Gacek et al. 1999). Grundsätzlich erschweren derartige Veränderungen des Gelenkknorpels die Bemühungen um eine Wiederherstellung der Stimmlippenfunktion (Müller & Paulsen 2002). Eine bereits bestehende Ankylose kann dann selbst nach vollständiger Regeneration des N. recurrens nicht mehr aufgelöst werden (Pahn & Pahn 2000). Elies & Pusalkar (1982) konnten in einer Stichprobe von 15 operativ entfernten Stellknorpeln nach Langzeitlähmung des N. recurrens und Ausschluss entzündlicher Begleiterkrankungen 1 fibröse Ankylose des Krikoarytenoidgelenks histologisch nachweisen. Insofern bleibt unklar, auf welcher Ebene (Gelenkkapsel/Gelenkknorpel) und ab welchem Zeitpunkt mit Strukturveränderungen durch Inaktivität der inneren Kehlkopfmuskulatur gerechnet werden muss.

Sensorische Funktion

Neben der motorischen Innervation spielt ein intaktes propriozeptives System eine wichtige Rolle für die Stimmproduktion (Böhme & Gross 2001). Die afferenten Verbindungen sind dabei ebenso relevant für Phonation, Respiration und Schluckfunktion wie die Efferenzen. Die Sensoren der Propriozeption befinden sich in der Schleimhaut des Kehlkopfes, in den Muskelspindeln, Gelenken und Sehnen (ebd.). Sensibel werden die Schleimhautsensoren im Larynx und Pharynx über den Plexus pharyngeus (N. glossopharyngeus und N. vagus) innerviert. Die Sensoren sind dabei unmittelbar an der Steuerung der Kehlkopfmotorik beteiligt und ermöglichen erst die Kontrolle über die Stimmregulation. Bei Ausfall der propriozeptiven Sensoren droht selbst bei intakter motorischer Funktion ein Kontrollverlust mit entsprechenden Stimmsymptomen. Dies lässt sich am Beispiel einer Pseudoparese bei dauerhaft geblockter Trachealkanüle nachvollziehen. Spätere Motilitätsstörungen sind hier in erster Linie auf den fehlenden mechanischen Reiz der Ein- und Ausatmung zurückzuführen (Pahn 2005), also nicht auf einen eigentlichen Denervationsprozess. Selbst bei Einsatz des Sprechventils bleibt die Stimulation der Glottisöffnung durch fehlende Einatmung über Mund und Nase aus (ebd.). Daher sollte während der Behandlung nach Möglichkeit immer auf einen Komplettverschluss („capping“) der Trachealkanüle zurückgegriffen werden.

Ziele der Elektrostimulation bei Larynxparesen

Im Folgenden soll nun geklärt werden, welchen Beitrag die ES bei der Behandlung von Larynxparesen leisten kann. Dabei sind die therapeutischen Maßnahmen eng mit der (differential-)diagnostischen Aussage verbunden und im Regenerationsverlauf stetig anzupassen.
Indikationen für eine Elektrotherapie mit kurzem niederfrequenten Exponentialstrom sind Läsionen des N. recurrens und N. laryngeus superior bzw. trophisch oder funktionell gestörte (Kehlkopf-)Muskulatur nach Verletzungen oder Operationen (Böhme 2003). Im Gegensatz zur klassischen Stimmübungsbehandlung bei Recurrensparese, bei der ein kompensatorischer Stimmlippenschluss durch Kräftigungsübungen (u. a. Stoßübungen) erreicht werden soll, zielt die Elektrotherapie vor allem auf Regeneration und Protektion der geschädigten Einheiten ab. Bei der klassischen Stimmübungsbehandlung soll die gesunde Stimmlippe durch Überschreiten der Mittellinie einen möglichst suffizienten Glottisschluss erreichen (Kompensation), dagegen spielen Regenerations- und Protektionsaspekte kaum eine Rolle (Ptok & Strack 2008). In der Elektrotherapie wird durch Intentionsübungen mit individuell festgelegten Reizstromparametern eine Funktionswiederkehr des geschädigten Nervs angestrebt. Dies macht eine individuelle Diagnostik mit Bestimmung des Schweregrades (Alpha-Wert) nötig. Eine Elektrostimulation ohne stimmliche Intentionsleistung wäre dagegen weitestgehend wirkungslos, da die Regeneration auf dem komplexen Zusammenspiel von Afferenz und Efferenz beruht und nur durch eine Kopplung mit Intention komplexe Bewegungsabläufe angebahnt werden können. Wird die Elektrotherapie mit funktionellen Stimmübungen kombiniert, werden alle drei Aspekte der Stimmrehabilitation (Regeneration, Protektion, Kompensation) berücksichtigt (Ptok & Strack 2008).

Wie bereits beschrieben, wird eine selektive Reizung der paretischen Muskulatur durch die Verwendung von Dreieckimpulsen angestrebt. Wenn Rechteckimpulse oder kurze Dreieckimpulse gewählt werden, ist dagegen eine Aktivierung der gesunden Stimmlippe selbst bei Elektrodenanlage auf der betroffenen Kehlkopfhälfte unumgänglich. Somit wird eher ein kompensatorischer Glottisschluss angebahnt, als die gezielte Behandlung der Lähmung voranzutreiben. In manchen Fällen kann dieses Vorgehen jedoch begründet sein, etwa bei einer schlechten Heilungsprognose der geschädigten Stimmlippe. Selbst bei Dreieckimpulsen von moderater Länge (bis 100–200 ms) werden jedoch immer auch Anteile der gesunden Muskulatur mitstimuliert. Dies hat zur Folge, dass mit abnehmender Impulsbreite immer mehr Antagonisten aktiviert werden. Dies ist auf der einen Seite erfreulich, da eine Reaktion auf kürzere Impulse eine zunehmende Reinnervation anzeigt. Auf der anderen Seite wird der intakte Antagonist gestärkt und behindert somit die Funktion der gelähmten Stimmlippe. Es kommt zu einer vorzeitigen Ermüdung oder durch Überlagerung gar zu einer gänzlich fehlenden Aktivierung der gelähmten Seite (Pahn et al. 2002). Daher sind die Minimaldosierung der Reizströme und die Stimulation innerhalb des therapeutischen Dreiecks für den Therapieerfolg von herausragender Bedeutung. Gleichzeitig sollte auf eine ausreichende Refraktärzeit bzw. Pausen zwischen den Übungen geachtet und die Wiederholungsfrequenz an den Schweregrad angepasst werden. Grundsätzlich gilt dabei, die Impulsbreite so gering wie möglich zu halten, um elektrophysiologisch ein „shaping" in Richtung innervierter Muskulatur zu betreiben. Auf der anderen Seite dürfen die Impulse auch nicht zu kurz oder zu unterschwellig (gering dosiert) gewählt werden, da ansonsten keine Kontraktion der geschädigten Einheit mehr erreicht werden kann.

In diesem Zusammenhang ist zu berücksichtigen, dass es im spontanen Heilungsverlauf zu Fehlinnervationen der inneren Kehlkopfmuskulatur kommen kann, die als laryngeale Synkinesien bezeichnet und in vier unterschiedliche Subtypen unterteilt werden (Crumley 2000). Eine synkinetische Reinnervation ist dadurch gekennzeichnet, dass für die Abduktion zuständige Axone durch (vormalige) Axone der Adduktion innerviert werden und umgekehrt (Paniello 2016). Die dadurch entstandenen „Mischfasern" führen je nach Ausprägung zu Einschränkungen der respiratorischen oder phonatorischen Stimmlippenfunktion (ebd.). Neuere Untersuchungen legen nahe, dass synkinetische Fehlinnervation deutlich häufiger auftreten könnte als gemeinhin angenommen (Stanisz et al. 2021). Im Verlauf steigt dabei der Anteil synkinetischer Reinnervation bei persistierender Stimmlippenparese, wobei sich die Fehlinnervation je nach Ätiologie auf einzelne Kehlkopfmuskeln beschränken kann (Foerster & Mueller 2021). Aus diesem Grund könnte eine frühzeitige Reinnervation das Ausmaß von Fehlinnervation potenziell reduzieren.

In der chronischen Phase (> 3 Monaten nach Paresebeginn) kann die Atrophie der inneren Larynxmuskulatur unterschiedlich stark ausgeprägt sein, wobei der Atrophiegrad mit dem Innervationsstatus korreliert (Lee et al. 2020).

Atrophieprophylaxe spielt eine besonders wichtige Rolle bei der Behandlung von Larynxparesen, da die Muskulatur der betroffenen Seite zunehmend an Masse verliert und somit zusätzlich zur Glottisschlussinsuffizienz beiträgt. Mit zunehmender Atrophie verschlechtert sich daher der Stimmstatus, was sich insgesamt negativ auf die Möglichkeit zur Regeneration auswirkt (Pahn et al. 2002).

Neben der Atrophieprophylaxe lassen sich weitere Ziele der Elektrostimulation formulieren (Kruse 2006; Pahn et al. 2002):

- Regeneration der Motorik und Sensorik
- Erhaltung des Engramms der Stimmregulation
- Erhaltung und Regeneration der Nerven
- Vermeidung der Kapselfibrose der Aryknorpelgelenke
- Wiedergewinnung, Erhaltung und ständige Anpassung der Regulation innerhalb der Regeneration

- Wiederaufbau der Kondition
- Erhaltung und Steigerung der Sensibilitäten im auditiven und kinetomotorischen Bereich
- Erhaltung/Neuschaffung komplexer Bewegungsprogramme

Reizstromdiagnostik (neurophysiologische Diagnostik)

Bevor die Lähmungsbehandlung mit Reizstrom aufgenommen werden kann, ist eine multidimensionale Stimmdiagnostik durchzuführen. Hierzu steht ein standardisiertes Protokoll der European Laryngological Society zur Verfügung (Dejonckere et al. 2001). Das Protokoll beinhaltet die Untersuchung des Larynx, der Stimmfunktion und der subjektiven Betroffenheit. Zur Beschreibung des Schädigungsmusters bei Recurrensparese wird primär auf die Laryngostroboskopie zurückgegriffen. Um den Innervationsstatus und das Auftreten von laryngealen Synkinesien zu überprüfen, ist jedoch eine EMG unumgänglich. Die Bestimmung der Reizstromparameter lässt sich aus dem EMG-Befund jedoch nur unzureichend ableiten, weshalb für die Therapiekonzeption eine präzisere Einschätzung mittels Akkommodationsmessung erforderlich ist. Läsionen des N. laryngeus superior sind dagegen laryngoskopisch häufig nicht eindeutig nachweisbar, weshalb sich auch hier die Elektromyographie als zuverlässiges Instrument etabliert hat (Potenza et al. 2017). Zusätzlich können Stroboskopie und Stimmfeldmessung (fehlendes Randregister) wichtige Hinweise auf das Vorliegen einer Parese des N. laryngeus superior liefern (Kim et al. 2012). Der Alpha-Koeffizient stellt das Maß der Akkommodationsfähigkeit eines motorischen Nervs dar und erlaubt eine Aussage über dessen Innervationsverhältnisse (Böhme 2003). Die Bestimmung des Alpha-Werts erfolgt, wie in Kapitel Grundlagen der funktionellen Elektrostimulation (FES) beschrieben, durch eine Akkommodationsmessung bei 1000 ms unter laryngealer Elektrodenanlage. Unerwünschte Nebenwirkungen durch die sehr lange Verzögerung (Anstieg) der Dreieckimpulse bei 1000 ms sind bei höheren Intensitäten zu erwarten und sollten daher möglichst vermieden werden. Gerade bei annähernd normal innervierter Muskulatur müssen mitunter sehr hohe Intensitäten gewählt werden, um eine Kontraktion für die Dreieckcharakteristik auszulösen. Bei schweren bis mittelschweren Schädigungen sollte die Diagnostik aber ohne höhere Strombelastung durchführbar sein. Wichtig ist daher, den Patienten auf mögliche Nebenwirkungen vorzubereiten und auf die Möglichkeit eines vorzeitigen Abbruchs hinzuweisen. Alternativ kann auch die Reizzeit des Impulses beginnend bei 500 ms jeweils so lange um die Hälfte reduziert werden, bis keine Kontraktion mehr auftritt. Der zuletzt mit einer Kontraktion gemessene Wert ist dann der Stimulationswert. In der Praxis ergibt sich durch die Lage der Stimmlippen im Kehlkopf das Problem, dass Kontraktionen von „außen“ nicht beobachtet werden können. Aus diesem Grund werden neben der endoskopischen Akkommodationsmessung im Folgenden weitere Möglichkeiten der Bestimmung der Akkommodabilität beschrieben.

Akkommodationsmessung

Die Elektrodiagnostik sollte bei Kehlkopfparesen im Optimalfall laryngoskopisch durchgeführt werden, da hier unter Ruhebedingungen die Zuckung der Stimmlippen direkt beurteilt werden kann. Manche Stimulationsgeräte bieten die Möglichkeit, die Intensität mit einem Fußtaster zu steigern und den Rheobasewert zu bestätigen (z. B. vocaSTIM® Master). Somit bleiben die Hände für die Bedienung des Endoskops frei und die Messung wird auch für Einzeluntersucher durchführbar. Da hier unter Ruhebedingungen gemessen wird, können Minimalzuckungen frühzeitig ohne Störfaktoren erkannt werden. Dabei zeigt sich ein unterschiedliches Kontraktionsverhalten für RLN und SLN. Während die vom RLN innervierte Muskulatur mit einer Drehzuckung (adduktiv) an der Spitze des Processus vocalis reagiert, wird die Kontraktion des vom SLN innervierten M. cricothyreoideus durch eine Dehnungszuckung des Ligamentum vocale sichtbar (Pahn et al. 2002).
Zusätzlich können strominduzierte Änderungen des Schwingungsablaufs stroboskopisch kontrolliert werden (Böhme 2003). Stroboskopisch messbare Kontraktionen der Stimmlippen nach Stimulation mit Einzelimpulsen konnten bereits vor Jahrzehnten durch Böhme (1965) nachgewiesen werden. Nachteil dieser Methoden ist zweifellos ihr relativ hoher Untersuchungsaufwand und die u. U. mangelnde Verfügbarkeit.

Neben der endoskopischen Akkommodationsmessung existiert jedoch auch eine vereinfachte akustische Messvariante, die ohne zusätzlichen Untersuchungsaufwand auskommt und somit auch für den ambulant logopädischen Bereich geeignet ist. Bei dieser Variante lässt man den Patienten während der Akkommodationsmessung einen Vokal (z. B. /a/) halten, wobei die Phonation vor der Impulsabgabe startet. Die Intensität bei 1000 ms wird jeweils für Rechteck- und Dreieckimpulse erhöht, bis eine strominduzierte Tonhöhenänderung auftritt. Das „Überschlagen“ der Stimme markiert eine Kontraktion auf Stimmlippenebene und kann als Rheobasenwert herangezogen werden. Unter optimalen Bedingungen kann die akustische Akkommodationsmessung bei geübten Untersuchern ähnlich genaue Ergebnisse liefern wie die Diagnostik unter endoskopischer Sicht. Zu erwähnen ist jedoch, dass eine Minimalzuckung bei akustischer Messung durch die erhöhte Stimmlippenspannung während der Phonation unterdrückt werden kann. Dadurch wird die Kontraktion erst später (bei höherer Intensität) wahrnehmbar, als dies unter Ruhebedingungen der Fall wäre. Um einen Messbias zu vermeiden, sollte die Messung unter Rechteck- und Dreieckbedingungen immer unter identischen Voraussetzungen (gleicher Vokal/Lautstärke) durchgeführt werden. Zur Unterstützung kann ein Schallpegelmessgerät verwendet werden. Der Nachteil dieser Methode liegt darin, dass das Kontraktionsverhalten der Stimmlippen nicht differenziert voneinander beurteilt werden kann. Dadurch kann diese Methode nur orientierend zur Bestimmung des Schädigungsgrades herangezogen werden. Auch kann bei Aphonie mit großem Glottisspalt keine Kontraktion „gehört" werden, weshalb in diesen Fällen eine endoskopische Messung obligat ist.

Sollte keine der genannten Methoden umsetzbar sein, kann auch eine subjektive Einschätzung des Schweregrades anhand des Reizstromschemas von Pahn & Pahn (2000) erfolgen (s. Tabelle). Diese Bestimmung des Stimulationswerts birgt jedoch die Gefahr, einen Wert außerhalb des therapeutischen Dreiecks bzw. eine für den individuellen Innervationsgrad zu kurze Reizzeit zu wählen, sodass keine Kontraktion auftritt oder übermäßig viele Antagonisten aktiviert werden. Kurz et al. (2021b) empfehlen bei Patienten mit einseitiger Recurrensparese biphasische Dreieckströme mit einer Impulsbreite von 50–100 ms, um eine selektive Stimulation (hier definiert als Kontraktion beider Stimmlippen) ohne unerwünschte Begleiterscheinungen hervorzurufen. Bei Kruse (1989) werden Impulsbreiten von 50 ms bei leichter Schädigung und 250 ms bei denervierter Larynxmuskulatur empfohlen. In der Praxis sind Impulsbreiten von mehr als 500 ms unüblich und nur bei vollständig elektrisch entarteter Muskulatur (kompletter Denervierung) zu erwägen.

Modifziertes Reizstromschema nach Pahn & Pahn (2000) zur Bestimmung des Stimulationswerts. Anhand des Alpha-Werts wird der Stimulationswert transponiert.

	Alpha t	= =	Akkommodationsquotient Impulszeit
1.	Alpha t	= =	1 (allerschwerste Schädigung) 1000 ms
2.	Alpha t	= =	1 (schwerste Schädigung) 500 ms
3.	Alpha t	= =	1–2 (schwere Schädigung) 200 ms
4.	Alpha t	= =	1–2 (mittlere Schädigung) 100 ms
5.	Alpha t	= =	2–2,5 (mittlere bis leichte Schädigung) 50 ms
6.	Alpha t	= =	2–2,5 (leichte Schädigung) 20 ms
7.	Alpha t	= =	2,5 (ganz leichte Schädigung) 10 ms
	(danach Umschalten auf neofaradischen Strom)		
8.	Alpha Neofaradischer Strom (50 Hz)	=	2,6 (leichte Schädigung)

Da der Stimulationswert aufgrund der groben Skalierung des Reizstromschemas nur annäherungsweise bestimmt werden kann, sollten die gewählten Parameter im Rahmen des Diagnoseverfahrens endoskopisch oder akustisch überprüft werden. Bei beidseitigen Paresen ist sicherzustellen, dass sich die Kontraktion über beide Stimmlippen erstreckt. Durch die seitendifferente Innervation der Stimmlippen sind unterschiedliche Innervationsverhältnisse nicht unüblich. Trotz starker Abweichungen des Innervationsmusters lässt sich meist eine Einstellung finden, die eine zufriedenstellende Reaktion beider Stimmlippen ermöglicht. Bei Zweikanalgeräten ließe sich alternativ auch für jede Kehlkopfhälfte eine eigene Stimulationselektrode mit individuellen Parametern programmieren.

Erstellung des Stimulationsprotokolls

Ist der Stimulationswert bestimmt, wird nun das Stimulationsprotokoll erstellt. Dieses beinhaltet neben dem Stimulationswert auch Angaben zur Elektrodenanlage (monopolar/bipolar), Dosierung, Stromform (monophasisch/biphasisch) und die Funktionsübungen. Auf die Minimaldosierung der Ströme zur Reduzierung antagonistischer Spannung wurde bereits in diesem Kapitel eingegangen. Grundsätzlich gilt, dass sich sowohl Unterforderung als auch Überforderung negativ auf die Regeneration auswirkt. Eine Unterforderung entsteht durch eine zu geringe Therapiefrequenz, zu geringe stimmliche Anforderungen oder zu lange Stromimpulse (Pahn et al. 2002). Eine Überforderung ergibt sich jeweils aus den vorgenannten Gegenteilen. Zu beachten ist auch, dass sich der Innervationsstatus im Verlauf der Regeneration ändert und die Reizstromparameter daher stets an die aktuellen Gegebenheiten angepasst werden müssen. Ziel ist es, die gelähmte Muskulatur wieder so weit aufzubauen und zu innervieren, dass eine Stimulation mit kurzer Impulsdauer (z. B. neofaradischer Strom [50 Hz]) möglich ist. Die Behandlung sollte im Rahmen der logopädisch-phoniatrischen Therapie stattfinden, wobei das Gerät als Medizinprodukt ausschließlich durch den Therapeuten/Arzt bedient werden darf. Es gibt jedoch auch Geräte, die für den Heimgebrauch konzipiert sind. Hierbei legt der Therapeut ein individuelles Programm für den Patienten an, um eine Fehlbedienung und damit mögliche Gesundheitsschäden zu verhindern. Der Patient ist somit in der Lage, die angeleiteten Therapiesitzungen selbstständig durchzuführen. Der Therapieverlauf wird durch regelmäßige Kontrolltermine, in denen eine Anpassung der Reizstromparameter/Übungskonzeption stattfindet, begleitet. Aufgrund der immer strenger werdenden regulatorischen Vorgaben bei der Stimulation im Halsbereich wird die letztgenannte Möglichkeit jedoch kaum noch von den Herstellern unterstützt.

Bei einseitiger Recurrensparese bzw. Parese des N. laryngeus superior wird die Stimulationselektrode (monopolar, monophasisch) seitlich auf der Schildknorpelhälfte der betroffenen Seite platziert. Häufig erfolgt die Anlage aber auch zentral auf dem Schildknorpel, was im Wesentlichen durch die anatomischen Strukturen begründet ist. Gerade bei Frauen lässt sich eine seitliche Anlage aufgrund der Platzverhältnisse oftmals nicht realisieren. Weiterer Vorteil der zentralen Anlage ist, dass Verwechslungen der Schädigungsseite hierdurch praktisch irrelevant werden. Bei einer beidseitigen Lähmung wird die Stimulationselektrode entweder zentral auf dem Schildknorpel angelegt. Alternativ ist bei beidseitiger Parese auch eine Stimulation mit zwei differenten Elektroden auf jeweils einer Schildknorpelhälfte möglich (2-Kanal-Stimulation). In der Praxis ist Letztere jedoch gerade bei engen Platzverhältnissen am Hals nicht ohne Kontakt der beiden Stimulationselektroden und somit Fehlleitung des Stromflusses möglich. Alternativ können auch kleinere Klebeelektroden verwendet werden, die jedoch aufgrund des fehlenden Hautschutzes nicht für galvanische Ströme geeignet sind.

Neben dieser klassischen Applikationsform aus der Lähmungstherapie besteht auch die Möglichkeit, bipolar mit zwei kleinen Elektroden auf jeder Schildknorpelhälfte zu stimulieren. Gerade bei Patienten mit eingeschränkter Stromtoleranz können biphasische Dreieckimpulse zum Einsatz kommen, die im Allgemeinen weniger Nebenwirkungen produzieren. Allerdings steht diese Strommodalität im Gegensatz zur klassischen ES bei elektrisch entarteter Muskulatur, bei der primär auf monopolare Dreieckimpulse zurückgegriffen wird (vgl. Edel et al. 1991). In einer aktuellen Untersuchung von Kurz et al. (2021b) konnten auch durch biphasische Dreieckimpulse unterschiedlicher Breite beidseitige Stimmlippenkontraktionen bei 87,5 % der Patienten mit einseitiger Recurrensparese nachgewiesen werden (bipolare Anlage). Somit scheinen sowohl monophasische als auch biphasische Ströme aus heutiger Sicht praktikabel. Die begleitenden Phonationsübungen sind ebenso wie die Reizstromparameter an den Schädigungsgrad und damit an die stimmlichen Möglichkeiten des Patienten anzupassen. Neben dem Denervationsgrad sollten auch Begleiterscheinungen wie schnelle Ermüdung, respiratorische Erschöpfung sowie hohes Lebensalter bei der Festlegung des Stimulationsregimes berücksichtigt werden. Die Stimmübungen sollten je nach Schweregrad einem festgelegten Ablauf folgen und definierte Pausenzeiten beinhalten. Auch Kruse (1989) empfiehlt eine Impulsabgabe im Übungsrhythmus der Stimmtherapie, die durch gesamtkörperliche Bewegungsübungen begleitet werden kann. Je schwerer die Schädigung, desto längere Pausen müssen in den Stimulationsablauf eingebaut werden (das 2- bis 5-fache der Impulsdauer), um vorzeitiger Muskelermüdung vorzubeugen (Edel et al. 1991).

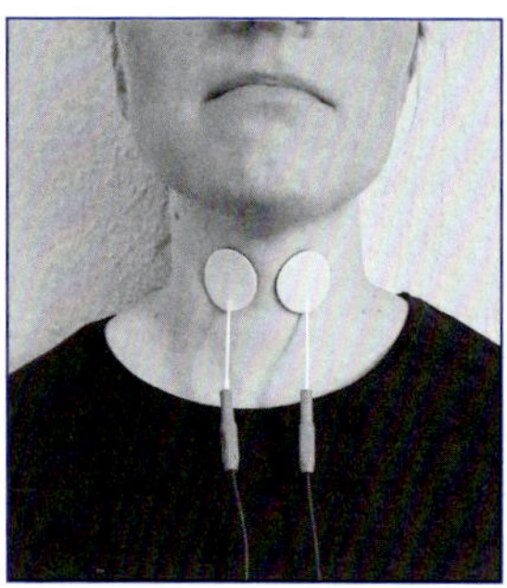

Bild 14: Bipolare Elektrodenanlage

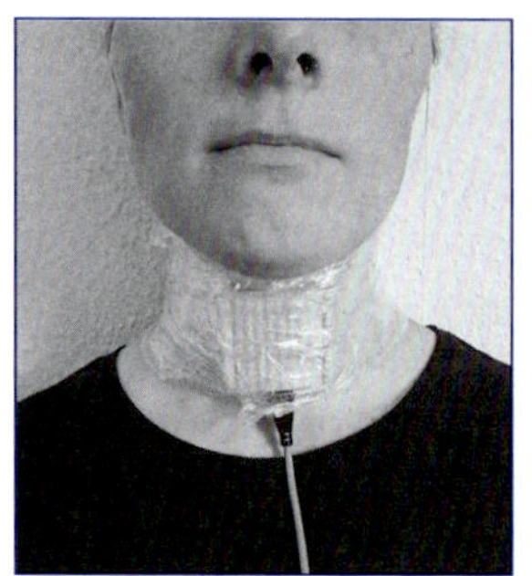

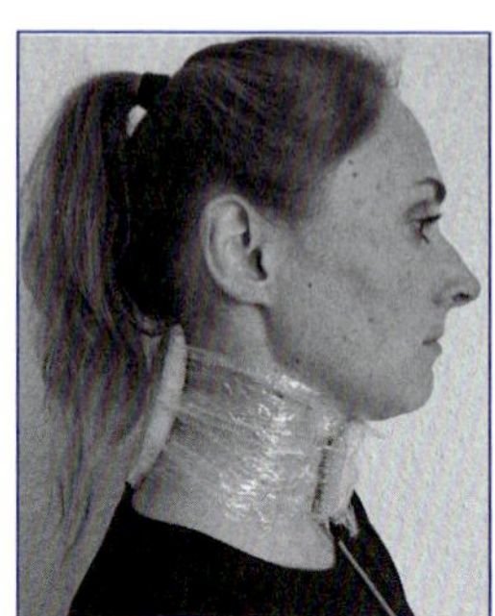

Bild 15a und b: Monopolare Elektrodenanlage

Neuromuskuläre elektrophonatorische Stimulation (NMEPS)

Ein im deutschsprachigen Raum weitverbreitetes Gerätekonzept (VocaSTIM®, Fa. Physiomed) geht auf die von Pahn & Pahn (2000) vorgeschlagene „Neuromuskuläre elektrophonatorische Stimulation (NMEPS)" zurück. Es handelt sich um ein etabliertes Therapiekonzept, das sowohl für die Diagnostik (Akkommodationsmessung) als auch Therapie geeignet ist und entsprechende vorgefertigte Behandlungsprogramme (Indikationsmenü) abgestuft nach Schweregrad beinhaltet. Mithilfe eines Handtasters werden die Stimmübungen mit der Stromabgabe synchronisiert. Wenn der Patient motorisch nicht in der Lage ist, übernimmt der Therapeut die Impulsgenerierung mittels Handtaster. Der Patient spricht nunmehr die von Pahn et al. (2002) ebenfalls implementierten Stimmübungen nach, wobei das Anforderungsniveau je nach Schädigungsgrad variiert. Neben Phonationsübungen auf Silbenebene werden auch laryngeale Teilfunktionen (Räuspern, Husten, Einatmung) mit einbezogen, die über Reflexbögen in enger Verbindung zur Sensorik (Ansa Galeni) stehen. Die Einatmung dient gleichzeitig der Erholung durch Weitung der Glottis und damit als Gegenpol zur ansonsten ausschließlich stimulierten Adduktionsbewegung. Allen Übungen ist gemein, dass sie nur in Verbindung mit den synchronisierten Einzelimpulsen einen wirklichen neuromuskulären Reiz im Sinne einer Neuverschaltung efferenter Signale darstellen.

Beispiel

Neuromuskuläre elektrophonatorische Stimulation (NMEPS) nach Pahn et al. (2002)

- 7 min Impulsgalvanisation (Aufwärmphase), Dosierung: sensibel schwellig (keine aktive Übung)
- 20 min Stimmübungen abhängig vom Schädigungsgrad (Intentionsübungen) mit Einzelimpulsen (Handtaster), Dosierung: motorisch schwellig
  - Phonation/Räuspern oder Husten/Einatmung

Auf der Seite http://vocastim.com kann die Therapieanleitung mit der zeitlichen Abfolge der Phonationsübungen eingesehen werden.

CAVE: Bei der Aufwärmphase mit galvanischem Strom handelt es sich um einen Gleichstrom, der bei Überdosierung zu Hautverätzungen führen kann! Dies gilt auch für monophasische Einzelimpulse, die jedoch aufgrund ihrer kürzeren Einwirkzeit eine im Verhältnis geringere Belastung für die Haut darstellen. Bei der Verwendung von Gleichstrom dürfen ausschließlich Plattenelektroden mit Viskoseüberzug zum Einsatz kommen!

Studienlage

Für einseitige Recurrensparesen liegen einige Evidenznachweise vor, wenngleich es sich zumeist um kleine Stichproben handelt oder unter nicht-randomisierten Bedingungen untersucht wurde. In der Regel kommen Einzelimpulse unterschiedlicher Länge zum Einsatz, wobei der Stimulationswert in kaum einer Studie unter Berücksichtigung der individuellen Akkommodabilität festgelegt wurde. Eine Ausnahme findet sich in der randomisierten kontrollierten Studie (RCT) von Ptok & Strack (2008), welche von allen Studien das höchste Evidenzniveau aufweist. Hier wurde die Amplitude der Dreieckimpulse (240 ms) individuell laryngoskopisch bis zu einer sichtbaren Minimalzuckung angepasst. In dieser Studie erhielten 90 Patienten entweder FES oder eine alleinige klassische Stimmtherapie für einen Zeitraum von drei Monaten. Eine Beurteilung der Stimmlippenfunktion erfolgte jeweils zu Beginn und Ende des Untersuchungszeitraumes mittels Irregularitätsquotient (CFx) und Tonhaltedauer. Postinterventionell ergab sich eine signifikant größere Verbesserung des CFx in der Versuchsgruppe, die FES erhielt, im Vergleich zur Kontrollgruppe mit klassischer Stimmtherapie. Die Tonhaltedauer verbesserte sich in beiden Gruppen ähnlich stark. Ptok & Strack (2008) sehen die FES daher als effektive Methode zur Behandlung von einseitigen Stimmlippenparesen, zumindest in den ersten sechs Monaten nach Störungsbeginn. Zudem schlussfolgern die Autoren, dass es durch FES zu einer Regeneration auf neuromuskulärer Ebene kommt und FES somit der kompensatorisch ausgerichteten konservativen Stimmtherapie überlegen sei (ebd.). Zu beachten ist jedoch, dass beide Therapieansätze unterschiedliche Ziele verfolgen. So zielt die FES auf Regeneration und Protektion ab, wogegen in der klassischen Stimmtherapie kompensatorische Aspekte im Vordergrund stehen. Dementsprechend gestalten sich die Vorgehensweisen beider Ansätze sehr unterschiedlich. Bei der FES wird möglichst hochfrequent (hier 3–5x tägl. für 5–10 min) synchron zu Intentionsübungen stimuliert, wogegen die klassische Stimmtherapie niederfrequent 1–2x wöchentlich für ca. 30–45 min durchgeführt wird. Insofern ist die Vergleichbarkeit – zumindest was die Therapiefrequenz betrifft – nur bedingt gegeben. Grundsätzlich sollte der Wert der klassischen Stimmtherapie jedoch nicht unterschätzt werden, gerade wenn es um die Adaption geht (insbesondere Vermeidung von Fehlkompensation durch Taschenfalteneinsatz) und ein physiologischer Stimmgebrauch angebahnt werden soll (inkl. Stimmpausen, Stimmhygiene). Ob Stimmverbesserungen auf eine alleinige Stimmtherapie oder Spontanremission zurückzuführen sind, bleibt derweil unklar. Es ist jedoch sicher davon auszugehen, dass allein die protektiven Eigenschaften der FES (Atrophieprophylaxe) zu einer Verlängerung des therapeutischen Zeitfensters führen und damit bessere Chancen für die Regeneration bieten. Ein wichtiger Einflussfaktor scheint darüber hinaus auch ein möglichst früher Beginn der Stimmtherapie zu sein (Pomal et al. 2021). Zudem bleibt eine alleinige funktionelle Stimmtherapie bei schlaffen Lähmungen aufgrund des großen Abstandes der Stimmlippen oft erfolglos (Reiter et al. 2013). Somit hängt der kompensatorische Erfolg der klassischen Stimmtherapie maßgeblich von der Position der paretischen Stimmlippe ab (Böhme 2003).

Einige weitere Studien haben die Effektivität der FES bei einseitiger Recurrensparese untersucht, so fanden Schleier & Streubel (1980), Kruse (1989) und Dahl & Witt (2006) jeweils ein besseres stimmliches Outcome für die Patienten, die zusätzlich zur Stimmtherapie FES erhielten. Zu beachten ist jedoch, dass bei Schleier & Streubel (1980) sehr kurze Impulse von 1,5 bis 2 ms eingesetzt wurden, die in der Lähmungstherapie unüblich sind und vermutlich eher Kompensation durch Kräftigung der gesunden Stimmlippe begünstigt haben. In einer kleinen Gruppenstudie konnten Garcia Perez et al. (2014) mittels akustischer Stimmanalyse signifikante Verbesserungen für alle erhobenen Stimmparameter durch den Einsatz tetanisierender Ströme nachweisen. Auch hier findet sich in Form tetanisierender Ströme mit Impulsbreiten bis 0,5 ms ein für die Lähmungstherapie ungewöhnliches Stimulationsprotokoll. Aufgrund der geringen Stichprobengröße (n = 10) und fehlender Kontrollgruppe ist jedoch unklar, ob die Verbesserungen auf Spontanremission zurückzuführen sind. Schließlich existieren weitere Studien, darunter Ras et al. (2016), Formánek et al. (2020) und Kurz et al. (2021a), bei denen kein signifikanter Unterschied zwischen FES und konservativer Stimmtherapie festgestellt werden konnte. Auch hierbei handelte es sich entweder um nicht-randomisierte Studien oder sehr kleine Kohorten, weshalb eine Aussage über die Effektivität der FES kaum abzuleiten ist. Zu erwähnen ist, dass bei Formánek et al. (2020) ausschließlich mit Dreieckimpulsen mit einer Breite von 500 ms stimuliert wurde. Zudem hat in dieser Studie keine galvanische Aufwärmphase stattgefunden. Interessanterweise wurde in der Studie von Ras et al. (2016) mit einem ähnlichen Konzept wie bei Ptok & Strack (2008) stimuliert, allerdings wurde hier auf eine galvanische Aufwärmphase verzichtet und mit einer eher niedrigen Therapiefrequenz von nur 2x pro Woche à 20 min über insgesamt 12 Einheiten stimuliert. Somit ist die Studie von Ptok & Strack

(2008) die einzige, die auf das klassische Stimulationsprotokoll der NMEPS nach Pahn (2002) zurückgreift, das neben einer laryngoskopisch gesicherten Minimalzuckung auf eine galvanische Aufwärmphase sowie synchronisierte Dreieckimpulse ausreichender Länge zurückgreift. Zudem scheint eine hohe Therapiefrequenz eine wichtige Voraussetzung für eine wirksame Behandlung mit FES zu sein und sollte daher hochfrequent (mindestens 3–5x pro Woche) durchgeführt werden. Insgesamt liegt mit der RCT von Ptok & Strack (2008) die Evidenzstufe Ib für die Behandlung einseitiger Recurrensparesen mit FES vor.

Weitere Indikationen und Stimulationsprotokolle

Grundsätzlich ist die Position der Stimmlippen ausschlaggebend für die stimmliche Leistungsanforderung während der Elektrostimulation. Bei beidseitigen Paresen sollte unabhängig von der Reizzeit mit weichen Stimmeinsätzen und niedriger Wiederholungsrate trainiert werden, da das vorrangige Ziel eine Weitung der Glottis ist. Zudem sollte Räuspern statt Husten eingesetzt und zusätzlich der Fokus auf inspiratorische Übungen gelegt werden. Entspannungsübungen oder Nasalierung können zusätzlich angeboten werden. Bei beidseitiger Recurrensparese in enger Paramedianstellung ist jedoch Vorsicht geboten, da es hier durch die Adduktionszuckung der Stimmlippen (zumindest temporär) zu einer zusätzlichen Verengung der Glottis mit Atemnot kommen kann. Sofern der Atemweg nicht über eine Trachealkanüle gesichert ist, wäre der Einsatz der Elektrotherapie in diesen Fällen formal kontraindiziert. Trotz des vorrangig adduktiven Trainings im Rahmen der FES wirkt sich eine zunehmende Innervation auch auf die Glottisöffnung aus. Bei regelmäßiger Stimulation kann daher eine ausreichende respiratorische Glottisweite mit der Möglichkeit zur Dekanülierung erreicht werden. Dies mag darauf zurückzuführen sein, dass der Stromimpuls zwar zunächst eine Adduktionszuckung auslöst, jedoch umgehend eine Aktivierung der antagonistischen Glottisöffnung bewirkt. Dies lässt sich endoskopisch leicht erkennen, da ein in Ruhe applizierter Stromimpuls nach der Adduktion fast immer eine unmittelbar verstärkte Abduktionsbewegung zur Folge hat. Eine pauschale Kontraindikation, selbst ohne Trachealkanüle, mag daher kritisch zu hinterfragen sein, sofern eine ausreichende respiratorische Glottisweite besteht und der Patient während der Behandlung nicht über Luftnot oder Unwohlsein klagt. Obwohl Evidenzen fast ausschließlich für die FES bei einseitiger Recurrensparese vorliegen, lässt sich das Vorgehen unter den genannten Voraussetzungen durchaus auf beidseitige Schädigungen übertragen. Prinzipiell kann sich die Lähmung auch nur auf einer Seite im Verlauf zurückbilden, mit dem Resultat einer einseitigen Parese. Durch die seitendifferente Innervation der Kehlkopfmuskulatur scheint dies kein seltenes Phänomen zu sein (Eckel & Sittel 2001). Somit wäre eine elektrische Stimulation im Regenerationsverlauf problemlos möglich. Es sollte daher grundsätzlich eine regelmäßige laryngoskopische Kontrolle durch einen HNO-Arzt bzw. Phoniater erfolgen. Auch sollte bei Recurrensparesen eine Regenerationszeit von 12–18 Monaten abgewartet werden, bis ein phonochirurgischer Eingriff erfolgt (Baghi et al. 2009). Selbst bei Langzeitparesen wird jedoch noch bis zu drei Jahren nach Paresebeginn von einer Wiederherstellung der Funktion durch Elektrotherapie berichtet (Pahn & Pahn 2000). Ein phonochirurgischer Eingriff sollte aus diesem Grund nicht zu früh erfolgen (ebd.).

Bei Paresen des N. laryngeus superior wird analog zur Behandlung bei Recurrensparese stimuliert (Elektrodenanlage auf dem Schildknorpel, galvanische Aufwärmphase, Dreieckimpulse). Allerdings zielen die Phonationsübungen weniger auf glottale Kompetenz, sondern vielmehr auf Stimmmodulation (Glissandi) in Richtung des Randregisters mit zunehmender Komplexität ab. Die Nasalierungsmethode bietet sich ergänzend zur Reduktion antagonistischer Fehlspannung an. Somit werden günstige Voraussetzungen für die nachfolgenden Übungen geschaffen.

Bei kombinierten Larynxparesen (N. recurrens + N. laryngeus superior) neigt die Stimme zur Diplophonie, wobei eine symptomatische Therapie entweder das Vollregister (N. recurrens) oder das Randregister (N. laryngeus superior) adressieren sollte. Dann wird entweder am Glottisschluss oder Registerwechsel gearbeitet.

Bei zentralen Paresen kann ähnlich vorgegangen werden wie bei der Behandlung von Recurrensparesen. Allerdings liegen hier häufig kombinierte Larynxparesen bzw. Schädigungen anderer Hirnnerven vor (inkl. N. hypoglossus), die die Artikulation und Stimmfunktion zusätzlich beeinträchtigen können. Aufgrund fehlender Denervation kann hier normalerweise deutlich schneller stimuliert werden. Zudem können Rechteckimpulse eingesetzt werden. Eine Akkommodationsmessung zur Bestimmung der Reizzeit ist zumindest bei kortikalen Läsionen überflüssig. Es können Rechteckimpulse mittlerer Länge (50–200 ms) verwendet werden. Die Refraktärzeit ist – außer bei schwerer Atrophie – gering zu halten. Grundsätzlich ist auch eine Stimulation mit faradischem Strom möglich, gerade wenn eine Beteiligung des N. hypoglossus vorliegt (s. a. Vorgehen der Dys-SAAR-thrietherapie; Kapitel Funktionelle Elektrostimulation bei Dysarthrie).

MERKE:

- **Dreieckimpulse:** Behandlung peripherer Lähmungen (klassische Lähmungstherapie); Stimulationswert zuvor mittels Akkommodationsmessung bestimmen; niedrige Reizfrequenz, Intentionsübungen synchronisiert mit Handtaster

- **Reckteckimpulse:** Einsatz bei zentralen Paresen; Intentionsübungen (t= 50–200 ms) mit Handtaster, hohe Reizfrequenz bis 30 Impulse/min
- **Faradischer Strom:** Einsatz bei peripheren Reststörungen oder zentralen Paresen, 50 Hz, biphasisch; Kopplung mit Phonationsübungen über definierte Stromflusszeit oder Handtaster (Verhältnis von 1:3 bis 1:5 ON- bzw. OFF-Phase, z. B. 10 s ON: 50 s OFF)

CAVE: Beidseitige Recurrensparesen in enger Paramedianstellung stellen eine Kontraindikation für die FES dar, sofern der Atemweg nicht über eine Trachealkanüle gesichert ist!

Anwendungsbeispiel

Vorbereitung des Stimulationsprotokolls

- Multidimensionale Diagnostik
- Akkommodationsmessung bei 1000 ms (Bestimmung des Stimulationswerts)
- Stimulationsort festlegen (auf betroffener Seite oder zentral auf dem Schildknorpel)
- Stromart wählen (Einzelimpulse bei Parese/faradischer Strom bei Reststörung)

Therapie

Stimmübungen nach Art der Parese und Akkommodationsquotient festlegen:

- 7 min Aufwärmphase mit Impulsgalvanisation (IG 50) (ohne aktive Übungen)
- 20–30 min Stimmübungen (Intentionsübungen synchronisiert mit Handtaster)
- **Bei Recurrensparese:** Langsamer Beginn mit weichen Stimmeinsätzen auf Silbenebene (/ha/ /he/ usw.) sowie Räuspern und Einatmung; später Steigerung der Übungsintensität durch schnellere Wiederholungen sowie harte Stimmeinsätze (/am/ /em/ usw.) bei zunehmender Lautstärke in Kombination mit Husten und Einatmung
- **Bei N.-laryngeus-superior-Parese:** Langsamer Beginn auf Silbenebene mit weichen Stimmeinsätzen und gleichbleibender Tonhöhe an der oberen Grenze des Vollregisters (nur bei allerschwerster Schädigung); im Verlauf dann Modulation der Silben durch steigende und fallende Tonhöhen (kurze Glissandi, Wellen) zunehmender Intensität und Lautstärke in Richtung des Randregisters

In regelmäßigen Abständen Diagnostik wiederholen und Stimulationswert aktualisieren!

Funktionelle Elektrostimulation bei Dysarthrie

Dieses Kapitel stellt die Möglichkeiten der FES-Behandlung in Bezug auf die Dysarthrie vor. Es existieren mehrere Verfahren, von denen nur eines zumindest auf Ebene einer kleinen Gruppenstudie erprobt ist. Des Weiteren liegen zwei Einzelfallstudien und eine Handlungsempfehlung auf der Ebene von Expertenmeinungen vor. Allen Verfahren ist ein äußerst positives Outcome in Bezug auf die Verbesserung von artikulatorischen Fähigkeiten bei Personen mit Dysarthrie gemein. Die Gruppenstudie konnte auch Nachweise über alltagsrelevante Verbesserungen, durch eine gesteigerte Verständlichkeit am Telefon, liefern.

Einleitung

Dysarthrien sind erworbene Sprechstörungen nach neurologischen, meist nicht progredienten Erkrankungen. Die Hauptursache hierfür ist in einer Störung der Sprechmotorik zu suchen. Obwohl die Dysarthrie die häufigste erworbene Kommunikationsstörung ist (die Inzidenz übertrifft die Aphasie um etwa das Doppelte [Duffy 2005]) und alle wesentlichen Lebensbereiche eines Betroffenen erheblich beeinflusst (Kroker et al. 2015), existiert relativ wenig Forschung auf diesem Gebiet. Chiaramonte & Vecchio (2021) fanden in einer Metaanalyse nur fünf verwertbare Gruppenstudien zur Wirksamkeit der Dysarthrietherapie nach Schlaganfall. Die Deutsche Gesellschaft für Neurologie (Ackermann et al. 2018) empfiehlt in ihren Leitlinien lediglich ein übendes Verfahren, nämlich das Lee Silverman Voice Treatment (LSVT®) (vgl. LSVT Global 2013), was im Wesentlichen für Morbus Parkinson entwickelt wurde und hauptsächlich auf eine Anhebung der Sprechlautstärke ausgelegt ist, da dies der Störungsschwerpunkt der hypokinetischen Dysarthrie ist. Diese ist jedoch deutlich von den schlaffen, spastischen und ataktischen Dysarthrien abzugrenzen, die in der Regel bei nicht progredienten neurologischen Erkrankungen entstehen, da hier der Störungsschwerpunkt meist auf der Artikulation liegt und die Stimmstörung nur eine untergeordnete Rolle spielt. In einzelnen Fällen kann auch hier etwas mit dem LSVT® erreicht werden (vgl. LSVT Global 2013), dies funktioniert jedoch nur bei einem kleineren Teil der Patienten und die Möglichkeiten sind nach vier Wochen vollkommen ausgeschöpft.
Ziel aller hier vorgestellten Ansätze war die Verbesserung der Artikulation, um eine verständlichere Kommunikation zu ermöglichen. Einleitend muss aber noch erwähnt werden, dass diese Ansätze nur Werkzeuge in einem individuell zu planenden Gesamtkonzept sein können. So zieht eine Verbesserung des Sprechens nicht automatisch eine Verbesserung der Partizipation nach sich. Ein Therapiekonzept sollte so ausgelegt sein, dass diese Ebene auf keinen Fall vernachlässigt wird.

Therapie der Dysarthrie mittels Elektrostimulation

Pahn (2002) übertrug seine Erkenntnisse, die er im Zusammenhang mit der Therapie von Larynxparesen (vgl. Pahn et al. 2002) erworben hatte, auf dysarthrische Störungen. Es war der erste Vorschlag, dieses Störungsbild mittels Elektrostimulation zu behandeln. Den Autoren liegt jedoch kein Bericht darüber vor, ob diese Therapie jemals angewendet wurde. Nicht einmal ein Einzelfall wird in der Literatur beschrieben. Analog zu seiner Behandlung von Larynxparesen wurde zunächst die Akkomodation der Zungenmuskulatur gemessen. Anhand des gewonnenen Alpha-Werts wurde die Breite des Stimulationsimpulses gewählt, der am Mundboden appliziert wurde. Behandelt wurde mit Dreieckimpulsen von 1000 ms – 10 ms (je nach Alpha-Wert). Die Impulse wurden per Handtaster mit den Sprechübungen synchronisiert. Pahn (2002) schlug vor, mit Frikativen und Plosiven zu trainieren, die vom Therapeuten ausgewählt werden. Ein standardisiertes Schema ist hierfür nicht vorgesehen. Da hier Sprechübungen mit Elektrostimulation verbunden werden, handelt es sich um echte funktionelle Elektrostimulation.

Tache-Codreanu & Cucu (2020) stellten eine Einzelfallstudie vor, bei der die Dysarthrie und Dysphagie eines Patienten siebenmal mit FES behandelt wurden. Stimuliert wurde zunächst über dem Hyoid, dem Thyroid und auf der fazialen Muskulatur. In den nächsten Sitzungen wurde die Muskulatur zunächst mit Gleichstrom vorbehandelt. Danach erfolgte eine viersekündige Stimulation mit anschließender achtsekündiger Pause. In der Stimulationszeit wurden Übungen zur Bolusformung, Zungenbewegung und zum Schlucken durchgeführt. In der letzten Behandlungsphase wurden der Hypoglossus und die faziale Muskulatur stimuliert. Gleichzeitig erfolgten Übungen zur Lippenmotorik, Zungenübungen, Übungen zur Bolusformung, Atemübungen, Übungen zur Kräftigung der Rachenhinterwand sowie Kopfhebeübungen. Die Autoren beschrieben eine deutliche Besserung der Dysarthrie und Dysphagie. Die Studie fand in einer Rehaklinik statt. Somit ist davon auszugehen, dass es sich um einen akuten oder subakuten Patienten gehandelt hat. Spontanremission könnte hier eine große Rolle gespielt haben.

Berenati et al. (2021) legten eine Einzelfallstudie eines Patienten mit schwerer Dysarthrie vor. Aufgrund kognitiver Defizite war dieser zu keinem aktiven Training in der Lage. Der Patient wurde zweimal täglich für je 30 min über vier Wochen behandelt. Stimuliert wurden der M. masseter, M. orbicularis oris, M. risorius, M. buccinator und M. depressor anguli oris. Im Einzelfall konnte hier eine Verbesserung der Artikulation verzeichnet werden, die in einer vorher erfolgten konventionellen Therapie ausgeblieben war. Da es sich um eine reine Stimulation ohne aktive motorische Übungen handelt, liegt hier keine echte FES, sondern eine NMES-Behandlung vor.

Kroker et al. (2018, 2015) legten als Erste eine Gruppenstudie mit Patienten mit chronischer Dysarthrie (mehr als 12 Monate post onset) vor, bei denen funktionelle Elektrostimulation zusammen mit aufgabeorientiertem Lernen bzw. forced Use durchgeführt wurde. Es konnten hierbei nicht nur Verbesserungen der Sprechmotorik, sondern auch der alltäglichen Verständlichkeit nachgewiesen werden. Dieses Vorgehen wird als Dys-SAAR-thrietherapie bezeichnet.

Symptomatik einzelner Dysarthrieformen

Sprechen ist ein feinmotorisch außergewöhnlich komplexer und schnell ablaufender Vorgang. Lediglich die Hände eines professionellen Pianisten vollführen vergleichbar virtuose Bewegungen (vgl. Ziegler & Vogel 2010). Es ist deshalb kaum zielführend, die Artikulatoren (Zunge, Lippen, Unterkiefer, Gaumensegel) nur nach ihrer grobmotorischen Bewegung und dem Muskeltonus zu beurteilen, vielmehr sind auch das komplexe Zusammenspiel (Bewegungskoordination, Geschwindigkeit, Diadochokinese, Genauigkeit der Bewegung) und die neuromuskulären Voraussetzungen dieser Muskelgruppen zu berücksichtigen. Es ist außerdem anzumerken, dass wir bei unserer Betrachtung die Beurteilung anderer gestörter Funktionskreise (Atmung und Stimme) außer Acht lassen, da sie in der Regel eine untergeordnete Rolle spielen.

Als zentrales Testinstrument zur Messung der Artikulationsmotorik bei Dysarthrie greifen die Autoren auf die Artikulationsgeschwindigkeit zurück (Kroker et al. 2018; Kroker & Faust 2022). Hierbei wird versucht die zugrunde liegende Bewegungsstörung unter „Laborbedingungen“ zu reproduzieren. Dies gelingt, indem eine definierte Sprechbewegung mit steigender Geschwindigkeit wiederholt wird. Der Therapeut notiert, bei welcher Geschwindigkeit und in welcher Weise die Bewegung misslingt. Standardisierte Konsonantencluster ([ʃla], [bla], [kla], [amp]) repräsentieren dabei das Zusammenspiel der wichtigsten Artikulatoren: Zungenspitze, Zungenrücken, Unterkiefer, Gaumensegel, Lippen. Die Cluster werden im Metronomtakt wiederholt, die Frequenz wird bis zum Versagen der Artikulationsmotorik gesteigert.

Die Autoren orientieren sich dabei an der allgemein üblichen Einteilung (Ziegler & Vogel 2010; Kroker et al. 2018) der Dysarthrien nach Art der Bewegungsstörung:

- **Spastische Dysarthrien** entstehen durch Schädigung des ersten Motoneurons. Bei Untersuchung der nichtsprachlichen Grobmotorik fällt an den Lippen häufig eine faziale Parese auf. Auf das Sprechen hat diese jedoch meist keinen Einfluss, da der M. orbicularis oris meist unbetroffen ist und bilabiale Laute damit gebildet werden können. Die Zunge hingegen zeigt eine grobmotorisch normale Beweglichkeit, meist ohne Abweichung von der Mittellinie, da bei einseitiger Hirnschädigung die kaudalen Hirnnerven (X, XII) bilateral versorgt werden und zentrale Lähmungen bis zu einem gewissen Grad kompensiert werden können (vgl. Poeck 1994). Die hauptsächliche Pathologie des Sprechens zeigt sich in der Regel darin, dass die Zungenspitze (beim Sprechen) nur verlangsamt angehoben werden kann, insbesondere dann, wenn ein weiterer Laut im Cluster eine Absenkung der Zungenspitze erfordert. Somit kommt es in unserem Artikulationstest zur Elision des Lautes [l] in der Testsilbe [ʃla], wenn die kritische Frequenz überschritten ist. Auch die Stimme kann beeinträchtigt sein, aber für den Alltag des Patienten und seine Verständlichkeit spielt die Artikulation in der Regel die deutlich wichtigere Rolle.

- **Schlaffe Dysarthrien** entstehen durch Läsionen im Bereich des zweiten Motoneurons, also im Bereich des Hirnstammes. Paresen können deutlich schwerer ausfallen, über alle Artikulationsorgane verteilt sein und im Gegensatz zur spastischen Dysarthrie auch bei grobmotorischen nichtsprachlichen Aufgaben nachweisbar sein (z. B. Abweichen der Zunge von der Mittellinie beim Herausstrecken infolge der Parese des M. genioglossus). Deshalb sind alle Testsilben ([ʃla], [bla], [kla]) betroffen. Charakteristisch ist die Muskelermüdung: Wird eine Silbe über längere Zeit (> 10 s) wiederholt, kommt es zu zunehmenden motorischen Einschränkungen und somit zu einer unschärferen Artikulation. Dies wird als myasthene Reaktion bezeichnet (Kroker et al. 2018). Eine solche Ermüdungsreaktion ist auch ein typisches Symptom für schlaffe Paresen der Extremitätenmotorik. Zudem kommen artikulatorisch bedeutsame Einschränkungen in der Beweglichkeit der Zunge und der Lippen häufig vor. Vereinzelt sind auch Unterkiefer und Velum betroffen. Die Stimme ist durch eine Stimmlippenparese häufig behaucht bis aphon.
- **Ataktische Dysarthrien** entstehen meist durch Schädigung des Kleinhirns. Grobmotorisch zeigen die Artikulatoren jedoch oft keine Ausfälle. Bei den Testsilben ([ʃla], [bla], [kla]) kommt es mit Ansteigen der Geschwindigkeit nicht zur Elision einzelner Laute. Der Takt kann jedoch aufgrund der verlangsamten Diadochokinese nicht mehr weiter gesteigert werden und der Patient bleibt hinter dem Metronomtakt zurück. Ähnliche Symptome sind auch bei ataktisch gestörter Körpermotorik festzustellen: Verlangsamung und Intentionstremor. Dieser tritt nicht in Ruhe, sondern nur bei Bewegung auf und nimmt mit Annäherung an das Ziel zu. Bei manchen Patienten kann bei Produktion der Testsilben ein Intentionstremor der Zunge beobachtet werden. Die Sprechstimme ist häufig sehr laut und stark gepresst, was möglicherweise auf einen Kompensationsmechanismus zurückzuführen ist (Ziegler & Vogel 2010).
- **Hypokinetische Dysarthrien** treten zumeist bei Morbus Parkinson auf. Diese Erscheinungsform ist hier zu vernachlässigen, da die Artikulation nicht die Hauptsymptomatik darstellt, sondern die Stimmstörung. Zudem existieren für

die hypokinetische Form bereits evidenzbasierte Alternativen in Form des LSVT® (Lee Silverman Voice Treatment), dessen Wirksamkeit durch Studien (vgl. LSVT Global 2013) bestätigt ist und daher als Goldstandard gilt. Parkinsonpatienten zeigen bei der Messung der Artikulationsgeschwindigkeit häufig eine Ermüdung in dem Sinne, dass sie die Silben nicht vereinfachen, sondern mit zunehmender Wiederholung immer langsamer werden. Diese Ermüdung tritt auch nicht selten in anderen Bereichen auf, was sich häufig gut am Schriftbild beobachten lässt: Dieses wird über eine Zeile hin immer kleiner bis hin zur Mikrographie. In seltenen Fällen, gerade beim atypischen Parkinson, kann es dennoch sinnvoll sein, das hier vorliegende Programm zu erproben. Gerade dann, wenn mit dem LSVT® nicht der gewünschte Erfolg erreicht wurde und der Störungsschwerpunkt auf der Artikulation liegt.

- **Hyperkinetische Dysarthrien** sind in der Praxis eher selten. Sie treten zumeist bei Chorea Huntington oder als Medikamentennebenwirkung (z. B. Dopaminagonisten, Psychopharmaka) auf. Sie äußern sich in überschießenden Bewegungen (Dyskinesien) der Artikulationsorgane und der Stimme. Aufgrund der extremen Seltenheit und der fraglichen Therapierbarkeit möchten die Autoren auch diese Form der Dysarthrie aus ihren Ausführungen ausschließen.

Diagnostik der Artikulationsstörung

Ziel der Diagnostik ist es, die Art, das Ausmaß und den Ort der motorischen Ausfälle der Artikulatoren festzustellen. Diese repräsentieren jedoch nur bedingt die Kommunikationsfähigkeit, da die Deutlichkeit auch noch von anderen Kontextfaktoren abhängig ist. So kann eine leicht gestörte Artikulationsmotorik durch langsames Sprechen vollständig kompensiert werden. Teilweise geben Dialekte und Sprachen auch verschiedene Sprechgeschwindigkeiten vor. Ebenso können die Lautbildung und die Häufigkeit des Auftretens von Konsonantenclustern von der gesprochenen Sprache abhängig sein. So hat ein (dental-alveolares) Zungenspitzen-R ([r]) eine höhere Störungsanfälligkeit als ein (uvulares) Zungenrücken-R ([R]). Ebenso stellen die jeweiligen Sprachen aufgrund unterschiedlicher Konsonantencluster unterschiedliche Anforderungen an die Artikulationsmotorik. Slawische Sprachen zeichnen sich durch das Vorhandensein sehr vieler komplexer Konsonantencluster sowie eine hohe Sprechgeschwindigkeit aus, hier wirken sich geringe Störungen der Artikulationsgeschwindigkeit sehr deutlich auf die Kommunikationsfähigkeit aus. Das Japanische hingegen kommt fast ohne Konsonantencluster aus. Geringe Störungen der Artikulationsgeschwindigkeit haben keine Auswirkungen auf die Deutlichkeit.

Zusammenfassend repräsentiert die Artikulationsgeschwindigkeit nicht unbedingt die Deutlichkeit des Sprechens. Im Einzelfall kann eine therapeutische Anhebung der Artikulationsgeschwindigkeit jedoch sehr häufig zu einer Verbesserung der Deutlichkeit führen. Dies konnte in einer Pilotstudie mit acht chronisch dysarthrischen Patienten recht eindrucksvoll gezeigt werden (vgl. Kroker et al. 2018).

In der Diagnostik (vgl. Kroker et al. 2018) wird dem Patienten ein Metronomtakt vorgegeben und er wird angewiesen, Testsilben in diesem Takt zu wiederholen. Die Testsilben setzen sich aus Artikulationsbewegungen zusammen, die repräsentativ für die unterschiedlichen Artikulationszonen sind:

[bla]: Wechsel von bilabialer auf alveolare Lautbildung
[kla]: Wechsel von velarer auf alveolare Lautbildung
[ʃla]: Wechsel innerhalb der alveolaren Zone
[amp]: Velumfunktion

Jede Silbe wird einzeln getestet. Hierzu wird dem Patienten ein Metronomtakt vorgegeben, in dessen Takt er die Silbe wiederholen soll. Der Takt wird solange gesteigert, bis die Artikulation motorische Vereinfachungen zeigt oder der Patient hinter dem Takt zurückbleibt. Die Artikulationsgeschwindigkeit ist somit die Frequenz in bpm (beats per minute), in der die Silbe gerade noch korrekt gebildet wird. Der Takt sollte 20–30 s gehalten werden können, ansonsten kann die Reaktion als Muskelermüdung klassifiziert werden. Die Normalgeschwindigkeit lag bei einer Untersuchung von 10 sprechgesunden Personen für die Cluster [ʃla], [bla], [kla] bei über 208 bpm. Bei einigen Patienten kann es jedoch sinnvoll sein, die Frequenz bis auf 250 bpm anzuheben, wenn mit 208 noch kein zufriedenstellendes Ergebnis erreicht ist. Die normale Artikulationsgeschwindigkeit der Velumfunktion [amp] lag bei 180 bpm (vgl. Kroker et al. 2018). Mittlere Schweregrade (Deutlichkeit für Kommunikation halbwegs ausreichend, Dysarthrie aber deutlich hörbar) erreichen erfahrungsgemäß eine Artikulationsgeschwindigkeit von 100 bpm (bei deutschsprachigen Patienten). Aus diesem Grunde ist es sinnvoll, auf dieser Ebene die Messung zu starten. Schwere Störungen (nahezu komplett unverständlich) liegen unter 50 bpm. Darunter wird es für viele Patienten schwierig, einen so langsamen Takt zu halten. In welcher Geschwindigkeit die Taktgeschwindigkeit gesteigert wird, liegt in der Erfahrung des Therapeuten. Es handelt sich nicht um eine validierte Messung. Neben diesem quantitativen Wert muss auch die Art des Fehlers beurteilt werden. Hierzu wird der betroffene Artikulator und die Art des motorischen Fehlers benannt.

Zu beachten ist, dass eine insuffiziente Velumhebung Einfluss auf alle Cluster hat. Wenn noch eine Restmotorik vorhanden ist, ist aber davon auszugehen, dass nur bei der Silbe [amp] eine Abhängigkeit zur Frequenzvorgabe besteht.

Gestörtes Cluster	Möglicher Fehler	Möglicher Fehler
[bla]	[b] ▪ Unvollständiger Lippenschluss	[l] ▪ Unvollständige Zungenspitzenhebung ▪ Lateralisierung
[kla]	[k] ▪ Unvollständige Zungenrückenhebung	[l] ▪ Unvollständige Zungenspitzenhebung ▪ Lateralisierung
[ʃla]	[ʃ] ▪ Unvollständige Rinnenbildung ▪ Lateralisierung ▪ Unzureichender Kieferschluss	[l] ▪ Unvollständige Zungenspitzenhebung ▪ Lateralisierung
[amp]	[m] ▪ Verschluss des Nasenweges ▪ Unvollständiger Lippenschluss	[p] ▪ Unvollständiger Lippenschluss ▪ Unzureichende Velumhebung

Es ist möglich, dass bei sehr leichten Dysarthrien (Kommunikation unbeeinträchtigt, nur geringe Ausfälle) bei den getesteten Clustern Normalwerte ermittelt werden. In diesem Fall müssen abnorme Cluster aus der Spontansprache entnommen werden. Für diese müssen dann ebenfalls Schwellenwerte ermittelt oder höhere Frequenzen mit den Standardclustern angestrebt werden. Häufig stellt es auch schon eine Steigerung des Schwierigkeitsgrades dar, wenn das [a] in den Silben durch einen anderen Vokal (z. B. [i]) ersetzt wird. Dies hängt damit zusammen, dass die Bildung des [a] eine Kontraktion des M. hyoglossus erfordert und das [i] die Aktivität des M. genioglossus, der scheinbar störungsanfälliger ist. Interessant ist an dieser Stelle, dass das Ganze ein Problem der Bewegungskoordination, also der Koartikulation, ist. Bei der Ersetzung des Phonems [a] durch ein [i] wird praktisch nie der Vokal ausgelassen oder verfälscht, sondern in der Regel einer der Konsonanten. Die häufigsten Vereinfachungen entstehen durch Elision des [l], was vor allem durch eine Parese der intrinsischen Zungenmuskulatur erklärbar ist. Die Zungenspitzenhebung und -absenkung wird vor allem durch den M. longitudinalis superior bzw. M. longitudinalis inferior erreicht.

Die Hebung des Zungenrückens ([k]) wird vor allem durch die extrinsische Zungenmuskulatur erreicht (M. styloglossus, M. palatoglossus).

Der komplexeste Laut ist das [ʃ]. Er wird durch ein komplexes Zusammenspiel intrinsischer und extrinsischer Zungenmuskulatur erreicht. Daran beteiligt sind der M. genioglossus, der M. styloglossus und der M. longitudinalis inferior.

Die gesamte intrinsische und extrinsische Zungenmuskulatur – mit Ausnahme des M. palatoglossus – wird durch den N. hypoglossus innerviert. Somit wird bei einer Störung der Hypoglossusmotorik die elektrische Stimulation am Mundboden direkt oberhalb des Hyoids durchgeführt (vgl. hier auch das Vorgehen bei Pahn 2002).

Der sprechrelevanteste Lippenschließer ist der M. orbicularis oris. Bei Schädigung wird dieser nicht direkt stimuliert, um die Bewegungsfähigkeit nicht einzuschränken. Es eignet sich hier der Fazialishauptstamm.

Der Kieferschluss bei der Artikulation wird im Wesentlichen durch den M. pterygoideus medialis, aber auch durch den M. masseter und den M. temporalis erreicht. Motorisch werden diese durch den N. trigeminus innerviert. Eine direkte Stimulation der Kaumuskulatur ist in der Praxis unproblematisch, da der Bewegungsradius der Artikulatoren dadurch nicht eingeschränkt wird.

Im Weiteren ist die Art der Bewegungsstörung zu dokumentieren:

- Spastische Form (Vereinfachung des Clusters ohne Ermüdung)
- Schlaffe Form (Vereinfachung des Clusters mit Ermüdung)
- Ataktische Form (Verlangsamung ohne Vereinfachung und Ermüdung)

Einige Videos mit Beurteilungsbeispielen dieser Störungen können auf **www.dysaarthrie.com** eingesehen werden. Diese Form der Diagnostik ist der motorische Teil der „Informellen Dys-SAAR-thriediagnostik“ (DSD) (vgl. Kroker et al. 2018). Zur vollständigen Durchführung gehört auch die Überprüfung der Kommunikationsfähigkeit, hier wird Verständlichkeit am Telefon überprüft, da die Schwere der motorischen Ausfälle nur bedingt die Beeinträchtigung im Alltag widerspiegelt. Für die alltägliche Durchführung dieser Therapie ist dieser Untertest jedoch nicht unbedingt notwendig und kann auch durch Aufnahmen der Spontansprache zu Therapiebeginn und im Therapieverlauf ersetzt werden, was auch für den Patienten ein eher nachvollziehbares Ergebnis darstellt. Für die wissenschaftliche Datenerhebung kann jedoch ein Verständlichkeitstest sinnvoll sein. Es gibt hier natürlich auch andere Alternativen, z. B. der „KommPaS – KommunikationsParameter für Sprechstörungen“ vgl. Lehner et al. (im Druck).

Therapie der Artikulationsstörung

Unbedingte Voraussetzung für die Dys-SAAR-thrietherapie (DST) (vgl. Kroker et al. 2018) ist die zuvor beschriebene motorische Diagnostik. Ziel der Therapie ist es, die betroffene Bewegungsstörung unter definierten und beeinflussbaren Bedingungen genau an der artikulatorischen Grenze zu trainieren und den Patienten durch Feedback immer anzuhalten sich anzustrengen, um einen höheren Wert zu erreichen. Nur so lässt sich ein patientenspezifischer Therapieplan erstellen.

Hierzu wird von folgenden Annahmen ausgegangen (vgl. Kroker & Faust 2022):

1. Die meisten dysarthrischen Patienten sind in der Lage, nahezu alle erforderlichen Artikulationsbewegungen auszuführen, jedoch verlangsamt. Wenn sie trotzdem das gewohnte Sprechtempo einnehmen, kommt es zu einer unscharfen Artikulation, die bei genauer Analyse aus einer Vereinfachung der Bewegungsabläufe besteht. Somit ergeben sich zwei Optionen für eine Therapie: das Sprechtempo zu verlangsamen oder der Artikulationsmotorik wieder zu schnelleren Bewegungsabläufen zu verhelfen. Die Autoren möchten hier die zweite Möglichkeit diskutieren. Für die erste Option existieren auch einige Ansätze (Yorkston et al. 1990; Hustad & Sassano 2002).
2. Dysarthrische Störungen bestehen immer aus einer sensorischen und motorischen Komponente. Vielen Betroffenen fehlt das direkte Feedback, da sie ja prinzipiell in der Lage sind, deutlich zu artikulieren. Ausnahmen bilden lediglich schwerste motorische Einschränkungen. Der Normalsprecher kann bestimmte Unwegsamkeiten, die die Artikulation behindern, problemlos kompensieren. Dieses Phänomen wird als „Pfeifenrauchereffekt“ bezeichnet. Denn ein Pfeifenraucher ist durchaus in der Lage, trotz des im Mund befindlichen Hindernisses deutlich zu artikulieren (vgl. Ziegler & Vogel 2010). Ähnliches gilt für Patienten mit peripherer Hypoglossusparese (vgl. Kroker et al. 2018), welche den Ausfall der einseitigen Zungenmotorik über Kompensationsmechanismen artikulatorisch ausgleichen können. Die therapeutische Konsequenz hieraus lautet, dass ein dysarthrischer Patient sich in der Regel nicht selbst ein korrektes Feedback geben kann, und somit nicht optimal entscheiden kann, ob er auf der richtigen Schwierigkeitsstufe trainiert. Insofern ist für das Feedback als entscheidender Einflussfaktor immer der Therapeut verantwortlich. Das Feedback legt die Aufmerksamkeit auf den gestörten Bewegungsablauf, was dazu führt, dass der Patient mit hoher Konzentration an den Grenzen seiner Möglichkeiten arbeitet (forced use).
3. Die Schwierigkeitsstufe wird über das Feedback kalibriert. Dies ist eine Form von Shaping, welches entscheidend für eine erfolgreiche neurologische Rehabilitation ist (vgl. Grötzbach 2010; Meier 2021; Fries & Freivogel 2010). Eine Taktvorgabe mit Metronom ermöglicht über 100 verschiedene Schwierigkeitsstufen pro trainiertem Konsonantencluster (wenn man bei einer mittelschweren Störung bei etwa 100 bpm beginnt mit dem Ziel 208 bpm). Eine absolut individuelle Feineinstellung auf den Patienten ist somit möglich. Durch das Feedback und die damit verbundene Aufmerksamkeitsfixierung auf die gestörte Bewegung wird ein forced-use Effekt erreicht (vgl. Kroker et al. 2018). Das Feedback kann extrin-

sisch durch Therapeuten und intrinsisch z. B. durch einen Spiegel erfolgen (vgl. Fries & Freivogel 2010).

Die Autoren gehen davon aus, dass Elektrostimulation im Mund- und Halsbereich das motorische Lernen sehr positiv beeinflussen kann. Zumindest bei Dysphagien ist dies recht gut untersucht (vgl. Übersicht bei Faust & Kroker 2022). Auch bei Paresen der oberen Extremitäten konnte gezeigt werden, dass Training mit FES effektiver ist als ohne FES (Howlett et al. 2015). Im Bereich der Dysarthrietherapie liegt eine Einzelfallstudie von Berenati et al. (2021) vor. Sie konnten zeigen, dass selbst bei Elektrostimulation der Sprechmuskulatur ohne motorische Übungen eine Verbesserung der Dysarthrie zumindest im Einzelfall zu erzielen ist.

Eine hohe Therapiefrequenz ist eine obligate Voraussetzung für eine gelingende Neurorehabilitation. Das gilt sowohl für den sprachlichen (vgl. Bhogal et al. 2003a) als auch für den motorischen Bereich (Taub & Morris 2001). Eine Therapie mit diesem Ansatz sollte mindestens 3 x/Woche und optimalerweise 5 x/Woche stattfinden (Kroker et al. 2018). Nach spätestens 20 Sitzungen sollte es zu einem deutlichen Ansteigen der Artikulationsgeschwindigkeit gekommen sein (erfahrungsgemäß mindestens 30 Prozent) sowie zu einer hörbaren Verbesserung der Artikulation.

Ein intensives motorisches, aufgabenorientiertes Training ist herkömmlichen Therapietechniken, wie z. B. Bobath, überlegen, die eine Verbesserung einer Bewegung im Wesentlichen aus sensorischem Input schöpfen (vgl. Langhammer & Stanghelle 2011; Meier 2021; Fries & Freivogel 2010).

Repetition, also häufiges Wiederholen einer Bewegungsabfolge, ist eine prinzipielle Voraussetzung für erfolgreiches motorisches Lernen (Fries & Freivogel 2010).

Praktische Durchführung

Wahl der Stromform

Aus der Diagnostik und der Anamnese wird nun zunächst die Art der Bewegungsstörung ermittelt, da sie Einfluss auf die elektrische Erregbarkeit der Muskulatur hat. Liegt eine schlaffe Dysarthrie vor, die schon mehr als 4 Wochen besteht, kann man relativ sicher davon ausgehen, dass eine Atrophie und somit eine elektrische Entartung der betroffenen Muskeln vorliegt und die betroffene Muskulatur wahrscheinlich faradisch nicht mehr oder nur noch schlecht erregbar ist. Bei der Wahl des Stroms ist hier zu bedenken, dass die Sprechmuskulatur in komplexer Art und Weise zusammenarbeitet. Es ist also gerade bei der hypoglossusinnervierten Muskulatur davon auszugehen, dass hier unterschiedliche Muskeln unterschiedliche Akkommodationsquotienten aufweisen. Es wird daher empfohlen, einen Strom zu verwenden,

der möglichst die gesamte Hypoglossusmuskulatur stimuliert. Daher werden Rechteckimpulse mit 100 ms Breite verwendet. Bei sehr schweren Atrophien kann im Sinne der klassischen Lähmungsbehandlung die Impulsbreite bis auf 500 ms verlängert werden. Bei Letzterer ist die Absenkung des Übungstaktes offensichtlich. Die Einzelimpulse müssen per Handtaster mit den Sprechübungen synchronisiert werden. Dieser wird motorisch schwellig dosiert.
Alle anderen Bewegungsstörungen (akut schlaffe < 2–4 Wochen post onset, ataktische und spastische Dysarthrien) zeigen in der Regel – aufgrund der fehlenden Atrophie – keine elektrische Entartungsreaktion und können deshalb mit biphasischem faradischen Strom (50 Hz/1 ms) stimuliert werden. Dies hat den Vorteil, dass es zu einer tetanischen Kontraktion kommt, die nicht per Handtaster synchronisiert werden muss. Die Stimulation erfolgt dauerhaft über die gesamte Übungseinheit. Sie wird motorisch schwellig dosiert. Zukünftig wäre hier zu überlegen, die Stimulation während der Sprechpausen auszusetzen.

Wahl des Stimulationsortes

In der Regel wählt man eine monopolare Elektrodenanlage. Die Wirkelektrode wird auf den gestörten Artikulator gesetzt (bei Verwendung eines biphasischen Stroms kann auch eine bipolare Anlageform gewählt werden – dies könnte vor allem bei Verwendung von Klebeelektroden sinnvoll sein):

- Gestörte Zungenbewegung: N. hypoglossus – Mundboden mit Einbeziehung des Hyoids (s. Bild 16)
- Gestörter Kieferschluss: N. trigeminus – Kaumuskulatur (s. Bild 17)
- Gestörter Lippenschluss: N. facialis – Fazialisstamm (s. Bild 18)

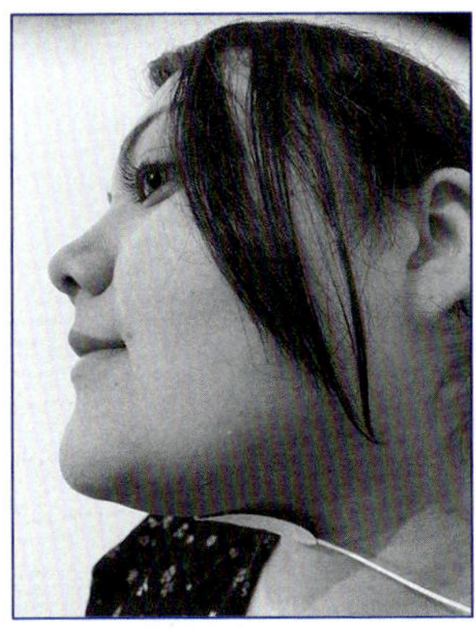

Bild 16: Stimulation N. hypoglossus

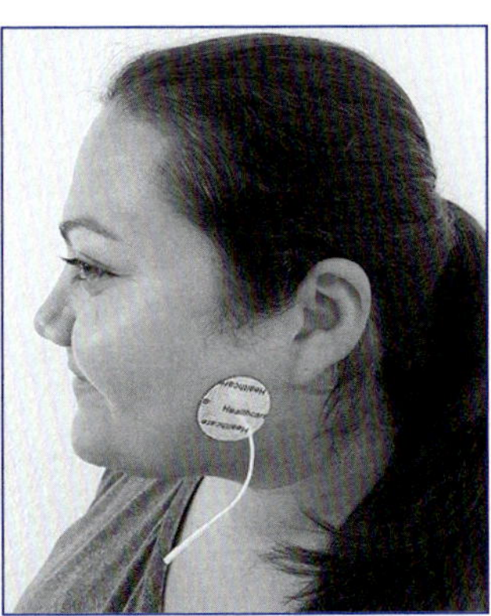

Bild 17: Stimulation Kieferschließer

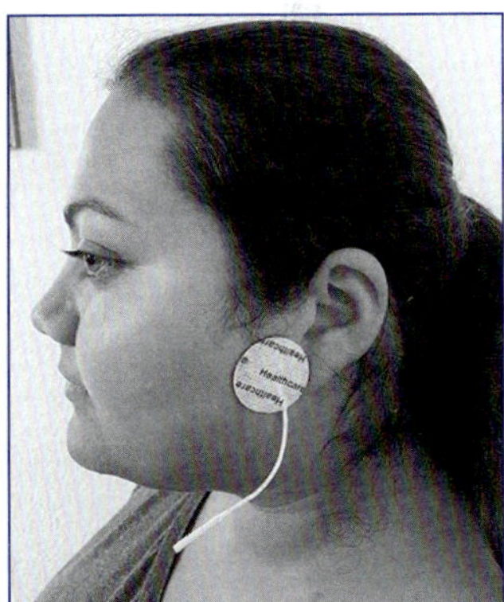

Bild 18: Stimulation N. facialis Hauptast

Sprechübungen

Die Sprechübungen erfolgen über eine Behandlungsdauer von 30 min. Trainiert werden die Cluster, die bei der Diagnostik Auffälligkeiten zeigten, jeweils 30 s lang unter Elektrostimulation im Metronomtakt. Bei älteren Störungen ist es ratsam, sich zunächst auf nur ein Cluster zu konzentrieren und dieses 30 min zu üben oder einen Bewegungsablauf in verschiedenen Kontexten zu üben (also gestörte Zungenhebung bei [bla] und [kla]). Produziert der Patient alle Cluster auf einer Ausatmung artikulatorisch richtig und in der Geschwindigkeit des Metronoms, so wird der Metronomtakt um ein bpm erhöht; ist ein intrasilbisches Cluster vereinfacht oder kommt der Patient dem Takt nicht nach, wird die Metronomfrequenz um ein bpm reduziert. Es wird also bei jedem Atemzug die Metronomfrequenz angepasst. Nach 30 s Sprechübung erfolgen 30 s Pause. In dieser Pause wird der Patient angehalten, auf mögliche Fehler in der Artikulation oder im Sprechtempo beim nächsten Durchgang zu achten. Wird z. B. die Silbe [ʃla] bei einer bestimmten Frequenz (z. B. 110 bpm) auf [ʃa] reduziert, wird der Patient gebeten, das [l] möglichst deutlich auszusprechen, ohne jedoch langsamer zu werden. Die konsequente Aufmerksamkeitslenkung auf die Bewegung ist ein elementarer Bestandteil der Therapie. Nahezu jeder Patient mit einer Dysarthrie spricht auch außerhalb der Therapie. Das heißt, er bewegt seine Artikulatoren. Dies alleine ist aber nicht ausreichend für eine Verbesserung der Motorik. Das bedeutet, die Therapie muss einen Weg finden, wie der Patient seine maximale Aufmerksamkeit auf die gestörte Bewegung lenkt und den Bewegungsablauf mit Anstrengung (im Sinne von Schnelligkeit, nicht Kraft) ausführt (forced use). Dies gelingt über das Feedback. Übungen, die ohne Feedback „vor dem Fernseher“ oder während des Autofahrens durchgeführt werden, sind nicht zielführend.

Nach Fitts & Posner (1967) findet motorisches Lernen in Phasen statt. Diese werden durch das folgende Vorgehen auf Ebene der Sprechmotorik widergespiegelt:

1. **Kognitive Phase:** Der Bewegungsablauf braucht große Aufmerksamkeit und Konzentration. Mit Konzentration auf die gestörte Bewegung lässt sich die Artikulationsgeschwindigkeit in der Regel um 2–3 bpm ohne Deutlichkeitsverlust steigern (z. B. auf 112 bpm). Somit kommt es durch das Feedback des Therapeuten zu einer größeren Anstrengung seitens des Patienten, was in einer gesteigerten artikulatorischen Rate resultiert.
2. **Assoziative Phase:** Der Bewegungsablauf festigt sich. Mit etwas Übung ist diese Art von Aufmerksamkeitsfokussierung auf die gestörte Bewegung für die geforderte Geschwindigkeit nicht mehr nötig. Die gestörte Bewegung kann nun in höherer Geschwindigkeit (112 bpm) ohne Anstrengung produziert werden.
3. **Autonome Phase:** Der Bewegungsablauf automatisiert sich. Lenkt man die Aufmerksamkeit jetzt noch einmal auf die gestörte Bewegung, steigt die Artikulationsgeschwindigkeit nochmals (z. B. 114 bpm).

Zusammenfassend kann gesagt werden, dass man ähnlich wie bei der CIMT-Therapie (vgl. Taub & Morris 2001) eine korrekte Bewegung der betroffenen Muskulatur „erzwingt".

Bei manchen gestörten Bewegungen kann auch visuelles Feedback über einen Spiegel vorteilhaft sein, z. B.: „Versuchen Sie bitte im Metronomtakt beim [b] von [bla] die Lippen vollständig zu schließen."

Manchen Patienten fällt es schwer, den Takt zu halten. Häufig dann, wenn sie niemals einen Bezug zur Musik hatten oder durch die Hirnschädigung eine Störung musikalischer Fähigkeiten erlitten haben. Hier könnte der Therapeut die Hand des Patienten im Takt führen, den Takt mitklopfen und die ersten Silben mitsprechen.

Ziele der Therapie nach der Art der Bewegungsstörung

- **Spastische Dysarthrie:** Steigerung der Artikulationsgeschwindigkeit der betroffenen Silbe unter Beibehaltung der Deutlichkeit. Bei dieser Bewegungsstörung ist fast immer ausschließlich die Silbe [ʃla] betroffen. Meist wird diese auf [ʃa] reduziert, da die Zungenspitze nicht in ausreichender Geschwindigkeit gehoben wird. Das Feedback könnte deshalb lauten: „Versuchen Sie es noch einmal und achten Sie auf ein deutlich hörbares [l]."
- **Atakische Dysarthrie:** Beibehalten der Artikulationsgeschwindigkeit bei steigendem Metronomtakt. Zu Vereinfachungen kommt es in der Regel nicht. Meist sind alle drei Silben zu trainieren. Feedback: „Versuchen Sie es schneller und versuchen Sie im Takt zu bleiben, den ich Ihnen vorgebe."
- **Schlaffe Dysarthrie:** Das Problem ist hier, dass zwei Ziele verfolgt werden müssen: Steigerung der Artikulationsgeschwindigkeit bei der betroffenen Silbe unter Beibehaltung der Deutlichkeit, wie bei der spastischen Dysarthrie, und Vermeidung von Ermüdung. Um myasthene Reaktionen zu vermeiden bzw. nicht zu beschleunigen, ist es häufig sinnvoll, das Übung-Pause-Verhältnis von 30 s : 30 s zu verkürzen (z. B. Übung: Pause = 7 s : 20 s) und das Ganze kleinschrittig dem 30 s : 30 s-Verhältnis anzunähern. Dies könnte z. B. so geschehen, dass jede neue Therapiestunde das Übungs- und Pausenintervall bis zum 30 s : 30 s-Verhältnis um eine Sekunde verlängert.

  Bei der schlaffen Dysarthrie sind nicht selten alle Testsilben betroffen. Jeglicher Artikulator kann gestört sein. Eine Behandlung von Velumparesen ist mit diesem Verfahren leider nicht möglich, zumindest nicht unter Verwendung von transkutanen Plattenelektroden. Das Velum kann nur durch eine Punktelektrode am weichen Gaumen elektrisch stimuliert werden, was zusätzliche Sprechübungen unmöglich macht. Auch ist es möglich, mit Klebeelektroden zu arbeiten. Diese haften in der Regel sehr gut am Gaumen. Ihr Sitz muss aber kontrolliert werden. Da es jedoch relativ wenig Erfahrung mit intraoraler elektrischer Stimulation gibt, sollte dieses Verfahren nur mit Vorsicht angewandt werden. Das Testen der Silbe [amp] ist trotzdem wichtig zur Erwägung anderer Maßnahmen (z. B. Gaumensegelprothese).

In einer Einzelfallstudie eines chronisch dysarthrischen Patienten (Kroker et al. 2018) konnte gezeigt werden, dass das Training innerhalb der alveolaren Artikulationszone auch Generalisierungseffekte auf untrainierte Cluster derselben Artikulationszone aufweist (Training von [ʃla] verbesserte auch [ʃli] und [alt]). Die drei vorgegebenen Trainings- und Testcluster repräsentieren die wichtigsten Artikulations- bzw. Koartikulationsbewegungen und sind für das Training der meisten Dysarthrien ausreichend. In Sprachen, in denen die vorgegebenen Cluster nicht oder praktisch nicht vorkommen (z. B. [ʃla] im Italienischen oder Englischen), müssen die Cluster entsprechend durch ähnlich artikulierte Formen ersetzt werden (z. B. [ʃla] durch [ʃta] oder [sla]). Entscheidend ist hierbei nur die Wahl der Artikulationszone.

MERKE:

- **30 s üben danach 30 s Pause über eine Gesamtdauer von 30 min**
- **Gestörte Silbe soll im Metronomtakt an der Grenze des Möglichen (bezüglich Frequenz) gesprochen werden**
- **In Pausen immer Feedback geben**
- **Mindestens dreimal pro Woche üben**

Wirksamkeit

In einer Pilotstudie (vgl. Kroker et al. 2018) mit acht chronisch dysarthrischen Patienten (mind. 12 Monate post onset) konnte gezeigt werden, dass das alleinige Training nach diesem Prinzip nach 20 intensiven Sitzungen die Kommunikationsfähigkeit bei sieben von acht Patienten messbar verbessert hat. Getestet wurde hierbei der Verzicht auf Kompensationsstrategien, wie Buchstabieren oder Verwenden von Gesten (bei schweren Formen), sowie die Verständlichkeit in der Kommunikation mit fremden Personen (Telefonauskunft) am Telefon.

Diagnostik und Therapie der Stimmstörung

Schwere Stimmstörungen treten vor allem bei der ataktischen und schlaffen Dysarthrie auf. Da es sich bei der ataktischen Stimmstörung wahrscheinlich um eine Fehlkompensation der Artikulation handelt (vgl. Ziegler & Vogel 2010), könnte sich eine Behandlung derselben auch positiv auf die Stimme auswirken. In der Regel versucht der Patient mit viel Pressen eine halbwegs verständliche Artikulation zu erzeugen. Aus vereinzelten Messungen der Artikulationsgeschwindigkeiten mit und ohne Pressen von Patienten mit ataktischer Dysarthrie können die Autoren diese

Hypothese bestätigen. Betroffene Patienten erreichen eine wesentlich höhere Artikulationsgeschwindigkeit aller Silben, wenn sie eine stark gepresste Stimme bilden. Ähnliche Effekte lassen sich jedoch auch stimmschonender mit einer ungepressten Erhöhung der Sprechlautstärke erreichen (vgl. LSVT®). Gelingt es, die Artikulationsgeschwindigkeit zu steigern, kann es sein, dass das Pressen nachlässt, wenn es nicht schon zu stark überlernt ist.

Die Stimmstörung der schlaffen Dysarthrie entspricht einer Stimmlippenlähmung. Zumindest dieses Symptom könnte wie eine solche diagnostiziert und behandelt werden. Um Redundanzen zu vermeiden, möchten wir Sie an dieser Stelle auf das entsprechende Kapitel in diesem Werk verweisen (s. Kapitel Funktionelle Elektrostimulation bei Larynxparesen). Alle Dysarthrieformen können jedoch auch gänzlich ohne Stimmstörung auftreten.

Ein besonderes stimmliches Symptom der schlaffen Dysarthrie ist die Sonorierung („Stimmhaftmachung") stimmloser Phoneme. Ziegler & Vogel (2010) führen dies auf eine zusätzlich bestehende Velumparese zurück, bei der es zu einem fehlenden Gegendruck oberhalb der Stimmlippen kommt, der Auswirkung auf die Phonation haben könnte. Gleichzeitig sei angemerkt, dass sowohl das Velum als auch die Larynxmuskulatur hauptsächlich durch den Vagus innerviert wird und diese Art der Störung in der Regel nach Schädigung des unteren Motoneurons auftritt. Eine schwere Velumparese macht also auch eine Beeinträchtigung der Kehlkopffunktion wahrscheinlich (vgl. Venketasubramanian et al. 1999). Somit könnte man annehmen, dass bei der schlaffen Dysarthrie unter Elektrostimulation des M. vocalis ein unter Zeitdruck erzeugter Wechsel von stimmhafter in stimmlose oder behauchte (hahaha) Phonation eine sinnvolle Therapieoption sein könnte. Auch Patienten mit spastischer Dysarthrie und nur leichter Stimmstörung könnten möglicherweise von dieser Art der Therapie durch eine verbesserte Feinmotorik des M. vocalis profitieren. Leider liegen hier weder Normwerte noch therapeutische Erfahrungen für diese Überlegung vor.

Die Stimmstörung ist das Leitsymptom der hypokinetischen Dysarthrie, hier zeigt sich jedoch eine gute Evidenzlage für das LSVT® (vgl. LSVT Global 2013), sodass wir an dieser Stelle keine anderen Vorgaben machen möchten.

Diskussion

Die Stärke der Dys-SAAR-thrietherapie (DST) liegt vor allem in der Behandlung der artikulatorischen Feinmotorik. Dysarthrie ist wie eingangs erwähnt die häufigste Kommunikationsstörung und die Artikulationsstörung ist das häufigste Symptom der Dysarthrie. Somit findet diese Art der Therapie einen sinnvollen Einsatz bei einer breiten Patientenpopulation. Erste Studienergebnisse zeigen bei hochfrequenter Therapie bereits nach 20 Sitzungen ein vielversprechendes Outcome. Gegenüber dem LSVT® bietet die DST folgende Vorteile: Eine Steigerung der Verständlichkeit wird beim LSVT® im Wesentlichen durch eine Steigerung der Sprechlautstärke erreicht. Diese ist jedoch bei vielen nicht progredienten dysarthrischen Patienten annähernd normal, sodass eine Anhebung der Sprechlautstärke nicht nur sehr unnatürlich erscheinen, sondern auch nicht den gewünschten Effekt erzielen würde. Dies lässt sich aber in der Regel im Vorfeld abklären. LSVT® stellt hierzu diagnostische Möglichkeiten zur Verfügung, die zeigen, ob ein Patient voraussichtlich für diese Methode geeignet ist. Die DST kommt ohne eine Veränderung der Sprechlautstärke aus. Außerdem ist das LSVT® nach 16 Sitzungen abgeschlossen und das Endergebnis dann erreicht. Die DST kann auch in einem zweiten oder dritten Intervall sinnvoll sein. Zu bemerken ist aber auch, dass die DST hohe Anforderungen an die Motivation eines Patienten stellt. Die meisten Patienten nehmen die 30-minütige Therapie als sehr anstrengend wahr, erzielen aber meist schnell einen Erfolg. Erfahrungsgemäß erfolgt eine hörbare Besserung des Sprechens bei einer Anhebung der Artikulationsgeschwindigkeit um 20 %. Dies ist in der Regel nach etwa 5 bis 7 Sitzungen zu erreichen. Sprechaufnahmen vor und nach der Therapiesequenz wirken sich meist motivationsfördernd aus. Zur besseren Vergleichbarkeit eignen sich hierzu standardisierte Lesetexte unter ähnlichen akustischen Bedingungen.

Anwendungsbeispiel

Diagnostik

1. Wie schnell werden die Silben [ʃla], [bla], [kla] im Metronomtakt fehlerfrei gebildet (bpm)?

2. Welcher Laut wurde bei welcher Silbe ausgelassen (bei spastischer/schlaffer Dysarthrie)?

3. Ist eine ataktische (Verlangsamung), schlaffe (Ermüdung) oder spastische (Elision) Bewegungsstörung vorhanden?

4. Sprechfähigkeit dokumentieren (z. B. durch Sprachaufnahme oder DSD-Telefondiagnostik – diese kann auf der Internetseite des Schulz-Kirchner Verlages heruntergeladen werden): Kroker C, Schock A & Steiner J (2018): Dysarthrie als Störung des Zeittaktes.

Therapie

1. Festlegung der Art der Elektrostimulation
   - Bei chronisch schlaffer Dysarthrie Rechteckstrom mit 100 ms Breite wählen und mit Sprechübungen synchronisieren
   - Bei allen anderen Dysarthrieformen faradischen Strom wählen

2. Stimulationsort wählen
   - Gestörte Zungenbewegung: N. hypoglossus – Mundboden unter Miteinbeziehung des Hyoids
   - Gestörter Kieferschluss: N. trigeminus – Kaumuskulatur
   - Gestörter Lippenschluss: N. facialis – Fazialisstamm

3. Gestörte Cluster trainieren über 30 min:
   - 30 s Übung/30 s Pause. Bei schlaffer Dysarthrie evtl. anpassen, um Ermüdungsreaktionen zu vermeiden
   - Cluster im Metronomtakt sprechen
   - Metronomfrequenz immer auf Patienten anpassen und versuchen zu steigern
   - Über Feedback versuchen, Aufmerksamkeit auf gestörte Bewegung zu legen (dies ist ein häufig unterschätzter Punkt)

Funktionelle Elektrostimulation bei Dysphagie

Inzwischen liegen zahlreiche Evidenzen im Bereich der Elektrostimulation bei Dysphagie vor. Zunächst muss jedoch zwischen den einzelnen Stimulationsformen unterschieden werden. Während mit der transkutanen ES unmittelbar in den Schluckablauf eingegriffen werden kann und somit der Schluckablauf eine Art mechanische Unterstützung erfährt, stehen bei transkranieller Gleichstromstimulation (tDCS), transkranieller Magnetstimulation (TMS) und der pharyngealen Elektrostimulation (PES) neuromodulatorische Prozesse im Vordergrund. Zwar handelt es sich bei der PES um eine periphere Stimulation mit Elektroden im Bereich der pharyngealen Schleimhaut (Höhe C3–C4, 5–10 Hz), jedoch zielt diese Art der Stimulation weniger auf eine motorische Beeinflussung des Schluckaktes ab. Ziel ist es vielmehr, Neuromodulation durch Erhöhung des sensorischen Inputs anzuregen (Hamdy et al. 1998). Somit ist diese Form der Elektrostimulation eher als passive Stimulation zu verstehen und bietet per se keine Möglichkeiten zur Kombination mit funktionellen Übungen. Auch tDCS und TMS als zentrale Stimulationsverfahren zielen auf die Anregung kortikaler Reorganisationsprozesse ab, jedoch v. a. durch die Beeinflussung neuronaler Aktivität. Dabei werden tDCS als auch TMS meist mit funktionellen Übungen verbunden. Neurostimulationsverfahren können sowohl in der akuten als auch chronischen Krankheitsphase eingesetzt werden und stellen eine sinnvolle Erweiterung des therapeutischen Handelns dar.

Gleichzeitig verfolgen die genannten Stimulationsverfahren recht unterschiedliche Ziele, indem unterschiedliche Ebenen der (neuronalen) Verarbeitung adressiert werden. Dies stellt den Anwender vor die Herausforderung, ein geeignetes Stimulationsprotokoll für die jeweilige Schluckpathologie auszuwählen. Dabei sind einige Einflussgrößen, wie Art und Zeitpunkt der Schädigung oder der neuromuskuläre Zustand der Muskulatur (v. a. Innervationsstatus und Atrophie), zu beachten. Bisher existiert kein standardisiertes Stimulationsprotokoll, was jedoch aufgrund der vielfältigen Anforderungen und Störungsmechanismen nur schwer zu etablieren sein dürfte. Denkbar wäre jedoch eine Zuordnung von Protokollen nach Schädigungsart oder Krankheitsdauer. Zudem spielen auch die technischen und medizinischen Voraussetzungen (invasiv/nicht-invasiv) eine wichtige Rolle und können als limitierender Faktor wirken.

Im Folgenden werden die in der Neurorehabilitation gängigen Stimulationsprotokolle bei Dysphagie vorgestellt, wobei der Fokus auf nicht-invasiven Verfahren liegt, die auch in der ambulanten Patientenbetreuung Anwendung finden können.

Einleitung

Die transkutane Elektrostimulation bei Dysphagien hat sich in den vergangenen zwei Jahrzehnten zunehmend etabliert. Es liegen mittlerweile Evidenzen für unterschiedliche Ätiologien im Bereich der Neurorehabilitation vor, die den Einsatz der ES bei Dysphagie nahelegen. Dabei ist der Einsatz der ES bei Dysphagien im Vergleich zu vielen anderen logopädischen Störungsbildern mit Abstand am besten untersucht. Grundsätzlich kann die Stimulation sowohl in der akuten als auch chronischen Krankheitsphase (z. B. nach Schlaganfall) sowie bei neurodegenerativen Erkrankungen zum Einsatz kommen. In Bezug auf die Ätiologie ergeben sich ggf. Unterschiede in Bezug auf das Stimulationsprotokoll. Durch FES auf motorischer Ebene kann im Gegensatz zu anderen Neurostimulationsverfahren direkt in den Schluckablauf eingegriffen werden, wodurch sich die Schluckfähigkeit unmittelbar beeinflussen lässt, selbst wenn der Störungsbeginn schon längere Zeit zurückliegt. In der Regel ist die Mitarbeit des Patienten erforderlich, da simultan zur Willkürbewegung stimuliert wird. Grundsätzlich lässt sich die FES jedoch auch bei Patienten mit neuropsychologischen Störungen (z. B. verminderte Aufmerksamkeitsleistungen) anwenden, wenn parallel während des Speichelschlucks oder der Bolusgaben stimuliert wird. Daher kann mit FES häufig bereits in der Akutphase nach initialem Ereignis begonnen werden, bevor eine aktive Mitarbeit des Patienten möglich ist. Somit ist ein früherer Behandlungsbeginn im Vergleich zur konservativen Therapie möglich, da Letztere deutlich mehr Compliance verlangt, zumindest wenn man sich im Rahmen etablierter therapeutischer Verfahren bewegen will.

Mittels FES lassen sich alle Schweregrade einer Dysphagie behandeln, wobei die Anforderung im Verlauf gesteigert werden kann. Mit zunehmender Regeneration lässt sich sowohl durch die Übungskonzeption als auch die Wahl der Stimulationsparameter ein Shaping in Richtung gesunder Muskulatur bzw. Funktion betreiben. Hierzu ist es jedoch entscheidend, die physiologischen Aspekte und die Wirkung der ES bei Dysphagien aufzuarbeiten. Nur so lassen sich durch individuell angepasste Stimulationsprotokolle auch rasche Erfolge erzielen, wobei der motivationale Aspekt einer adjuvanten apparativen Therapie nicht unterschätzt werden sollte. Gleichzeitig gilt es, übertriebene Erwartungen von Patienten und Angehörigen an die Elektrotherapie zu vermeiden, indem ein realistisches Bild zum Nutzen der ES als Therapieadjuvanz skizziert wird.

Zu beachten sind die in der Literatur unterschiedlich verwendeten Nomenklaturen. Disziplinübergreifend sollte jedoch der Begriff der funktionellen Elektrostimulation benutzt werden, sofern die Elektrostimulation zeitlich abgestimmt und synchron zu Willkürbewegungen stattfindet (vgl. Schick 2022). Somit lassen sich funktionelle Übungen oder Schluckaktivität mit dem Stromfluss verbinden und sinnvoll in den therapeutischen Ablauf integrieren.

Im Gegensatz dazu steht der Begriff der neuromuskulären Elektrostimulation, bei dem es sich primär um eine passive Stimulation ohne aktive Übungen handelt. Der Begriff der NMES wird häufig als Oberbegriff verwendet, was jedoch für die Interpretation und Vergleichbarkeit von Stimulationsprotokollen hinderlich ist. Weitere Begrifflichkeiten wie Reizstromtherapie, transkutane Elektrostimulation etc. sind ebenfalls zu finden, jedoch zu unspezifisch, um das Vorgehen passend zu beschreiben.

Vorüberlegungen

Bei neurogenen Dysphagien kommt es häufig zu einem Ausfall der am Schlucken beteiligten Hirnnerven (V, VII, IX, X, XII). Im Gegensatz zur klassischen Lähmungstherapie, bei der nur ein bestimmter Muskel zur Kontraktion gebracht wird, sollen bei Dysphagien möglichst viele Schluckmuskeln stimuliert werden. Dies beinhaltet auch gesunde Muskulatur, um den Schluckprozess bestmöglich zu unterstützen. Im Gegensatz zu peripheren Läsionen kommt es bei kortikalen Schlaganfällen nicht zur elektrischen Entartung. Das bedeutet, dass der paretische Muskel zwar mit der Zeit atrophiert, jedoch weiterhin durch Ströme im Millisekundenbereich gereizt und somit zu einer tetanischen Kontraktion gebracht werden kann. Dies bietet den Vorteil, dass sowohl gesunde als auch geschädigte Muskulatur gleichermaßen stimuliert wird. Gleichwohl besteht die Herausforderung darin, den Einfluss von Antagonisten zu kontrollieren und eine Überforderung insbesondere der paretischen Muskulatur zu vermeiden.

Durch motorische ES kann direkt in den Schluckablauf eingegriffen werden. Dabei werden strominduzierte Kontraktionen genutzt, um atrophierte Muskulatur aufzubauen und die Schluckbewegung zu unterstützen. Durch ES wird die Schluckfunktion nicht nur auf Ebene der motorischen Efferenzen beeinflusst, sondern es findet gleichzeitig eine Verstärkung des afferenten sensorischen Inputs statt. Jede motorische Aktion besteht aus einem sensorischen Feedback, welches wiederum zu einer Aktivierung von motorischen Netzwerken und damit zur Reorganisation motorischer Kontrolle führt (Hömberg 2005). Das Problem der Sensorik liegt dabei auf Ebene der Schleimhautsensoren, ohne die sich sicheres Schlucken nicht realisieren lässt. Durch einen Ausfall der Schlucksensorik werden Schluckkontrolle und Kehlkopfreflexe aufgehoben. Dies lässt sich am Beispiel der geblockten Trachealkanüle nachvollziehen, bei der es durch fehlende Belüftung der oberen Atemwege zu gehäuftem Auftreten stiller Aspirationen kommt (Ding & Logemann 2005). Die Koordination der Schluckbewegungen sowie die sensorische Integration der Informationen findet durch Schluckzentren im Hirnstamm sowie auf kortikaler Ebene und im Kleinhirn statt (Sasegbon & Hamdy 2021; Warnecke & Dziewas 2018).

Über den Plexus pharyngeus (Nervengeflecht bestehend aus Anteilen der Hirnnerven X und IX) wird der Pharynx motorisch sowie sensibel innerviert. Auf Larynxebene sind der N. recurrens (RLN) und der N. laryngeus superior (SLN) für den Schutz der unteren Atemwege verantwortlich, wobei der innere Ast des SLN für die laryngeale Schlucksensorik inkl. Schutzreflexe (Glottisschluss, Husten) verantwortlich ist. Der obere Ösophagussphinkter (OÖS) wird ebenfalls durch den Plexus pharyngeus innerviert, wobei eine Beteiligung des RLN und des SLN an der Innervation des OÖS und des unteren Schlundschnürers (M. constrictor pharyngis inferior) angenommen wird (Sakamoto 2009, 2013; Uludag et al. 2017). Durch elektrische Stimulation des RLN kann der Glottisschluss induziert werden, was als zusätzlicher Schutz der unteren Atemwege dient. Somit erscheint die Elektrodenanlage am Hals sinnvoll, um neben der infrahyoidalen Muskulatur auch Einfluss auf die laryngealen Adduktoren auszuüben. Eine weitere Anlagemöglichkeit besteht am Mundboden und wird häufig gewählt, um die suprahyoidale und damit primär die Kehlkopfhebung zu unterstützen. Beide Anlagetechniken können durch den Einsatz von Mehrkanalgeräten auch kombiniert werden. Somit wird supra- und infrahyoidale Muskulatur gleichzeitig stimuliert, was jedoch nicht zwangsläufig zu einem besseren funktionellen Outcome führt. Hier müssen der Einfluss der Stimulationsfrequenz und die Aktivierung von Antagonisten berücksichtigt werden. Die Vielzahl von Antagonisten auf engstem Raum macht den Umgang hiermit zu einer Herausforderung. So stehen Kehlkopfhebung und -senkung ebenso wie Glottisöffner und -schließer in einem antagonistischen Verhältnis (Pahn 2005). Der funktionelle Effekt der ES lässt sich durch unterschiedlichste Parameter beeinflussen (u. a. Elektrodenplatzierung, Elektrodengröße, Stimulationsfrequenz, Impulsdauer und Form). Grundsätzlich gilt, dass während der ES Typ-II-Fasern vor Typ-I-Fasern aktiviert werden (Vromans & Faghri 2018). Es handelt sich also um eine umgekehrte Rekrutierung von Muskelfasern im Vergleich zu natürlich hervorgerufenen Muskelkontraktionen. Durch dieses umgekehrte Rekrutierungsmuster wird jedoch die Ermüdung der Schluckmuskulatur beschleunigt, gerade wenn mit hohen Frequenzen oder über einen längeren Zeitraum stimuliert wird.

Die Ziele der FES bei Dysphagie lassen sich wie folgt zusammenfassen (Faust & Kroker 2022):

- Verbesserung des sensorischen Inputs, der Boluswahrnehmung und Reflextriggerung
- Vergrößerung der hyolaryngealen Exkursion
- Verbesserung des Glottisschlusses
- Verringerung von Penetration und Aspiration
- Verbesserung der Öffnung des oberen Ösophagussphinkters
- Verstärkung der Pharynxkontraktion und Zungenbasisretraktion
- Verbesserung der oralen Nahrungsaufnahme und der Lebensqualität

Wahl der Stromparameter

Da es kein standardisiertes Stimulationsprotokoll gibt, müssen die Parameter manuell bestimmt werden. Dabei müssen diese auf den jeweiligen Pathomechanismus bzw. die zugrunde liegende Ätiologie angepasst werden. Wenn elektrische Entartung vorliegt, sollte mit Einzelimpulsen ähnlich der klassischen Lähmungstherapie stimuliert werden. Liegt keine elektrische Entartung vor, wie bei kortikalen Schädigungen, kann mit tetanisierenden Strömen im Millisekundenbereich stimuliert werden. Wichtig ist dabei, nicht nur die Ätiologie, sondern auch die Gesamtkonstitution eines Patienten zu erfassen und im Zweifelsfall zu testen, ob ein Patient mit der verwendeten Stromcharakteristik stimulierbar ist. Eine elektrische Entartung könnte auch als Folge z. B. einer Kachexie auftreten, die als Konsequenz aus einer länger bestehenden Dysphagie resultiert.

Einsatz tetanisierender Ströme

Liegt keine elektrische Entartung vor (kortikale Schädigung), kann mit tetanisierenden Strömen im Millisekundenbereich stimuliert werden. Stabile tetanische Kontraktionen lassen sich bereits ab 20–30 Hz erzeugen. In diesem Frequenzbereich lassen sich zudem relativ ermüdungsresistente Muskelkontraktionen erreichen (Behringer et al. 2016). Höhere Stimulationsfrequenzen führen zwar zu einem größeren Stimulationseffekt, jedoch ermüdet die Muskulatur schneller als bei niedrigen Frequenzen (Sheffler & Chae 2007). Der Stimulationseffekt lässt sich jedoch unabhängig von der Stimulationsfrequenz durch eine Erhöhung der Stromstärke (Amplitude) vergrößern. Die Amplitudentoleranz hängt dabei von der Impulsdauer ab, wie von Barikroo et al. (2018) gezeigt werden konnte. In dieser Studie wurden bei kürzeren Impulsen von 300 µs signifikant höhere Amplituden toleriert als bei längeren (700 µs). Durch eine höhere Stimulationsamplitude lassen sich potenziell tiefer gelegene Schluckmuskeln aktivieren, wobei hier die Toleranzgrenze interindividuell sehr unterschiedlich sein kann. In keinem Fall sollte die Stimulation für den Patienten unangenehm sein oder gar Schmerzen verursachen. Häufig kommt es jedoch zu einem Gewöhnungseffekt, sodass der Patient im Verlauf der Behandlung höhere Amplituden problemlos toleriert. Gleichströme haben eine stärkere analgesierende Wirkung als Wechselströme, sodass der Strom im Verlauf der Stimulation zunehmend schwächer bis gar nicht mehr wahrgenommen wird. Hierdurch steigt zumindest bei ungeübten Anwendern die Gefahr von Überdosierung (Hautverätzungen), insbesondere bei hohen Intensitäten oder zu langer Exposition. Aufgrund der verhältnismäßig langen Einwirkzeit tetanischer Ströme werden diese daher hauptsächlich biphasisch angeboten. Bei tetanisierenden Strömen mit kurzen Impulsen (200–300 µs) wird der Kehlkopf in Ruhe nach anterior verschoben, was den Abstand zur maximalen Larynxposition reduziert und somit die Dauer der Exkursion verkürzt (Arslan et al. 2018; Barikroo & Clark 2021; Takahashi et al. 2018). Dadurch werden günstige Bedingungen für den Bolusschluck geschaffen und die Aspirationsgefahr potenziell gesenkt. Bei längeren Impulsen 700 µs (80 Hz) kommt es dagegen unabhängig von der Elektrodenanlage zu einer Absenkung des hyolaryngealen Komplexes mit reduzierter Exkursion (Humbert et al. 2006; Ludlow et al. 2007). Trotz dieser ungünstigen Bedingung in Ruhe wurde das letztgenannte Stimulationsprotokoll in zahlreichen Studien verwendet. Auch der Glottisschluss kann mit kurzen Impulsen (200 µs, 100 Hz) induziert werden (Seifpanahi et al. 2017), während längere Impulse (700 µs, 80 Hz) zu keiner relevanten Adduktion der Stimmlippen führten (Humbert et al. 2008). Anhand dieser Beispiele wird deutlich, welch großen Einfluss die Stimulationsparameter auf die Aktivierung von Antagonisten (hier Kehlkopfsenker) haben und wie wichtig es ist, diesen Einfluss zu kontrollieren.

Ein weiterer Faktor ist die Stromflussdauer, die zeitlich an die motorische Leistung bzw. die Dauer des Schluckvorgangs angepasst werden sollte. Durch die Stimulationspausen wird einerseits einer vorzeitigen Ermüdung der Muskulatur vorgebeugt. Zudem lässt sich die kortikobulbäre Erregbarkeit ausschließlich durch Synchronisierung der ES mit willentlicher Schluckaktivität steigern, wogegen eine passive Stimulation keine anhaltende Amplitudenerhöhung motorisch evozierter Potentiale (MEP) mit sich bringt (Doeltgen et al. 2010). Dieses Vorgehen lässt sich leicht durch programmierte „on-“ und „off-“ Phasen realisieren, wobei die Pausenzeit deutlich länger als die Stimulationsphase ausfallen sollte. Ein bewährtes Protokoll (Martindale et al. 2019; Sproson et al. 2018) setzt eine kurze Stimulationsphase von 5 s gefolgt von 15–25 s Pause in Kombination mit einer niedrigen Frequenz von 30 Hz ein, wobei primär Schluckmanöver eingesetzt wurden. Wenn die Stimulation jedoch mit Bolus-Schluckübungen kombiniert wird, sind aber gerade zu Beginn der Therapie längere Pausenzeiten unumgänglich. Die Elektrodenanlage erfolgt mit zwei bipolaren Oberflächenelektroden, die entweder am Mundboden oder auf Larynxebene angebracht werden. Der Stimulationsort richtet sich nach der Schluckpathologie bzw. der besten motorischen Reaktion des Patienten (z. B. Schluckreflextriggerung) (Doan et al. 2022). Zur Stimulation der suprahyoidalen Muskulatur (v. a. M. mylohyoideus, M. geniohyoideus) werden zwei bilaterale Elektroden zwischen Kinn und Zungenbein angebracht. Diese Anlage unterstützt die hyolaryngeale Exkursion nach anterior und eignet sich für Störungen der oralen und pharyngealen Phase. Zudem kann bei dieser Elektrodenanlage die laryngeale Verschlusszeit während des Schluckens signifikant verkürzt werden (Barikroo & McLean 2022; Ogura et al. 2022; Watts & Dumican 2018) und zum Schutz der unteren Atemwege beitragen.
Die infrahyoidale Muskulatur (M. sternohyoideus, M. sternothyroideus, M. thyrohyoideus, M. omohyoideus) wird durch bilaterale Anlage auf Höhe des Schildknorpels adressiert. Zu beachten ist, dass die untere Zungenbeinmuskulatur primär der Fixierung und Absenkung des Zungenbeins bzw. Larynx dient. Der M. thyrohyoideus ist jedoch auch für die Hebung des Larynx während des Schluckens mitverantwortlich.

Der Vorteil dieser Anlage liegt derweil in der gleichzeitigen Stimulation der inneren (durch den RLN innervierten) und äußeren (durch den SLN innervierten) Larynxmuskulatur, wobei ein Glottisschluss durch die Adduktoren des RLN induziert werden kann (Kurz et al. 2021b; Seifpanahi et al. 2017). Eine kombinierte Elektrodenanlage am Mundboden und zusätzlich auf dem Larynx (2-Kanal-Stimulation) ist ebenfalls möglich, allerdings werden hierbei potenziell mehr Antagonisten aktiviert. Wie bereits erwähnt, wird die Aktivierung von Antagonisten jedoch weniger durch die Elektrodenanlage als über die Stimulationsparameter (insbesondere Impulsbreite) beeinflusst.

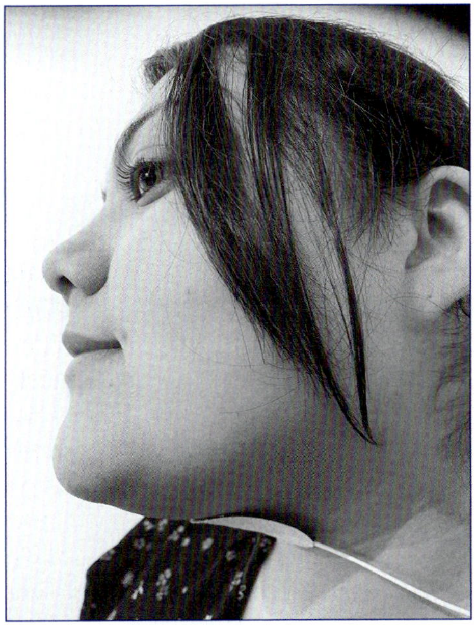

Bild 19: Stimulation Mundboden monopolar

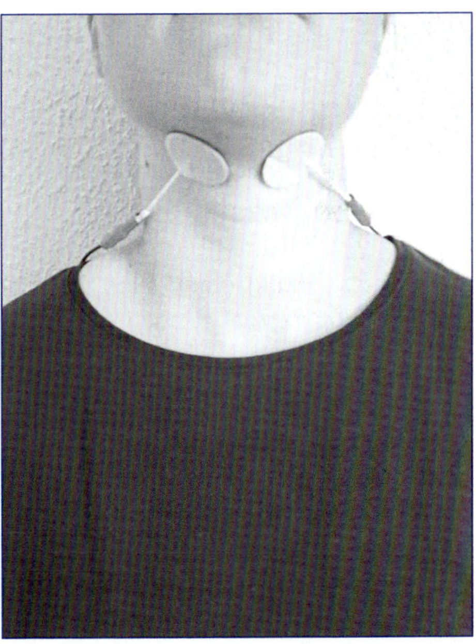

Bild 20: Stimulation Mundboden bipolar

MERKE:

- Die Stimulationsamplitude muss individuell an die Toleranzgrenze des Patienten angepasst werden (jedoch immer unterhalb der Schmerzschwelle)
- Stimulationsfrequenzen von 20–30 Hz erzeugen ermüdungsresistente Kontraktionen
- Kurze Impulsbreiten (200–300 µs) ermöglichen eine höhere Stimulationsamplitude und somit einen größeren Stimulationseffekt und sorgen für eine günstige Larynxposition vor dem Schlucken

- **Der Stromfluss sollte an die Dauer der motorischen Aktivität angepasst werden und das Stimulationsprotokoll ausreichend lange Pausen beinhalten**
- **Bipolare Oberflächenelektroden werden bilateral am Mundboden oder auf Larynxebene (oder in Kombination) platziert**
- **Bei Verschlechterung der Schluckfähigkeit unter Stimulation, Intensität oder Anlage ändern**
- **Tetanisierende Ströme werden biphasisch appliziert und kommen vorwiegend bei kortikalen Schädigungen zum Einsatz**

CAVE: Bei Gleichströmen besteht Verätzungsgefahr bei zu hohen Intensitäten oder zu langer Exposition!

Einsatz von Einzelimpulsen

Der Einsatz von Einzelimpulsen bietet sich vor allem bei Schädigungen des unteren Motoneurons an, wobei auch supratentorielle (kortikale) Hirnläsionen ohne elektrische Entartung mit Einzelimpulsen stimuliert werden können. Allerdings sollten die Impulse nicht länger als 200 ms andauern, da die initiale Phase der Schluckbewegung bzw. die Reflextriggerung unterstützt werden soll. Im Gegensatz zur klassischen Lähmungsbehandlung sollen bei Dysphagien auch möglichst viele gesunde Muskeln mitstimuliert werden. Der Vorteil von Einzelimpulsen liegt darin, dass sie unmittelbar zu einer Adduktionszuckung auf Stimmlippenebene führen, wodurch das Aspirationsrisiko während des Bolusschlucks verringert werden kann. Häufig können selbst aphagische Patienten durch eine Stimulation mit Einzelimpuls unmittelbar zu einer Schluckreaktion „gezwungen" werden. Grundsätzlich können sowohl Dreieck- als auch Rechteckimpulse eingesetzt werden, da Akkommodation bei der Behandlung von Dysphagien eine untergeordnete Rolle spielt. Dreieckimpulse sind jedoch aufgrund ihres rampenförmigen Anstiegs gut geeignet, um den Schluckprozess in gewisser Weise nachzubilden (Faust & Kroker 2022). Dreieckimpulse begünstigen zudem die Kehlkopfhebung, indem die antagonistische untere Kehlkopfrahmenmuskulatur inhibiert wird (Faust & Kroker 2022). Zudem sind Dreieckimpulse besser verträglich als Rechteckimpulse, da es zu einem sanfteren Stromanstieg kommt und im Vergleich weniger elektrische Energie pro Impuls abgegeben wird. Die Elektrodenanlage kann entweder am Mundboden oder auf laryngealer Ebene erfolgen, je nachdem, in welcher Position der Schluckreflex bestmöglich ausgelöst werden kann. Bei der Anlage am Mundboden sind aufgrund der hohen Bewegungsamplitude während des Kauens/Sprechens jedoch Klebeelektroden zu bevorzugen. Die Stimulation erfolgt monopolar und monophasisch mit einer kleinen Stimulationselektrode zentral auf dem Larynx und einer größeren indifferenten Elektrode im Nacken. Alternativ kann auch biphasisch stimuliert werden, dann jedoch mit zwei kleinen Elektroden auf jeder Schildknorpelhälfte bzw. bilateral auf Ebene des Mundbodens. Durch eine laryngeale Elektrodenanlage (bilateral) lässt sich die Öffnung des oberen Ösophagussphinkters am ehesten beeinflussen (Jungheim et al. 2015).

Die Synchronisierung der Einzelimpulse erfolgt in der Regel durch den Einsatz eines Handtasters. Zwar können Einzelimpulse auch in einer bestimmten zeitlichen Abfolge programmiert werden, allerdings lässt sich durch die kurze Stromflusszeit kaum eine Synchronisierung mit Willkürbewegung (Schlucken) herstellen. Im Optimalfall steuert der Patient die Impulsabgabe willentlich durch Drücken des Handtasters in Kombination mit der motorischen Absicht des Schluckens. Dabei sollte die Impulsabgabe auch während des Nachschluckens eingesetzt werden, damit Residuen effektiv abgeschluckt werden können. Bei Bedarf kann der Schluckakt auch durch mehrfache prädeglutitive Impulse im Takt der Kaubewegung angebahnt werden. Wichtig ist jedoch stets die Synchronisierung mit dem eigentlichen Bolusschluck. Sollte der Patient nicht in der Lage sein, die Impulsabgabe manuell zu steuern, übernimmt der Behandler diese Aufgabe. Dazu wird mit der Aufforderung zum Schlucken und einer Impulsabgabe während der sichtbaren Larynxbewegung stimuliert. Die Intensität wird langsam erhöht, bis eine sichtbare Schluckreaktion auftritt (motorische Schwelle). Sollte sich kein Schluckreflex triggern lassen, kann die Impulsbreite (50–200 ms) oder Elektrodenposition variiert werden. Der Patient sollte aber zumindest eine deutliche Muskelanspannung spüren, damit nicht versehentlich auf sensorischer Ebene stimuliert wird. Falls möglich, sollten die Kontraktionen laryngoskopisch kontrolliert werden, um die Parameter anhand der optimalen Reaktion des Patienten anzupassen. Hierbei spielt insbesondere die Anbahnung eines strominduzierten Glottisschlusses (Adduktionszuckung der Stimmlippen) eine Rolle. Dies kann beispielsweise im Rahmen der fiberendoskopischen Schluckendoskopie (FEES) stattfinden, analog zur Beurteilung der Effektivität therapeutischer Manöver. Auch stehen einseitige Recurrensparesen häufig im Zusammenhang mit Schluckstörungen (Leder et al. 2012; Schiedermayer et al. 2020; Stevens et al. 2021). Diese können jedoch in der Regel durch eine zusätzliche Aktivierung der gesunden Stimmlippe kompensiert werden. Aus Sicht der Autoren sollte bei einer Recurrensparese daher i. S. der klassischen Lähmungstherapie mit individuell festgelegten Impulsbreiten und phonatorischer Intention stimuliert werden (s. Kapitel Larynxparesen). Zentrale Larynxparesen treten nach Schädigungen des Nucleus ambiguus und der lateralen Medulla oblongata auf (Venketasubramanian et al. 1999), wobei es häufig zu einem Ausfall weiterer Hirnnerven kommt. Sollte die Schluckstörung (und nicht die Phonation) im Vordergrund stehen, kann bei zentraler Genese mit zeitlich adaptierten Einzelimpulsen oder tetanisierenden Strömen (zur Aktivierung gesunder Einheiten) behandelt werden.

Darüber hinaus wird eine Verwendung von Einzelimpulsen über den zweiten Stimulationskanal diskutiert. Hierbei handelt es sich um eine „alternierende“ Stimulation, bei der zuerst der Mundboden und anschließend der Larynx mit jeweils zwei aktiven Stimulationselektroden stimuliert wird. Im Gegensatz zur 2-Kanal-Stimulation bei tetanisierenden Strömen findet die Impulsabgabe jedoch nicht synchron, sondern zeitversetzt statt. Dadurch soll der physiologische Schluckablauf in gewisser Weise nachgebildet werden (zuerst Kontraktion des Mundbodens, dann Unterstützung des Glottisschlusses). Ein entsprechendes Konzept wurde in die 3rd Edition des VocaSTIM®-Master (Physiomed Elektromedizin, Schnaittach, DE) integriert. Bislang liegen zum Einsatz des zweiten Stimulationskanals mit Einzelimpulsen jedoch noch keine wissenschaftlichen Daten vor.

MERKE:

- **Einzelimpulse werden schlucksynchron mithilfe eines Handtasters appliziert (motorische Ebene)**
- **Die Impulsdauer sollte zwischen 50–200 ms liegen**
- **Dreieckimpulse eignen sich, um den Glottisschluss zu induzieren und die Kehlkopfhebung zu unterstützen**
- **Die Elektrodenanlage erfolgt auf dem Schildknorpel oder am Mundboden (entweder monopolar oder bipolar)**

Studienlage

Mittlerweile liegt eine Vielzahl an Studienergebnissen vor, die die Effektivität der ES grundsätzlich bestätigen. Allerdings variieren die Stimulationsprotokolle mitunter erheblich, weshalb eine Vergleichbarkeit nicht ohne Einschränkungen möglich ist. Neben Unterschieden bei der Elektrodenanlage und variierenden Stimulationsparametern sind hier vor allem fehlende Stimulationspausen bzw. fehlende Synchronisierung mit motorischer Aktivität zu nennen. Das mit Abstand am häufigsten untersuchte Stimulationsprotokoll geht auf das VitalStim® (Chattanooga Group, Hixson, TN, USA) zurück und beinhaltet biphasische Rechteckimpulse (700 µs) bei einer festgelegten Stimulationsfrequenz von 80 Hz. Es wurde in leicht modifizierter Form durch Freed et al. (2001) eingeführt. Das Protokoll sieht eine 60-minütige Stimulation in einem festgelegten Stromflusszyklus (59 s „on“ und 1 s „off“) vor. Elektrophysiologisch stellen sowohl die hohe Stimulationsfrequenz als auch die Impulslänge von 700 µs suboptimale Bedingungen für die Behandlung von Dysphagien dar. Dennoch wird das Stimulationsprotokoll bis heute in vielen Studien eingesetzt und ermöglicht so zumindest eine gewisse Vergleichbarkeit, wenn auch häufig unklar bleibt, ob es sich um eine funktionelle Stimulation handelt oder rein passiv stimuliert wurde.

Auch hier zeigt sich erneut der Nachteil einer uneinheitlichen Nomenklatur, wobei der Begriff der NMES oft im Sinne der FES gebraucht wurde.
Die ersten beiden Metastudien von Carnaby-Mann & Crary (2007) und Tan et al. (2013) sahen die FES im Vergleich zur konventionellen Therapie überlegen, wobei die Autoren der letztgenannten Studie signifikante Unterschiede nur für nicht-schlaganfallbedingte Dysphagien feststellen konnten. Zu erwähnen ist jedoch, dass in diesen frühen Arbeiten auch nicht-randomisierte Studien eingeschlossen wurden, weshalb an dieser Stelle nicht näher darauf eingegangen werden soll. In neueren Metaanalysen von Chen et al. (2016) und Doan et al. (2022) wurden ausschließlich randomisierte, kontrollierte Studien mit Dysphagien nach Schlaganfall eingeschlossen. In beiden Arbeiten wurde die Überlegenheit der FES im Vergleich zur konservativen Therapie bestätigt, wobei diese nur in Kombination mit aktiven Übungen nachgewiesen werden konnte. Diese Feststellung unterstreicht die Notwendigkeit, funktionelle Übungen bzw. Schluckaktivität in den Stimulationsablauf zu integrieren. Eine Reihe weiterer Metastudien bescheinigt der FES, wie auch anderen Neurostimulationsverfahren, einen größeren Therapieeffekt im Vergleich zur konventionellen Behandlung (Chiang et al. 2019; Speyer et al. 2022; Wang et al. 2021). Speyer et al. (2022) sehen die FES dabei nicht nur der konventionellen Therapie überlegen, sondern stellen auch stärkere Therapieeffekte im Vergleich zur pharyngealen Elektrostimulation (PES) heraus. In dieser Arbeit wurden oropharyngeale Dysphagien unterschiedlicher Ätiologie eingeschlossen. Die Metastudien von Chiang et al. (2019) und Wang et al. (2021) beziehen sich dagegen nur auf schlaganfallassoziierte Dysphagien, kommen jedoch zu einem ähnlichen Ergebnis wie Speyer et al. (2022).

Seit 2018 existiert eine Leitlinie des National Institute for Health and Care Excellence (NICE Guideline 2018) zur transkutanen ES bei erwachsenen Schlaganfallpatienten. Darin wird der potenzielle Nutzen für diese Patientengruppe herausgestellt und die Sicherheit des Verfahrens bestätigt. Zudem wird in der Leitlinie der Einsatz der FES in Verbindung mit Schluckaktivität empfohlen. In einer systematischen Übersichtsarbeit von Diéguez-Pérez & Leirós-Rodríguez (2020) konnte zudem gezeigt werden, dass sich die Effektivität der FES durch die Kombination mit funktionellen Verfahren weiter steigern lässt. Allerdings gab es bei Erscheinen der Leitlinie keine ausreichenden Belege für die klinische Anwendung bei Patienten anderer Ätiologie (NICE Guideline 2018). Wie der Metaanalyse von Speyer et al. (2022) zu entnehmen ist, lässt sich die Effektivität der FES jedoch durchaus auf nicht-schlaganfallbedingte Dysphagie übertragen. Für den Erfolg der FES ist jedoch entscheidend, die Stromparameter an die entsprechende Ätiologie anzupassen.

Beispielsweise wurde in einer Studie von Langmore et al. (2016) ein schlechteres Outcome der ES-Gruppe im Vergleich zur konventionellen Therapie bei Patienten nach Kopf-Hals-Tumor festgestellt. Allerdings wurden in dieser Studie Ströme im

Millisekundenbereich (300 µs, 70 Hz) eingesetzt. Da es sich hierbei jedoch nicht um Dysphagien zentraler Genese handelte, sondern eine elektrische Entartung der Muskulatur vorlag, muss der Einsatz tetanisierender Ströme kritisch hinterfragt werden. In diesem Fall wäre der Einsatz von Einzelimpulsen mittlerer Länge von Vorteil gewesen, da sich elektrisch entartete Muskulatur nicht mit tetanisierenden Strömen im Millisekundenbereich erregen lässt. An diesem Beispiel wird deutlich, wie wichtig die Reflexion der Reizstromparameter in Bezug auf den Einsatz bei unterschiedlichen Ätiologien und Störungsmustern ist. Allerdings konnte in einer retrospektiven Studie von Bhatt et al. (2015) eben für diese Gruppe von Patienten nach HNO-Tumor, die in der frühen Phase während der Radiochemotherapie ES erhielten, postinterventionell ein höherer Ernährungsstatus als in der Kontrollgruppe ohne ES nachgewiesen werden. Auch hier wurde das bekannte VitalStim®-Protokoll (80 Hz) verwendet. Das positive Outcome in dieser Studie könnte auf die relativ kurze Zeit der Denervierung zurückzuführen sein, sodass zumindest noch ein Rest aktivierbarer Fasern vorlag, bei denen die Atrophie noch nicht weit fortgeschritten war.

Im Bereich neurodegenerativer Erkrankungen existieren mehrere RCT's zu Patienten mit M. Parkinson. Baijens et al. (2013) und Heijnen et al. (2012) fanden keinen signifikanten Unterschied zwischen einer Behandlung mit ES und der konventionellen Therapie. In einer späteren Studie von Park et al. (2018) wurde die ES gleichzeitig zum ‚effortful swallowing'-Manöver durchgeführt, wodurch sich Hyoidelevation und Aspirationsstatus signifikant verbesserten im Vergleich zur Kontrollgruppe, die das Manöver ohne ES durchführte. Zwar wurde in letztgenannter Studie auch mit dem klassischen VitalStim®-Protokoll (80 Hz) stimuliert, allerdings wurde die Behandlungszeit pro Sitzung auf 30 min reduziert. Vermutlich hat eine deutlich reduzierte Stimulationsdauer in Verbindung mit dem Einsatz funktioneller Übungen zu dem positiven Outcome dieser Studie beigetragen. Grundsätzlich ist der Einsatz tetanisierender Ströme mit hoher Frequenz ohne ausreichende Stimulationspausen gerade bei Parkinsonpatienten kritisch zu sehen, da Rigidität verstärkt und muskuläre Ermüdung beschleunigt wird. Eine Metastudie von Cheng et al. (2022) stellt die Effektivität verschiedener Stimulationsverfahren bei M. Parkinson fest, darunter auch für die transkutane ES. Weitere positive Ergebnisse liegen für die Behandlung geriatrischer Patienten (Ortega et al. 2016) sowie bei vaskulärer Demenz (Kim & Lee 2010) vor. In der RCT von Ortega et al. (2016) wurde ebenfalls mit dem VitalStim® Strom von 80 Hz (700 µs) stimuliert. Die Stimulation wurde jedoch auf sensorischer Ebene durchgeführt, wodurch die Schlucksicherheit postinterventionell erhöht werden konnte. Für den Einsatz der ES auf sensorischer Ebene liegen mehrere Evidenznachweise zur Erhöhung der Schlucksicherheit vor, die den Einsatz bei schlaganfallbedingter Dysphagie nahelegen (Gallas et al. 2010; Hamada et al. 2017; Mituuti et al. 2018). Bei Rofes et al. (2013) zeigten sich für die motorische Stimulation jedoch größere Verbesserungen in Bezug auf die Schluckeffektivität als bei sensorischer Stimulation. Howard et al. (2022) fanden ein besseres funktionelles Outcome für die sensorische Stimulationsbedingung als bei der motorischen Variante. Zu beachten ist jedoch, dass in den Studien der bekannte VitalStim® Strom eingesetzt wurde, der bei längerer Anwendung auf motorischer Schwelle Muskelermüdung hervorrufen kann. Als Konsequenz sollte jedoch nicht die Amplitude auf sensible Schwelle abgesenkt werden, sondern vielmehr durch den Einsatz geeigneter Stimulationsfrequenzen (20–30 Hz) und die Etablierung ausreichend langer Stimulationspausen einer Überforderung der Muskulatur vorgebeugt werden. Eine Erklärung für den zweifellos vorhandenen Therapieerfolg mit dem VitalStim®-Protokoll könnte in der Absenkung des hyolaryngealen Komplexes unter aktiver Stimulation liegen. Hierdurch findet das Schlucken gegen Widerstand statt, was vermutlich zur Kräftigung der Schluckmuskulatur beiträgt. Eine Bolusgabe unter diesen unphysiologischen Bedingungen mag hingegen kritisch zu betrachten sein. Daher sollten Stimulationsprotokolle so adaptiert werden, dass mit kurzen Impulsbreiten (200–300 µs) für eine optimale Larynxposition gesorgt wird.

Kombination mit funktionellen Verfahren

Die Effektivität der ES bei Dysphagie hängt maßgeblich vom Übungsregime ab, weshalb eine Kombination mit funktionellen Übungen oder Schluckaktivität empfohlen wird (Diéguez-Pérez & Leirós-Rodríguez 2020; Doan et al. 2022; NICE Guideline 2018). Die funktionelle Dysphagietherapie (FDT) bietet die Grundlage für die Behandlung dysphagischer Patienten und beinhaltet sowohl restituierende und kompensatorische Verfahren als auch adaptive Maßnahmen (Bartolome 2018). Die ES kann dabei unterstützend im Rahmen motorischer Übungen sowie während verschiedener Schluckmanöver eingesetzt werden. Die Kombination von ES und ‚effortful swallowing' wurde für Dysphagien unterschiedlicher Ätiologien untersucht, wobei sich die Effektivität des Manövers durch die Hinzunahme der ES signifikant steigern ließ (Park et al. 2016, 2018; Park et al. 2012). In einer Studie von Byeon (2020) wurde ES während des Mendelsohn-Manövers eingesetzt, wodurch sich die Schluckfunktion und Lebensqualität im Vergleich zur Kontrollbedingung signifikant verbesserte. Zu beachten ist jedoch, dass es sich in den vorgenannten Studien streng genommen nicht um eine funktionelle Elektrostimulation (FES) handelte, da die Stromabgabe nicht an die Dauer der motorischen Absicht angepasst wurde. Es existiert jedoch ein Interventionsprogramm, in dem die ES konzeptionell mit Widerstandsübungen und Schluckmanövern verknüpft wird. Das „Ampcare Effective Swallowing Protocol" (ESP™) beinhaltet vordefinierte Stimulations- bzw. Pausenphasen, die mit motorischen Übungen synchronisiert werden. Zu diesem Protokoll existieren zwei RCT's (Martindale et al. 2019; Sproson et al.

2018), in denen es zu signifikanten Verbesserungen der Schlucksicherheit sowie der Lebensqualität im Vergleich zur Kontrollgruppe kam, wobei die Veränderungen auch nach einem Monat (‚follow-up') stabil blieben (Sproson et al. 2018). Das Ampcare-Protokoll setzt die Anforderungen an die FES in vorbildlicher Weise um und beinhaltet zudem eine angemessene Stimulationsfrequenz von 30 Hz. Zudem findet Shaping statt, indem sowohl die Stimulationsamplitude in Intervallen von 10 min an die individuelle Toleranzgrenze des Patienten angepasst wird als auch die Pausenzeiten im Wochenrhythmus reduziert werden. Bei gleichbleibender Stimulationsphase ergibt sich durch die stufenweise Reduzierung der Pause (25 s, 20 s, 15 s) eine zunehmende Erhöhung der Übungs- bzw. Schluckfrequenz. Sicher wird diese Art von Shaping nicht bei jedem Patienten umsetzbar sein, allerdings wird hierdurch eine kontinuierliche Anpassung der Übungsintensität an die individuellen Möglichkeiten ermöglicht.

Die Ergebnisse untermauern den Einsatz der FES in der Schlucktherapie und sollten dazu ermutigen, diese in den therapeutischen Alltag zu integrieren. Sicherlich kann auch hier keine eindeutige Aussage getroffen werden, welche Parameter im Speziellen für bestimmte Manöver geeignet sind. Allerdings sollten die Prinzipien der FES bei der Übungskonzeption stets berücksichtigt werden. Bisher existieren keine Daten zur Kombination von Einzelimpulsen mit funktionellen Übungen. Gerade bei aphagischen Patienten hat sich der Einsatz von Einzelimpulsen jedoch bewährt, um strominduzierte Schluckreaktionen auszulösen. Mit zunehmender motorischer Kontrolle wird der Patient besser in der Lage sein, Schluckmanöver selbstständig, also ohne „externe" Triggerung, zu initiieren. Anschließend kann mit tetanisierenden Strömen weitergearbeitet werden. Diese bieten sich insbesondere in Kombination mit isometrischen Übungen (z. B. Widerstandsübungen, Mendelsohn etc.) an, um die gesamte Kontraktionsphase zu unterstützen. Der Einsatz von Oberflächen-EMG-Systemen wurde in verschiedenen Studien zur Synchronisierung des Stimulationsstroms mit der Schluckbewegung eingesetzt (Doeltgen et al. 2010; Heck et al. 2012; Leelamanit et al. 2002; Park et al. 2019). Wird ein bestimmter „threshold" der motorischen Aktivität im Signal des EMG überschritten, wird die Stimulationsphase für eine bestimmte Dauer eingeleitet. Der Vorteil derartiger Systeme liegt auf der Hand, da die Stimulation auf die Schluckaktivität begrenzt wird. Gleichzeitig fällt die störanfällige Verwendung von Handtastern weg bzw. bei vordefinierten Stimulationsphasen kann das Timing des Strom-onsets exakt abgestimmt werden. An seine Grenzen stößt das System jedoch bei aphagischen Patienten.

Alternative Stimulationsformen

Die bisher vorgestellten Stimulationsprotokolle sind sicher die gängigsten im Bereich der Dysphagiebehandlung. Allerdings lassen sich weitere Strommodalitäten in den Behandlungsablauf integrieren. Dazu zählen die sensorische Stimulation mittels TENS oder galvanischem Strom sowie der Einsatz mittelfrequenter Ströme im Kilohertzbereich. Bei TENS-Strom soll durch die Beeinflussung sensorischer Regelkreise eine Verstärkung der motorischen Antwort erreicht werden, wobei das Verfahren hauptsächlich in der Schmerztherapie Verwendung findet (Seidl et al. 2009). Für TENS Ströme in unterschiedlichen Frequenzbereichen konnten bislang keine überzeugenden Ergebnisse bei der Behandlung von Dysphagien erzielt werden (vgl. Banik & Hattiangadi 2020; Matos et al. 2022). Galvanische Ströme lassen sich neben der Lähmungstherapie auch in der Dysphagiebehandlung einsetzen. Umay et al. (2017) zeigten bei beidseitiger galvanischer Stimulation des M. masseter signifikante Verbesserungen für die Verumgruppe in einem RCT-Design. Neben der ungewöhnlichen Elektrodenanlage auf der Wange kann jedoch auch eine galvanische Vorbehandlung am Hals von Vorteil sein, um sensorische Afferenzen zu verstärken und günstige Voraussetzungen für eine anschließende Stimulation mit Einzelimpulsen zu schaffen. Im Gegensatz zur aktiven Stimulationsphase (Einzelimpulse) wird die Vorbehandlung mit galvanischem Strom jedoch üblicherweise nicht funktionell begleitet.

Mittelfrequente Ströme (MFS) stellen eine weitere Möglichkeit bei der Behandlung von Dysphagien dar. Hierbei handelt es sich um Ströme im Kilohertzbereich. Der Vorteil liegt darin, dass das Gewebe bei hohen Frequenzen eine niedrige Impedanz (kapazitiver Widerstand) aufweist, und der Strom somit in tiefere Strukturen vordringen kann. Jungheim et al. (2017) fanden nach einer 10-minütigen Stimulation an gesunden Probanden mit amplitudenmoduliertem MFS (2,5 kHz/50 Hz) eine signifikante Zunahme des Zungenbasisdrucks im Vergleich zur niederfrequenten Stimulation (100 Hz), die keine manometrisch nachweisbaren Druckveränderungen mit sich brachte. In einer Pilotstudie von Miller et al. (2021) wurden 12 Patienten mit einem 2-kanaligen MFS entweder auf motorischer Ebene oder auf sensorischer Ebene (Scheinbedingung) behandelt. Bei dieser Studie handelt es sich um die erste Phase einer Untersuchungsreihe zum klinischen Einsatz der 2-Kanal-Stimulation mit MFS, wie sie konzeptuell im VocaStim® Master angelegt ist. Alle Patienten erhielten im Rahmen der Stimulation eine konventionelle Schlucktherapie. Postinterventionell ließen sich keine signifikanten Unterschiede zwischen den Studienarmen feststellen. Aufgrund der geringen Stichprobengröße, einer niedrigen Interrater-Reliabilität und einer teils deutlich abweichenden Krankheitsdauer sind die Ergebnisse der Studie jedoch nicht als besonders aussagekräftig zu werten. Beim Interferenzstrom (IFC) handelt es sich um einen mit Niederfrequenzstrom „gemischten" Mittelfrequenzstrom, der auf sensorischer Schwelle zu einer

Erhöhung der Schluckfrequenz führt (Furuta et al. 2012). Für ICF auf motorischer Ebene konnten Maeda et al. (2017) in einer RCT mit 43 dysphagischen Patienten signifikante Verbesserungen im Ernährungsstatus sowie auf Ebene der Schutzreflexe nachweisen. Zu beachten ist jedoch, dass mittelfrequente Ströme keine Kontraktionen bei komplett elektrisch entarteter Muskulatur hervorrufen (Edel et al. 1991). Sollte jedoch noch ein Rest innervierter Muskelfasern vorliegen, bleibt die Muskulatur zumindest partiell durch MFS reizbar (ebd.). Der potenzielle Nutzen der MFS scheint durchaus gegeben zu sein, wenngleich diese Annahme durch weitere klinische Untersuchungen bestätigt werden sollte.

Fazit

Elektrotherapie ist nicht gleich Elektrotherapie. Die Stimulationsparameter sowie Elektrodenform und -anlage müssen sorgfältig ausgewählt werden. Zudem muss ein sinnvolles Therapieregime in Verbindung mit funktioneller Therapie etabliert werden. Dabei sollten die Stromparameter auf die Art und Länge der Übung angepasst werden, sei es durch vorprogrammierte Stimulationszyklen oder Synchronisierung durch einen Handtaster. Nur dann kann der gewünschte Therapieerfolg auch eintreten. Vor jeder Therapie nimmt daher die Diagnostik zur Ableitung der therapeutischen Konsequenzen eine zentrale Rolle ein. Zukünftig könnten technische Fortschritte auch EMG-Systeme zur automatisierten Triggerung des Stromflusses hervorbringen und damit zur Entwicklung von Neuroprothesen beitragen. Aufgrund der Heterogenität von Schluckstörungen wird ein universelles Stimulationsprotokoll allerdings nur schwer zu realisieren sein. Darüber hinaus werden Kombinationsverfahren aus FES und zentraler Neurostimulation diskutiert. Zhang et al. (2019) kombinierten den Einsatz von TMS mit FES. In dieser Studie zeigten sich durch die Kombination beider Verfahren eine höhere kortikale Erregbarkeit sowie ein besseres funktionelles Outcome bei Patienten mit schlaganfallbedingter Dysphagie (ebd.).

Anwendungsbeispiel

Vorbereitung des Stimulationsprotokolls

- Stimulationsort festlegen (Mundboden, Schildknorpel, Hyoidebene)
- Stromform nach Ätiologie wählen (tetanisierende Ströme, z. B. biphasischer faradischer Strom 50 Hz, oder Dreieckimpulse mit einer Breite von 50–200 ms)

Therapie

- Optional: Galvanische Vorbehandlung (7 min impulsgalvanischer Strom ohne aktive Übungen)

- Bei kognitiv eingeschränkten Patienten: Schlucken von Speichel oder tolerierbarer Nahrung unter Stimulation
- Bei kooperativen Patienten: Stimulation während Schluckmanövern (Mendelsohn, Kräftiges Schlucken, Widerstandsübungen, z. B. ‚chin-down' gegen Widerstand) oder Bolusschluck
- Synchronisierung mittels Handtaster (Einzelimpulse) oder definierter Stromflusszeiten (tetanisierende Ströme)
- Stimulationsdauer bei tetanisierenden Strömen maximal 30 min (auf ausreichend lange Pausen im Stimulationsablauf achten)

Transkranielle Gleichstromstimulation

Grundlagen

Neuromodulatorische Verfahren beeinflussen die Aktivität von Nervengewebe. Sie zielen auf eine mögliche Funktionsoptimierung bei Gesunden, eine Unterstützung des Heilungsprozesses oder Linderung von Symptomen im Krankheitsfall. Die transkranielle Gleichstromstimulation[1] ist ein nicht-invasives Verfahren der physikalischen Neuromodulation zur unterschwelligen, tonischen Elektrostimulation (Nitsche & Paulus 2007) des Gehirns.
Bei Applikation dieses nicht-invasiven Verfahrens werden am Kopf der Probanden Oberflächenelektroden angebracht, über die ein intrakranieller Gleichstrom erzielt wird. Die kontinuierliche Applikation eines mit 1–2 mA eher schwachen Gleichstroms verändert dabei reversibel die kortikale Erregbarkeit regionaler Areale, löst aber keine Aktionspotentiale aus.

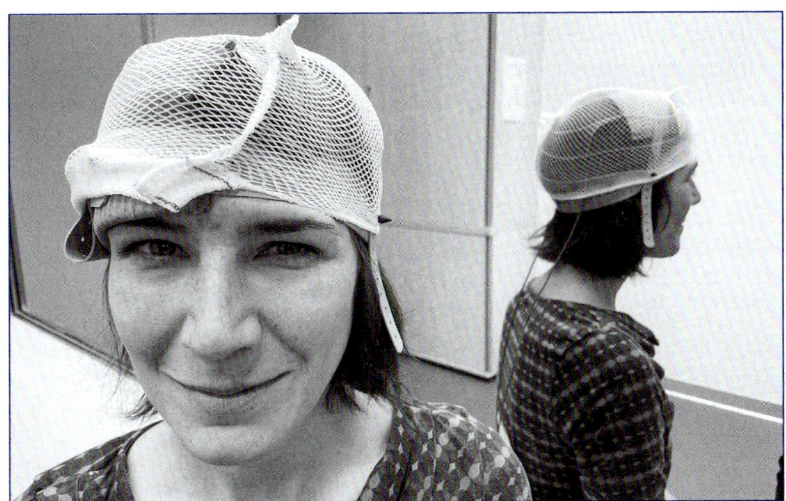

Bild 21:
tDCS Anlage

1 Eine Einführung in die tDCS bietet: Paulus, W. (2003). Chapter 26 Transcranial direct current stimulation (tDCS). Supplements to clinical Neurophysiology, 56: 249-254
Einen kurzen Einblick in die Geschichte der tDCS bieten: Pascual-Leone, A. & Wagner, T. (2007). A brief summary of the history of noninvasive brain stimulation. Supplemental Material: Annual Review of biomedical Engineering, 9: 527-565). Einen Einblick in die neuronalen Korrelate von tDCS bieten: Antal, A., Polania, R., Schmidt-Samoa, C., Dechent, P., Paulus, W. (2011). „Transcranial direct current stimulation over the primary motor cortex during fMRI." NeuroImage: 590-596.
Erläuterungen der physikalischen Details zur tDCS finden sich in: Paulus, W. (2011). Transcranial electrical stimulation (tES-tDCS; tRNS, tACS) methods. Neuropsychological Rehabilitation, iFirst: 1-16, DOI:10.1080/09602011.2011.557292)

Diese Effekte sind fokal, selektiv und reversibel. Physikalisch handelt es sich um einen einfachen Stromkreis, in dem der Kopf der Probanden funktionell als Verbraucher fungiert. Dafür wird der Kopf mit zwei Elektroden unterschiedlicher Polarität verbunden: der oberflächenpositiven Anode sowie der oberflächennegativen Kathode. Unter diesen Elektroden ist während tDCS bei hirnorganisch gesunden Probanden eine Beeinflussung des Ruhemembranpotentials nachweisbar. Unter der Anode wird üblicherweise eine unterschwellige Depolarisierung, unter der Kathode eine unterschwellige Hyperpolarisierung beschrieben. Diese Erregbarkeitsmodifikationen sind messbar in der spontanen neuronalen Entladungsfrequenz und im regionalen zerebralen Blutfluss (rCBF). Eine anodale Stimulation führt zu einer Zunahme dieser Parameter: Den Nervenzellen gelingt es rascher und einfacher, ein Aktionspotential auszulösen. Eine kathodale Stimulation führt zu einer Abnahme: Den Nervenzellen wird es erschwert, ein Aktionspotential auszulösen. Diese Auswirkungen überdauern den eigentlichen Zeitraum der Stimulation und lassen sich über einige Stunden nachweisen (Nitsche & Paulus 2001; Nitsche et al. 2003a). Die unterschwellige Erregbarkeitsmodifikation als unmittelbar messbare Größe scheint nicht die einzige Auswirkung auf das Gewebe zu sein: tDCS beeinflusst die Plastizität kortikalen Gewebes und damit die Grundlage aller Lernprozesse. Als unmittelbare Folge der unterschwelligen Depolarisierung konvergierender Nervenzellen resultiert eine Beeinflussung der funktionellen Plastizität und damit eine Stärkung der synaptischen Übertragung. Dieser Prozess dürfte Grundlage der unmittelbar unter tDCS auftretenden behavioralen Effekte sein. Als Folge funktioneller Veränderungen kann strukturelle Plastizität resultieren: Durch morphologische Modifikation der Synapsen, Axone bis hin zu Dendritenbäumen werden neue Fähigkeiten und neues Wissen eingespeichert – eine Prozesskaskade, die man als Langzeitpotenzierung (LTP) bezeichnet. Durch die postsynaptische Modulation konvergierender Nervenzellen bei tDCS scheinen Prozesse ausgelöst zu werden, die der LTP ähneln oder gleichen (Lomo et al. 2003). Dieser Prozess wird als Grundlage von sprachlichen Verbesserungen über die Stimulationsdauer hinaus diskutiert.

Zu beachten ist jedoch, dass die intendierte und die erzielte Wirkung voneinander abweichen können: Während bei gesunden Probanden die Amplitude der MEP (motorisch evozierte Potentiale) wie erwartet nach kathodaler tDCS (ctDCS) sank und nach anodaler tDCS (atDCS) anstieg, zeigten Schlaganfallpatienten nach atDCS und ctDCS gleichermaßen einen Anstieg der MEP-Amplitude. Darüber hinaus führten atDCS und ctDCS zu einer erhöhten Exzitabilität (Erregbarkeit) im stimulierten primär motorischen Kortex (Suzuki et al. 2012). Dieser Befund könnte als tDCS-induzierte Senkung der Exzitabilität inhibitorischer Schaltkreise interpretiert werden. Dieser Befund zeigt auf, dass die tDCS-induzierte Exzitabilitätsmodulation durch inhärente Mechanismen des Gehirns moduliert werden kann.

Komponenten und Aufbau

Apparaturen zur tDCS bestehen üblicherweise aus drei Komponenten, der 1) Steuereinheit mit Batterie, 2) zwei Kabeln sowie 3) zwei Elektroden, gemeinsam verbunden zu einem 4) standardisierten Aufbau.

1. Die **Steuereinheit** stellt die für die Stimulation notwendige Stromversorgung mittels Batterie oder Akku sicher. Die batterie- oder akkugestützte Umsetzung der Hardware stellt einen Sicherheitsaspekt dar, damit bei theoretisch möglichen Defekten des Gerätes die Proband:innen nicht mit der Spannung der elektrischen Gebäudeinstallation verbunden sind. Weiterhin enthalten die Stimulatoren die Möglichkeit zur Einstellung der Stimulationsparameter: neben der Dauer der Stimulation, ramp-up/ramp-down und Stromstärke. Einfache Geräte enthalten handelsübliche Batterien, lassen die Stromstärke über einen Drehregler einstellen und den Stromfluss manuell starten und beenden. Diese Geräte kosten in der Anschaffung zwar nur wenige hundert Euro, sind üblicherweise aber nicht nach dem Medizinprodukterecht-Durchführungsgesetz bzw. Medical Device Regulation (MDR) zugelassen und dürfen daher keinesfalls in klinischen Kontexten eingesetzt werden. Diese Geräte werden oft mit dem Verwendungszweck der Selbstoptimierung im Internet feilgeboten und schon die begleitenden Empfehlungen sind nicht nur nicht qualitätsgesichert, sondern oft schlichtweg falsch. Beispielsweise konterkarieren die vorgeschlagenen Stimulationsprotokolle durch die Elektrodenposition den vorgesehenen Einsatzzweck.
   Nach dem Medizinprodukterecht-Durchführungsgesetz bzw. MDR sind jedoch kleinere Geräte zugelassen, die vorab ein per Computer eingestelltes Stimulationsprotokoll ablaufen lassen. Der Vorteil dieser Geräte liegt zum einen in der Verhinderung einer unabsichtlichen Verstellung der Stimulationsparameter. Zum anderen speichern sie währenddessen Informationen zum Verlauf der Stimulation: Eine Betrachtung der Impedanz lässt so bspw. Rückschlüsse auf eine suffiziente Elektrodenbefeuchtung oder Nebenwirkungen zu.

MERKE: Die Geräte müssen zur Anwendung in der klinischen Routine nach dem Medizinprodukterecht-Durchführungsgesetz bzw. MDR zugelassen sein. Bastellösungen, Baukästen, Eigenentwürfe etc. sind unter keinen Umständen zu verwenden!

2. Die **Kabel** sind sorgfältig zu behandeln. Im alltäglichen Gebrauch haben sich Kabelbrüche als leider unvermeidbare Komplikation gezeigt: Daher stets ein Ersatzpaar vorhalten! Stromfluss in aufgewickelten Kabeln, die dann als Spulen funktionieren, kann Magnetfelder erzeugen und elektrische Bauteile beeinflus-

sen. Eine Induktion eines Stromflusses ist bei Gleichstrom nicht zu befürchten. Die Kabel sind daher ohne Wicklungen oder Umwege zu verlegen. Die Ausrichtung der Kabel ist standardisiert: Die Kabel werden nach posterior dorsal geführt.

3. In der klassischen tDCS werden flexible **Plattenelektroden** verwendet, die mit Schwammmaterial ummantelt werden. Diese umgebenden Schwämme sind eine wesentliche Komponente der Apparatur zur Gleichstromstimulation und gelten ebenfalls als Medizinprodukt, für deren ordnungsgemäße Verwendungsfähigkeit der Hersteller in alleiniger Verantwortung haftet. Aus diesem Grund sollten den Stromkreis schließende Verbrauchsmaterialien vom Hersteller bezogen werden, auch wenn das verwendete Material haushaltsüblichen Materialien unter Umständen gleicht. Zwei Arten von Elektroden werden verwendet: a) flexible Gummielektroden, die mit Schwammmaterial umgeben sind. Üblich sind 5x7 cm bei aktiven Elektroden und 10 x 10 cm bei physiologisch inaktiven Referenzelektroden bei 1–2 mA Stromstärke, b) HD-tDCS-Elektroden (engl. high definition, Hochauflösung) sind kleinere Elektroden von ca. 8 mm Durchmesser, durch die kortikale Bereiche spezifischer stimuliert werden können.

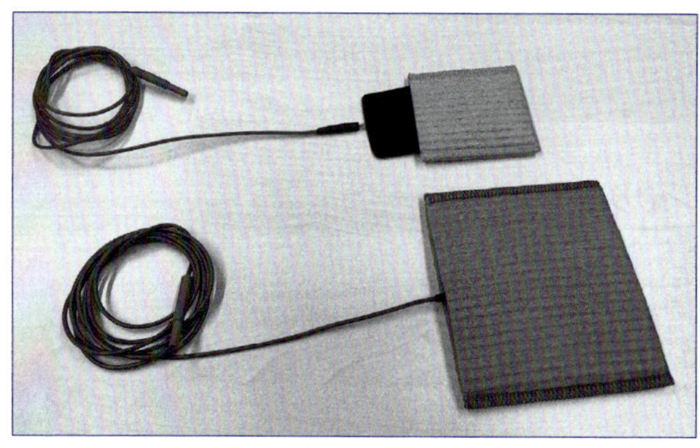

Bild 22: Elektroden und Kabel

Zur raschen Identifizierung hat sich die gleiche farbliche Kodierung der Komponenten etabliert, wie sie auch in der Elektrotechnik verwendet wird: Ein blaues Kabel verbindet den blauen Minuspol des Stimulators mit der dann oberflächennegativen Elektrode. Diese wird ebenfalls blau eingefärbt und als Kathode bezeichnet. Ein rotes Kabel verbindet die dann oberflächenpositive Elektrode mit dem Stimulator. Letztere wird als Anode bezeichnet. Liegen beide mit dem Stimulator verbundenen Elektroden auf einem leitenden Gegenstand auf, ohne sich zu berühren, fließt der Strom durch diesen Gegenstand von Elektrode zu Elektrode. Eine vollständige Umsetzung dieses Farbschemas ermöglicht eine rasche, visuelle Kontrolle.

WICHTIG: Die Zulassung erfolgt für die gesamte Apparatur. Es ist darauf zu achten, dass die Kombination der einzelnen Komponenten zugelassen ist. So darf beispielsweise ein zugelassener Stimulator nicht mit zugelassenen Kabeln eines anderen Herstellers kombiniert werden.

Stimulationsparameter

Die verschiedenen Stimulationsparameter formen in Summe das Stimulationsprotokoll. Den einzelnen Parametern ist höchste Aufmerksamkeit zu schenken, sie sind ausschlaggebend für das Sicherheitsprofil des gewählten Stimulationsprotokolls und entscheiden über Wirkung und Nebenwirkungen.

Polarität

Den beiden Elektroden (oberflächennegative Kathode sowie oberflächenpositive Anode) wird eine unterschiedliche Beeinflussung der unter den Elektroden befindlichen Nervenzellen zugeschrieben. Das Parenchym (Gewebe) unterhalb der Kathode zeigt eine reduzierte spontane Entladungsrate als Zeichen einer gesenkten Exzitabilität. Die Aktivität der Nervenzellen wird gehemmt. Die Nervenzellen unterhalb der Anode zeigen eine erhöhte spontane Entladungsrate, die Aktivität der Nervenzellen wird fazilitiert. Die Entwicklung von Stimulationsprotokollen geschieht somit zwingend auf der Grundlage funktioneller Neuroarchitektur: Welche Areale des Gehirns sind mit welcher Polarität zu stimulieren, um eine gewünschte Wirkung zu erzielen?

Stromstärke

Die Stromstärke wird üblicherweise in Bereichen zwischen 1–2 mA gewählt, wobei Stromintensitäten von bis zu 4 mA bei einer täglichen Stimulationsdauer von 60 min als sicher eingeschätzt werden (Antal et al. 2017). Die Stromstärke muss auf die Elektrodengröße abgestimmt werden, da sie sich über die Elektrodengröße verteilt: Je kleiner die Elektrode, desto stärker wird die Stromstärke gebündelt. Je größer die Elektrode bei gleichbleibender Stromstärke, desto schwächer. Diesen Zusammenhang beschreibt der bekannte Parameter der Stromdichte (Stimulationsstärke [A]/ Elektrodengröße [cm^2]).
Etabliert haben sich **Elektrodengrößen** von 3 x 5 oder 5 x 7 cm für aktive Elektroden sowie 10 x 10 cm für inaktive Referenzelektroden im Bereich der klassischen Schwammelektroden bei 1–2 mA Stromstärke. Bei HD-tDCS werden in einer 4 x 1-Ring-Konfiguration 4 Kathoden mit üblicherweise 8 mm Durchmesser um eine mittige Anode platziert. Zwar wird so eine höhere Fokalität der tDCS erreicht (Datta et al. 2009), der Anteil des oberflächlich abfließenden Stroms, der kein kortikales Gewebe erreicht, aber erhöht. Daher sollten diese Elektroden nur zur Stimulation unmittelbar konvexitätsnaher Areale (im Bereich von Schädelwölbungen) in Betracht gezogen werden. Dem **Elektrodenabstand** kommt wesentliche Bedeutung zu: Unterhalb eines Abstands beider Polaritäten von 3 cm kann zunehmend von einem „shunting“ (engl.: Kurzschluss) ausgegangen werden, der Strom fließt über Haut und Kalotte ab. Je weiter entfernt, desto geringer wird die Fokalität der Stimulation.

Parallelität

Um die synaptische Plastizität anzuregen, bedarf die tDCS vermutlich einer damit im zeitlichen Zusammenhang stehenden sprachtherapeutischen Intervention, die eine Ausschüttung des Wachstumsfaktors BDNF bedingt (engl.: brain derived neurotrophic factor) (Fritsch et al. 2010). Sowohl die therapeutische Intervention als auch die tDCS verursachen dabei eine Exzitabilitätsauslenkung mit dem Ziel einer neuronalen, synaptischen Modifikation.

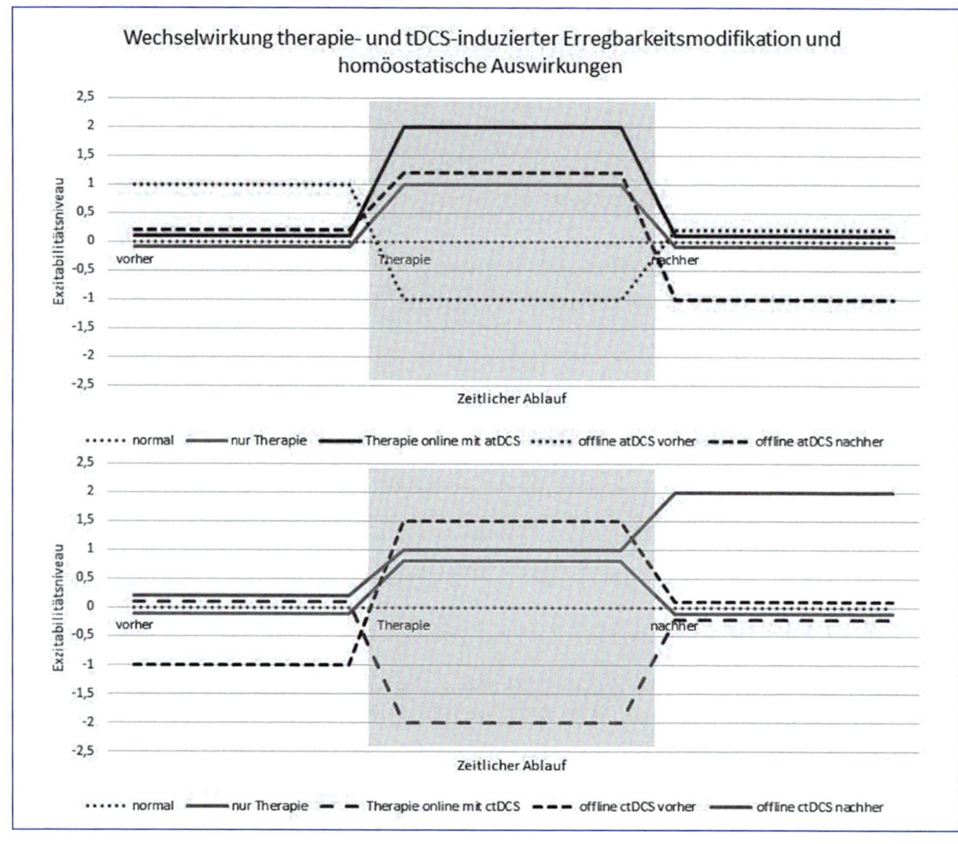

Bild 23: Illustration zur Wechselwirkung von Therapie- und tDCS-induzierter Exzitabilitätsmodifikation in Online- und Offline-Sitzungen

Um Letztere nur in einer physiologisch sinnvollen Bandbreite zuzulassen, kann der Prozess der Homöostase (Gleichgewicht) limitierend eingreifen. In der Komposition des Stimulationsprotokolls ist daher der Zeitpunkt dieser therapeutischen Intervention mit der Polarität abzustimmen: So scheint bei hoher Voraktivierung des Kortex, z. B. erfolgt durch vorangegangene atDCS außerhalb des eigentlichen Lernvorgangs, eine nachfolgende übungsabhängige Erregungssteigerung eher zu LTD-ähnlichen

Prozessen und schlechterem Therapie-Outcome zu führen, da die homöostatische Metaplastizität eine vorübergehende Abschwächung der synaptischen Signalübertragung bedingt (Siebner & Ziemann 2007). In diesem Fall nicht simultaner tDCS führt eher vor- oder nachgeschaltete ctDCS zu einem erhöhten Therapie-Outcome (Monti et al. 2008), da LTP vor allem bei zuvor sehr niedrigem Exzitabilitätslevel ausgelöst werden kann. Diese Stimulationsprotokolle, die tDCS ungeachtet der Polarität und therapeutischer Intervention zeitlich voneinander trennen, werden als **offline-tDCS** bezeichnet.
Eine simultane stimulations- und übungsinduzierte kortikale Anregung durch zeitgleichen Start der Therapie und der Stimulation (**online-tDCS**) vermeidet diese Limitierung und ist vermutlich dann besonders effektiv, wenn die Amplitude zwischen vorherigem und nachfolgendem Exzitabilitätslevel möglichst groß ist.

Für physiologisch wirksame Stimulationen im therapeutischen Kontext hat sich eine **Stimulationsdauer** von 20 min und für Placebobedingungen von 30 s etabliert.
Zum Vergleich: Mit 2 mA über 30 min werden 0,01 C/cm^2 Gesamtladung erreicht. Gewebeschäden wurden ab einer Gesamtladung von 216 C/cm^2 berichtet (Yuen et al. 1981). Dieser Vergleich soll keinesfalls zu einer eigenständigen Übertretung der empfohlenen Parametergrößen einladen. Viel mehr soll sie ermöglichen, im klinischen Einsatz den Patienten die Nebenwirkungen kontextualisieren zu können.

Elektrodenplatzierung

Zur Standardisierung der Elektrodenpositionen bei EEG-Ableitung wurde das **10-20-System** entwickelt. Dieses System sieht vier feste Bezugspunkte am Kopf vor: 1) Nasion: tiefster Punkt an der Nasenwurzel am Übergang zur Stirn 2) Inion: unterer Knochenhöcker in der Mittellinie des Hinterkopfs am Ansatz der Nackenmuskulatur 3) und 4) präaurikulare Punkte rechts und links: Vertiefung vor dem äußeren Gehörgang. Diese Landmarken[2] untereinander verbindend, können in Abschnitten zu 10 % oder 20 % der Gesamtstrecke nun spezifische EEG-Positionen standardisiert ermessen werden, während immer die Größe und Form des Schädels berücksichtigt wird. Die Nomenklatur der sich auf diesen Strecken ergebenden EEG-Punkte ist dabei denkbar einfach: F für frontal, Fp für frontopolar, T für temporal, P für parietal, O für okzipital. Z benennt eine Platzierung auf der Mittellinie. Diese Indizes werden um Ziffern ergänzt: Ungerade Zahlen beziehen sich auf die linke Kopfseite, gerade Zahlen auf die rechte. Je höher die Zahl, desto weiter ist der Punkt von der Mittellinie entfernt.

---

2 Eine Erläuterung unter Zuhilfenahme von Videos zur Identifikation dieser Landmarken, bevor die Inhalte EEG-spezifisch werden, bieten: Milnik, V., Buchner, H. & Blankenstein, J. (2020). Das 10-20-Elektrodensystem – praktisch. Klinische Neurophysiologie, 51(04): 242-244

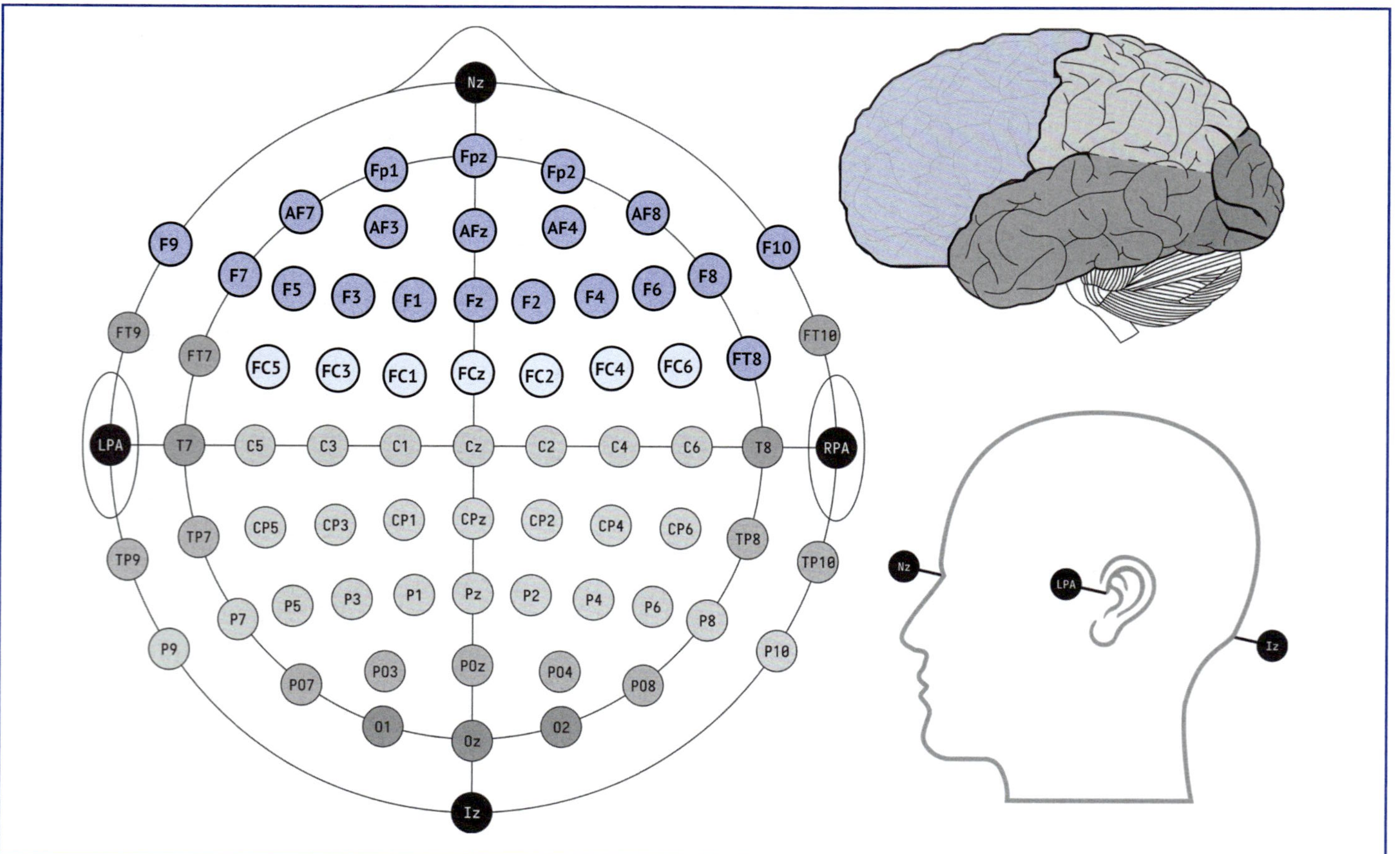

Bild 24: 10-20-System. Abbildung von R.R. Krol, basierend auf Klem, Lüders, Jasper, Elger (1999) The ten-twenty electrode system of the International Federation. The International Federation of Clinical Neurophysiology. Electroencephalogr Clin Neurophysiol Suppl. 52: 3-6
Eine farbige Darstellung finden Sie in unserem Shop unter Darkow/Faust/Kroker: Leitfaden zur Elektrotherapie in der Logopädie (Zusatzmaterial) ©EEG 10-10 system with additional information.svg – Wikimedia Commons

Um die räumliche Auflösung dieses Systems zu erhöhen, gibt es Arbeiten, in denen Stimulationspunkte in 5 %- und 10 %-Schritten bestimmt werden können (Ostenveld & Praamstra 2001). Typische Stimulationsorte der tDCS, die über eine Verbindung dieser Landmarken standardisiert lokalisiert werden können, sind z. B. der Gyrus frontalis inferior oder der Handmotorkortex. Unter Zuhilfenahme einer EEG-Haube können, wenn diese den gewünschten Stimulationsort vorsieht und zur Größe des Schädels passt, diese oder andere Stimulationspunkte identifiziert und markiert werden. Einen Abgleich zwischen den 10-20-EEG-Punkten und den Brodmann-Arealen respektive der kortikalen Lokalisation bieten Homan et al. (1987). So ist die Navigation auch zu nicht in den EEG-Hauben erfassten Lokalisationen möglich.
Etabliert hat sich die Ansicht, dass tDCS nur dann eine behavioral funktional bedeutsame Modifikation erzielen kann, wenn die Elektroden über einem funktional relevanten Hirnareal platziert werden: In 2008 haben Monti und Kollegen das im noch folgenden Abschnitt „offline-ctDCS bei chronischer Aphasie" beschriebene Stimulationsprotokoll verwendet, allerdings mit okzipitaler kathodaler Applikation und Referenz auf der Schulter. Damit wurden die Elektroden über Arealen platziert, die nicht unmittelbar in Sprachprozessierung involiert sind. Während das bis auf den Stimulationsort identische Protokoll bei Stimulation sprachrelevanter Areale eine Verhaltensveränderung bewirkte, zeigte sich während dieses Studienprotokolls keine Beeinflussung der Sprache. Im Umkehrschluss beschränkt sich die Wirkung der tDCS aber nicht auf die stimulierten Areale oder entspricht immer trivial der Polarität: In einer Studie zur Identifikation des neuronalen Korrelats der tDCS bei Restaphasie (Darkow et al. 2016) wurde atDCS über dem linken Handmotorkortex während einer Benennaufgabe appliziert. Während (trotz atDCS) sich in der univariaten Analyse Aktivierungsreduktionen in sprach- und kognitionsrelevanten Bereichen bihemisphärisch zeigten, konnte in der Netzwerkanalyse eine erhöhte Konnektivität aller sprachrelationierten, aufgabenrelevanten Areale identifiziert werden. Diese Aktivitätsreduktion konnte als atDCS-fazilitierte Steigerung der Effizienz im Aktivierungsgeschehen gewertet werden und der Konnektivitätsanstieg des gesamten Sprachnetzwerks als Korrelat der fazilitierenden Wirkung der tDCS.

Verblindung

tDCS bietet eine gute Verblindungsmöglichkeit. Diese ist zur Evaluierung der Wirkung in der Forschung notwendig. Bei nachweislicher Wirkung der Stimulationsprotokolle bräuchte es keine Verblindung in der klinischen Routine. Zur Verblindung werden die Stimulationsprotokolle lediglich im Faktor Zeit modifiziert: Eine Senkung der Stimulationsdauer auf 30 s zzgl. jeweils 8 s fade-in/fade-out bedingt bei 1 mA/35 cm^2 mit der Verumbedingung vergleichbare Nebenwirkungen, führt jedoch zu keiner physiologisch wirksamen Exzitabilitätsmodulation. Je höher die Stromflussdichte in der Verumbedingung, desto stärker die Nebenwirkungen und die Rötung auf der Haut. Bei 2 mA/35 cm^2/20 min ist durch die Rötung der Haut oftmals keine Doppelverblindung mehr gewährleistet.

Hands on

Patienteninstruktionen

Patienten und Zugehörigen ist in einem Vorgespräch die Technik der tDCS zu erklären. Dieses Gespräch beinhaltet, sofern nicht bereits geschehen, 1) die kurze und verständliche Erläuterung des Prinzips mit Abgrenzung zur Elektrokonvulsionstherapie aus dem psychiatrischen Bereich (auch „Elektroschocktherapie" genannt) 2) die Erhebung möglicher Kontraindikationen 3) die Darstellung möglicher Nebenwirkungen einer Stimulation 4) den Raum für Rückfragen vonseiten der Patienten/Zugehörigen sowie 5) Erläuterungen zum Verhalten während des Stimulationszeitraums, wie im Folgenden ausgeführt. Bewährt hat sich eine Beispielstimulation, in der die Patienten die Elektroden in die Hand nehmen und der Strom eingeschaltet wird. Dieses Vorgehen, in dem eben keine evtl. befürchteten Schocks gespürt werden, verdeutlicht die geringe Intensität der Stimulation. Des Weiteren sollte im Rahmen dieses Gesprächs zwingend eine Einordnung der Erwartungshaltung vorgenommen werden. Neue Verfahren schüren unter Umständen bei den Betroffenen inadäquate Hoffnungen: Auch tDCS kann nicht heilen, sondern im Idealfall den Rehabilitationsprozess nur unterstützen.

Um einen guten Stromfluss zu gewährleisten und Nebenwirkungen zu reduzieren, hat sich folgendes Vorgehen bewährt:

1. Haartönungen/-färbungen im nahen zeitlichen Abstand zur Stimulation sowie die Verwendung silikonhaltiger Shampoos können die Impedanz erhöhen bis hin zur Unterbrechung des Stromflusses und sollten daher im Vorfeld vermieden werden.
2. Auf eine mögliche Mitnahme einer Kopfbedeckung hinweisen: Vor allem im Winter dient diese der Bedeckung des feuchten Haupthaares. Ggf. sichtbare verbleibende Markierungen der Stimulationspunkte oder vor Ort nicht in den Ausgangszustand zurückversetzbare Frisuren können so auf dem Heimweg kaschiert werden.
3. Es können Tropfen der Kochsalzlösung/Elektrodenpaste auf die Kleidung gelangen. Beides hinterlässt (reversible und wasserlösliche) Spuren auf der Kleidung. Dunkle Farbtöne oder empfindliche Materialien empfehlen sich aber eher weniger während der Sitzungen. Handtücher zum Abdecken sind vorzuhalten.

4. Auch wenn tDCS keine epileptischen Anfälle auszulösen scheint (s. Kapitel „Kontraindikationen"), gebietet es die Vorsicht, zum Zeitpunkt der Stimulation keine weitere Exzitabilitätserhöhung zu bedingen und Risikofaktoren für Krampfanfälle möglichst gering zu halten. Bei neurologischen Patienten mit erhöhtem Risiko für ein Anfallsgeschehen hat sich daher im klinischen Alltag bewährt, die Patienten für die Beachtung folgender Empfehlungen zu sensibilisieren: eine stets ausreichende Hydration, Verzicht auf Alkoholkonsum, sportliche Tätigkeiten, körperliche Anstrengung und Saunagänge vor der Behandlung sowie keine Teilnahmen bei Fieber oder starker Ermüdung.

Vorbereitung

Um eine rasche und suffiziente Anbringung der Elektroden zu gewährleisten, haben sich folgende Schritte bewährt:

Vor Eintreffen der Probanden

1. Genügend Zeit einplanen! Gerade die ersten Elektrodenapplikationen benötigen längere Zeit (mindestens 30 min). In größeren Studien können daher bei entsprechender personeller Verfügbarkeit parallel zur stattfindenden Intervention die nachfolgenden Probanden vorbereitet werden. Dabei ist zwingend darauf zu achten, dass die Elektroden während einer ggf. notwendigen Wartezeit nicht eintrocknen und sich deren Positionierung nicht verändert. Vor dem ersten klinischen Einsatz empfiehlt es sich, mehrfach die Elektrodenanbringung zu üben!
2. Verbrauchsmaterialien und Gerätschaften auf Vollständigkeit kontrollieren: Stimulator, Kabel, Elektroden, Elektrodenschwämme, flexibles Metermaß, Stift (Kajal), Kochsalzlösung, Desinfektionsmittel (für die Desinfektion supraorbital ist ein schleimhautfreundliches Mittel zu verwenden), ggf. Handtuch zum Abdecken der Kleidung.
3. Die Elektrodenschwämme nehmen bei mehrmaliger Verwendung das Hautfett an. Daher hat es sich bewährt, sie in regelmäßig auszutauschender Desinfektionslösung zu lagern. Vor Verwendung werden sie unter fließendem Wasser gewissenhaft ausgewaschen und in Kochsalzlösung eingelegt.
4. Sicherstellen, dass batterie-/akkubetriebene Stimulatoren ausreichend geladen sind.
5. Teststimulation durchführen: Das spätere Stimulationsprotokoll mit den Elektroden vorab an einer Hand testen und sicherstellen, dass ein Stromfluss erfolgt. So lassen sich Defekte am Stimulator oder Kabelbrüche sowie evtl. Fehleingaben beim Protokoll identifizieren.

Elektroden anbringen

1. Stimulationspunkte einmessen und mit dem Kajal markieren, Bereich mit Desinfektionsmittel entfetten.

2. Stimulationspunkte, die von Haaren bedeckt sind: Haare in diesem Bereich leicht anfeuchten und kreisförmig vom Stimulationspunkt wegstreichen. Sukzessive in dem später von der Elektrode bedeckten Bereich die Haare und die darunterliegende Haut anfeuchten. Alle angefeuchteten Bereiche werden während der Stimulation konduktiv sein. Daher ist zwingend darauf zu achten, dass nur der von der späteren Elektrode bedeckte Bereich angefeuchtet ist. Rinnen Tropfen von Kochsalzlösung den Kopf hinunter, ist zu viel Flüssigkeit verwendet worden.
3. Hörhilfen sind während der Elektrodenplatzierung abzunehmen, um technische Defekte an diesen durch etwaige Tropfen der Kochsalzlösung zu verhindern.

Stimulation testen

Wir empfehlen unbedingt, nun die geplante Stimulation kurz zu starten. So können erhöhte Redundanzen oder Defekte erkannt werden, bevor eine physiologisch wirksame Stimulation stattfindet oder die therapeutische Intervention startet. Wenige Sekunden im Ablauf eines Verum-Stimulationsprotokolls führen nicht zu Exzitabilitätsmodulation.[3]

Forschungsstand

Transkranielle Gleichstromstimulation wird, wie andere Verfahren der Neuromodulation, zur Beeinflussung vielfältigster kognitiver Leistungen oder deren Rehabilitation evaluiert. Die nachfolgenden Kapitel widmen sich dabei denjenigen logopädischen Bereichen, für die eine so ausreichende Datenlage vorliegt, dass über Wirkmechanismen und wirkende Stimulationsprotokolle diskutiert werden kann.

3 Die Besonderheiten in der Vorbereitung für eine tDCS während MRT zeigen: Meinzer, M., Lindenberg, R., Darkow, R., Ulm, L., Copland, D. & Floeel, A. (2014). Transcranial direct current stimulation and simultaneous functional magnetic resonance imaging. Jove (Journal of Visualized Experiments) e51730

Transkranielle Gleichstromstimulation bei primärer Aphasie

Aphasie

Aphasie wird als erworbene Störung der Sprache aufgrund einer zentralen Läsion verstanden.[1] Während in der Akutphase etwa ein Drittel aller Schlaganfallpatienten eine Aphasie aufweist, remittieren innerhalb des ersten Jahres bei 50 % dieser Patienten die Sprachfunktionen auf das prämorbide Maß. Bei etwa 15 % aller Schlaganfallpatienten bleibt die sprachliche Erholung unvollständig und die Aphasie chronifiziert. Die Aphasie wirkt sich aber nicht nur auf die Sprache aus. Sprache ist das Werkzeug für soziale Teilhabe, Ausdruck und letztlich eine gelingende Lebensführung. Selbstkonzepte und die Einbettung in die sozialen Strukturen verändern sich, ein gesellschaftlicher Ausschluss auf vielen Ebenen droht (Parr 2007; Huber et al. 2006). Eine maximale Erholung der Sprachfunktionen ist sowohl für den Betroffenen und sein soziales Umfeld als auch für die Solidargemeinschaft unabdingbar: Aphasie ist allein im ersten Jahr für ca. 8,5 % aller Kosten einer Schlaganfallbehandlung verantwortlich (Ellis et al. 2012). Vor dem Hintergrund der prognostizierten Zunahme von Aphasien durch Zunahme altersassoziierter Erkrankungen und verbesserter intensivmedizinischer Interventionen (Pendlebury 2009) sowie den schon jetzt limitierten Ressourcen des Gesundheitssystems ist der Einsatz effizienter und nachhaltiger Behandlungsmethoden von herausragender Bedeutung.[2]

Sprachtherapie bei Aphasie ist Gegenstand mehrerer randomisiert kontrollierter Studien mit großen Teilnehmerzahlen, die in ihrer Gesamtheit den Nachweis für die Wirksamkeit der Interventionen auf der höchsten Evidenzstufe (1a) erbringen (Darkow & Foeel 2016). Gleichwohl konfrontiert die Sprachtherapie mit kleinschrittigen und hart erkämpften sprachlichen Verbesserungen (Brady et al. 2012). Vor allem die Frequenz prädiziert den Therapie-Outcome (Bhogal et al. 2003a, 2003b). Doch auch im Rahmen einer hohen Therapiefrequenz zeigen sich ein hoher Anteil Non-Responder (z. B. Breitenstein et al. 2017) und reduzierte Motivation der Patienten (Darkow 2023). Summativ wäre eine Therapieadjuvanz zur Beschleunigung und Stabilisie-

1 Für die definitorische Kontroverse um bspw. die Nomenklatur, Einschluss auch subkortikaler oder rechtshemisphärischer verursachender Läsionen sowie kindlicher Aphasien in das Konzept „Aphasie" sei verwiesen auf: Tesak, J. (2006). Einführung in die Aphasiologie. Thieme, Stuttgart.

2 Für eine Übersicht über den aktuellen Stand der Aphasietherapieforschung sei verwiesen auf: Darkow, R.. Aphasietherapie: status quo. In: Mokrusch, T., Gorsler, A., Dohle, C., Liepert, J. & Rollnik, J. Curriculum Neurorehabilitation. Hippocampus-Verlag, Bad Honnef sowie auf die AWMF-Leitlinie „Aphasie und Sprechapraxie: Diagnostik und Therapie", Registernummer 030-090.

rung sprachtherapeutischer Interventionen ein vielversprechender Beitrag zur bestmöglichen Versorgung.

Neuronales Korrelat von Aphasie

Das neuronale Korrelat von Aphasien ist Gegenstand kontroverser Diskussionen und einer vielschichtigen Datenlage: Aphasien beruhen überwiegend auf Läsionen im Mediastromgebiet, können jedoch auch durch subkortikale Läsionen (Thalamus, Striatum), Verletzungen des Kleinhirns oder der rechten Hemisphäre verursacht werden (z. B. Friederici 2011). Die Zuschreibung spezifischer Funktionen zu umschriebenen Arealen wird erschwert durch die methodische Heterogenität der Studien und die interindividuellen Unterschiede sowohl in kortikalen Repräsentationen und Aktivierungsmustern als auch der neuronalen Korrelate sprachrehabilitativer Prozesse (Pasquini et al. 2022; Roger et al. 2022).
Der klassische Syndromansatz mit Zuschreibung spezifischer Symptome zu einem Läsionsort, auch Lokalisationismus, hat sich in Bildgebungsstudien als wenig valide gezeigt: Eine Korrelation zwischen Syndromformen und Läsionslage zeigte sich nicht, die Größe der Läsion hatte keinen prädiktiven Wert für Art oder Schwere der auftretenden funktionalen Beeinträchtigungen. Die oftmals strukturell beschriebenen neuronalen Korrelate einer Aphasie berücksichtigen zudem keine Veränderungen auf Ebene der Aktivierungsmuster, die bspw. durch funktionelle Magnetresonanztomographie oder Positronen-Emissions-Tomographie erhoben werden. Schon die Verortung linguistischer Funktionen im gesunden Hirn gelingt nicht aussagekräftig: Die publizierten Daten in aggregierter Form können als Mittelwerte, kleinste gemeinsame Nenner, betrachtet werden, von denen die individuellen Aktivierungsmuster der einzelnen Teilnehmer abweichen.[3]
Tesak (1997) fasst treffend zusammen: „Die Sprachverarbeitung im Gehirn erfolgt in multiplen, komplexen, einander überlagernden Systemen. Diese Systeme involvieren kortikale und subkortikale Strukturen beider Hemisphären und sind die Basis für weitverteilte, parallelverarbeitende Netzwerke. Diese Netzwerke haben normalerweise besonders viele Anteile und Verschaltungen in den klassischen Sprachgebieten, aber eben nicht nur dort." Wohl auch aufgrund dieser Datenlage beziehen nur wenige Studien zur tDCS-Evaluierung neuronale Korrelate linguistischer Funktionen mit ein. Stattdessen werden sprachrelevante Kerngebiete stimuliert (Gyrus frontalis inferior, temporalis superior, Motorkortex, rechtshemisphärische Homologe) und die Fragestellungen hinsichtlich der Hemisphäre, Polarität und Dauer der Erkrankung als Variablen diskutiert.

3 Einen Überblick über die neuronalen Korrelate der Kommunikation und grundlegender Funktionen wie Stimme, Artikulation und Sprache bietet: Andreatta, R. (2020). Neuroscience Fundamentals for Communication Sciences and Disorders, Plural Publishing, San Diego

Aktueller Stand der tDCS-Forschung

Offline versus online

Offline-tDCS-Protokolle wurden nur in wenigen Studien eingesetzt, die Datenlage ist uneinheitlich. Die Gefahr bei Offline-Protokollen ist, durch die zweifache, hintereinander geschaltete Exzitabilitätsmodulation nicht intendierte Gatingeffekte auszulösen. Eine Überlegenheit von *Offline-atDCS*-Protokollen ist aber bisher in der Literatur nicht zu erkennen. Da tDCS, anders als andere Verfahren der Neuromodulation wie Magnetstimulation (TMS, transkranielle Magnetstimulation), einfach in Therapiesettings integriert werden kann, fehlt die Motivation zur Entwicklung von Offline-atDCS-Stimulationsprotokollen. Die Möglichkeit, durch serielle, zweifache Erregbarkeitssteigerung den Prozess des Gatings auszulösen und Responsibilität des Gehirns nicht intendiert zu senken, entfällt bei *Offline-ctDCS*-Protokollen. Diese Protokolle führten in wenigen Studien zu einer Anregung der Sprachfunktionen. Eventuell zeichnet sich das vor der therapeutischen Intervention abgesenkte Exzitabilitätslevel für ein verstärktes Ansprechen verantwortlich. Ob durch diese Art der Stimulation LTP-ähnliche Prozesse ausgelöst und Transfereffekte evoziert werden können, war bislang nicht Gegenstand der Forschung: Anodaler Stimulation wird eher eine Fazilitierung von Langzeitpotenzierung (LTP) zugesprochen.
Durch *Online-atDCS-Protokolle* konnten hingegen in einer zunehmenden Zahl an Studien veränderte sprachliche Lernerfolge, verbesserte Sprachprozessierung und veränderte Aktivierungsmuster nachgewiesen werden. Diese Effekte sind sehr robust, zeigen sie sich doch als Folge vieler verschiedener Stimulationsprotokolle. Damit könnten sie ein Hinweis sein, dass Online-atDCS-Protokolle Transfer- und Generalisierungseffekte ermöglichen oder verstärken. Online-ctDCS-Protokolle führten nicht zu langfristigen Lerneffekten, eventuell werden hier keine LTP-ähnlichen Prozesse ausgelöst.

tDCS bei akuter und subakuter Aphasie

Der Einsatz der tDCS bei akuter und subakuter Aphasie sieht sich mit der Herausforderung konfrontiert, das Stimulationsprotokoll auf das vorliegende Aktivierungsmuster und dessen Veränderungen abzustimmen. Saur und Kollegen (Saur et al. 2006) schlagen ein Modell vor, das die Dynamik der kortikalen Reorganisation mit einer initialen Verlagerung der Aktivierung nach rechts und anschließender Rückverlagerung nach links beschreibt. Die rechtshemisphärische Aktivierung scheint in diesem Modell weniger kompensatorisch als viel eher maladaptiv zu wirken. tDCS muss diesen Prozessen folgen, um sprachliche Remissionsprozesse unterstützen zu können.

In der frühen Phase nach Schlaganfall scheinen Mechanismen der zentralnervösen Plastizität besonders effektiv unterstützt werden zu können (Nobis-Bosch et al. 2012). In experimentellen Tierstudien zur motorischen Rehabilitation wurde ein früher Therapiebeginn als ausschlaggebend für den rehabilitativen Erfolg identifiziert (Biernaskie et al. 2004). Für die Sprachtherapie konnte gezeigt werden, dass Training in der Subakutphase die Sprache um das doppelte Maß dessen verbessert, was durch spontane Remission zu erwarten gewesen wäre (Robey 1994).
Allerdings wurde für die motorische Rehabilitation nach Schlaganfall gezeigt, dass hochfrequente frühe Therapie besonders bei schweren Schlaganfällen die Rehabilitation auch negativ beeinflussen kann (Avert Group 2015). Dieses wichtige, therapiesensitive Fenster mit fazilitierender Adjuvanz zur maximal möglichen sprachlichen Rehabilitation zu nutzen, ist eine elementare Fragestellung, der dringend in methodisch gut kontrollierten Studien nachgegangen werden sollte. Erste Studien zeichnen dabei folgendes Bild:

Online-atDCS

In 2018 haben Spielmann und Kollegen (Spielmann et al. 2018) im Rahmen eines multizentrischen, doppelblinden RCT 58 Patienten mit subakuter Aphasie (< 3 Monate post onset) behandelt: Die fünf 45-minütigen Benenntherapiesitzungen wurden um eine atDCS (1 mA, 20 min, Anode links inferior frontal, Kathode kontralateral supraorbital, beide Elektrodengrößen 5 x 7 cm) ergänzt. Patienten mit schwerer Wernicke- und globaler Aphasie wurden ausgeschlossen. Sowohl Experimental- und Kontrollgruppe zeigten einen signifikanten Anstieg im Nachtest mit dem Boston Naming Test, allerdings keine differentiellen Effekte. Eine Interpretation der Daten ist erschwert, da ...:

1) ... selbst den Autoren nicht in allen Fällen Informationen über die zugrunde liegenden Läsionen vorlagen.
2) ... schwere Aphasien nach nicht nachvollziehbaren Kriterien ausgeschlossen wurden.
3) ... frontale Areale durch die Wahl der Elektrodengröße mit ctDCS behandelt und kognitive Prozesse, wie die Anwendung von Self-Cueing-Strategien und deren Konsolidierung, dadurch möglicherweise erschwert wurden.
4) ... auf eine detaillierte Analyse möglicher Einflussfaktoren verzichtet wurde: Sprachliche Verbesserungen in der subakuten Phase sind abhängig vom individuellen Ausmaß remittierender Prozesse, dem individuellen Ansprechen auf die therapeutische Intervention sowie dem individuellen Ansprechen auf tDCS. Outcome-Parameter sollten über die dichotome Zuschreibung korrekt vs. falsch hinaus bspw. auch eine Reduktion der Fehlerschwere als Verbesserung berücksichtigen. Eine weniger stark aggregierte Analyse würde hier ggf. Aufschluss über Ansprechverhalten geben können.

Online-ctDCS

Online-tDCS führte in einem dreiarmigen Design (n = 21, schwere Aphasie 2 bis 4 Wochen post onset, 2 mA, 30 min, 2 x 35 cm^2 Elektroden, atDCS über Gyrus temporalis superior links, ctDCS über Gyrus temporalis superior rechts, physiologisch aktive Referenz jeweils kontralateral supraorbital und Sham) in zehn Sitzungen mit einer nicht näher beschriebenen sprachtherapeutischen Intervention zu 1) einer Verbesserung aller Patienten in der Spontansprache und einer Reduktion des Aphasieschweregrades. 2) Nur die ctDCS-Gruppe zeigte überzufällige Reduktionen der Beeinträchtigungen im auditiven Sprachverständnis (You et al. 2011). Typischerweise wird atDCS über sprachrelevanten Arealen in der Literatur mehr Potential zur Sprachfazilitation zugeschrieben. Die physiologisch aktive, kontralaterale, supraorbitale Referenzelektrode der ctDCS-Bedingung muss daher auch hier in der Interpretation der Daten berücksichtigt werden. Zum anderen beziehen sich die Daten zur Überlegenheit der atDCS-Protokolle auf Menschen mit chronischer Aphasie. Für das subakute Stadium muss das o. g. Modell der zeitabhängigen Veränderung des kortikalen Aktivierungsmusters zugrunde gelegt werden (Saur et al. 2006): In der subakuten Phase zeigte sich eine mit der sprachlichen Erholung assoziierte Aktivierungssteigerung rechter Sprachhomologe, deren Rückverlagerung nach links in der chronischen Phase ebenfalls mit der sprachlichen Erholung korrelierte. Eine ctDCS-induzierte Hemmung rechter Homologe im subakuten Stadium könnte ggf. diesen Prozess imitieren und Sprache fazilitieren. Diese potenzielle Wirkweise muss jedoch noch in methodisch hochwertigen Studien an einer großen Kohorte evaluiert werden.

Die Analyse einiger Einzelfälle unterstützt diese Interpretation. In 2011 haben Kang und Kollegen (Kang et al. 2011) zehn Patienten mit Aphasie in einer doppelt verblindeten Crossover-Studie an fünf Tagen entweder 2 mA ctDCS für 20 min mit 25 cm^2 Elektroden oder Sham-Stimulation über dem rechten Broca-Homolog appliziert und die physiologisch aktive Referenzelektrode kontralateral supraorbital angebracht. Zehn Minuten vor der Stimulation startete die begleitend stattfindende Wortabruftherapie. Nur nach Intervention mit ctDCS zeigten sich signifikant gesteigerte Benennleistungen. Die Autoren erklären diesen Befund mit einer ctDCS-induzierten Senkung maladaptiver transkallosaler Inhibition der rechten auf die linke Hemisphäre. Durch das verwendete Stimulationsprotokoll müssen die Effekte letztlich einer dualen Montage mit linksfrontaler atDCS und rechtsfrontaler ctDCS zugeschrieben werden. Ein möglicher Zusammenhang ergibt sich aber auch zwischen dem Ansprechen auf tDCS und der Dauer der Erkrankung in den nicht aggregierten Datensätzen: Von den drei Probanden mit globalen Aphasien sprechen diejenigen im chronischen Stadium nicht an. Mit zunehmender Schwere der Aphasie gewinnt rechtshemisphärische Kompensation an Bedeutung, atDCS rechts könnte daher ggf. das effektivere Stimulationsprotokoll sein. Der Patient mit subakuter globaler Aphasie profitiert: Eventuell unterstützt ctDCS rechts und atDCS links hier den physiologischen Re-shift der Lateralisierung nach links. Diese Regelmäßigkeit findet sich auch bei den vier Patienten mit Broca-Aphasie, drei im subakuten Stadium profitieren mehr als einer im chronischen Stadium. Damit stützen diese Ergebnisse die Hypothese zur ctDCS-induzierten Unterstützung der Dynamik in den Aktivierungsmustern nach Schlaganfall.

Offline-atDCS

In 2013 berichteten Polanowska und Kollegen (Polanowska et al. 2013) über ein doppelt verblindetes RCT, in dem 24 Patienten mit nicht-flüssiger Aphasie (2–24 Wochen post onset) über 15 konsekutive Werktage atDCS (1 mA, 10 min, Referenz kontralateral supraorbital 5 x 7 cm-Elektroden) über dem IFG oder Sham (1 mA, 25 s, 5 x 7 cm-Elektroden) vor einer 45-minütigen Sprachtherapiesitzung erhielten. Die Sprachtherapie umfasste vielfältige individuelle Inhalte und Zielsetzungen (Sprachinitiierung, lexikalisches, semantisches, phonologisches Verarbeiten, Wortabruf, Wort-Bild-Zuordnung, Benennen, Nachsprechen und oder Lesen von Wörtern und Sätzen, Planen und Produzieren von grammatikalisch-syntaktisch korrekten Sätzen, Konversation). Vor und nach jeder Sitzung wurden über 15 Minuten konfrontativ PC-basiert hochfrequente Nomen benannt. Weder in den Nachtests noch im 3-Monats-Follow-up traten differentielle Effekte im Benennen zwischen den Gruppen auf.

Diese Ergebnisse sind insofern interessant, als dass ...

1) ... die Therapieinhalte nicht auf die Stimulation abgestimmt wurden: Sollten die Areale, die während der Therapie maximal aktivieren, eher unterhalb der aktiven Elektrode liegen, wäre bspw. für semantisches Verarbeiten eher der linke Temporalpol zu wählen, während für schriftsprachliche Aufgaben eher der temporoparietale Übergang zu wählen wäre.
2) ... auch in dieser Studie eine aktive Referenzelektrode gewählt wurde. Die kathodale Stimulation frontaler Areale könnte wesentliche kognitive Prozesse wie die Anwendung von Self-Cueing-Strategien und deren Konsolidierung möglicherweise erschwert haben.
3) ... die Autorengruppe den Einfluss der Homöostase nicht diskutiert: Bei hoher Voraktivierung des Kortex, z. B. durch vorangegangene atDCS außerhalb des eigentlichen Lernvorgangs, führt eine nachfolgende übungsabhängige Erregungssteigerung eher zu LTD-ähnlichen Prozessen und schlechterem Therapie-Outcome, da die homöostatische Metaplastizität eine vorübergehende Abschwächung der synaptischen Signalübertragung bedingen könnte. Diese Ergebnisse werden durch bspw. die Arbeit von Monti und Kollegen (2008) (s. offline-tDCS bei chronischer Aphasie) gestützt: Eine ctDCS-induzierte Erregbarkeitssenkung scheint eher im nachfolgenden Therapiesetting zu einer Auslösung von LTP-ähnlichen Prozessen und damit einem positiv verbesserten Therapie-Outcome zu führen.

4) ... die Wahl des Outcome-Parameters unmittelbar einen Transfereffekt voraussetzt: Zum einen setzt die Methodik hier unmittelbar einen Transfereffekt voraus: Wurde während der Therapie ein Konversationstraining durchgeführt, ist fraglich, inwiefern die Möglichkeit zum konfrontativen Benennen verbessert werden konnte. Zudem bildet der Parameter der Naming-Accurancy keine Reduktion der Fehlerschwere ab: Zeigen die Patienten statt einer Nullreaktion eine semantische Paraphasie, wird das im Outcome-Parameter, der korrekte Reaktionen misst, nach wie vor als Fehler erfasst, obwohl die Äußerung kommunikativ einen deutlichen Mehrwert zeigt.

Summativ verhindern die reduzierte Datenlage sowie methodische Schwächen der Arbeiten klare Belege zur Wirksamkeit oder Unwirksamkeit von tDCS bei akuter und subakuter Aphasie. Arbeiten mit reflektiertem Stimulationsprotokoll (bspw. ohne nicht intendierte aktive Kathoden frontal) und mit sorgsam komponierten und orchestrierten Interventionen (bspw. zur Vermeidung des Gatings oder Abstimmung der Outcome-Parameter und der Therapieinhalte aufeinander) sollten eine größere Kohorte einbeziehen. Die Analyse sollte dabei zwischen der Intention-to-treat und der Per-Protokoll-Analyse sowie der As-treated-Analyse aufgrund der hohen zu erwartenden Ausfälle wegen Multimorbidität der Patienten unterscheiden sowie auch Einflussfaktoren wie Ansprechverhalten auf Therapie und/oder tDCS und Faktoren der Spontanremission erfassen. Eine Übertragung von Stimulationsprotokollen, die bei Patienten mit chronischer Aphasie eine Wirksamkeit zeigen konnten, ist nicht anzuraten: Die Abweichungen im Aktivierungsmuster und dessen Changieren sind zu gravierend, als dass sie nicht in die Konzeption des Stimulationsprotokolls mit einbezogen werden sollten. Gleichzeitig zeigt sich im Akutstadium eine reduzierte Belastbarkeit. Sprachliche Automatismen müssen gehemmt und dürfen nicht durch repetitive Aufgaben gefördert werden. Konfrontatives und belastendes Üben ist zu unterlassen, bis die Patienten eine physische und kognitive Belastbarkeit erreicht haben. Die üblicherweise zur Evaluation von tDCS eingesetzten Benenn-Drill-Trainings empfehlen sich daher ebenfalls nicht.

tDCS bei chronischer Aphasie

Offline-ctDCS

Der Einfluss des Gatings vor dem Hintergrund der Aktivierungsmuster ist in der Interpretation nachfolgender Daten wichtig, zeigt aber auch die Unklarheiten des Wirkmechanismus des verwendeten Stimulationsprotokolls auf: In einem zweiarmigen Design wurde sechs Patienten pro Gruppe mit chronischer, nicht-flüssiger Aphasie frontotemporal links atDCS oder ctDCS (2 mA einmalig für 10 min, 35 cm^2 große aktive Elektrode, Referenzelektrode auf der rechten Schulter) appliziert (Monti et al. 2008). Unmittelbar vor und nach der Stimulation wurde eine Benennaufgabe durchgeführt. Nach atDCS stagnierten die Benennleistungen, nach ctDCS stieg der Anteil der korrekt genannten Items um ein Drittel. Entweder führte hier die ctDCS-induzierte Minderung der interhemisphärischen Inhibition linker Areale durch rechte Homologe zu der verbesserten Leistung. Oder aber das konfrontative Benennen stellte für die schwer beeinträchtigten Patienten eventuell eine solch hohe Anforderung dar, dass nach atDCS-induzierter Erregbarkeitssteigerung im Rahmen des Gatings eine erneute, aufgabeninduzierte Erregbarkeitssteigerung und damit funktionelle Plastizität verhindert wurde. Weiterhin zeigt diese Studie, dass auch der Zusammenhang zwischen Schweregrad und Aktivierungsmuster in die Gestaltung des Stimulationsprotokolls einfließen muss. Auch wenn die Rolle der rechten Hemisphäre in physiologischer und pathologischer Sprachprozessierung kontrovers diskutiert wird, scheint klar, dass sie in die Sprachverarbeitung und Spracherholung nach Schlaganfall involviert ist (Grande & Huber 2005), vor allem bei schweren Aphasien. Diskutiert wird z. B. die Möglichkeit, dass die nach Schlaganfall zunehmende Bedeutung rechtshemisphärischer Beteiligung an Sprachverarbeitung im Rahmen einer Demaskierung rechtshemisphärisch bereits vorhandener, aber zuvor gehemmter Funktionen stattfindet (York & Steinberg 1995). Vor diesem Hintergrund ist eine Sprachfazilitierung durch linkshemisphärische Hemmung plausibel.

Offline-atDCS

Offline-atDCS zeigt sich in einer multiplen Einzelfallstudie mit acht sehr heterogenen Patienten (6–126 Monate post onset, flüssig und unflüssig, leicht bis mittelschwer betroffen, kortikale und subkortikale Läsion) der Sham-Bedingung nicht überlegen. Während zehn Sitzungen wurden in einem Crossover-Design 2 mA anodal oder Sham appliziert (20 min, Gyrus frontalis inferior links, 2x35 cm^2 Elektroden, Referenz supraorbital kontralateral) (Volpato et al. 2013). Die Interventionen bestanden aus der Stimulation ohne sprachtherapeutische Begleitung, jeweils flankiert von einer 90-minütigen Pause vor und im Anschluss an die Intervention. Zu Beginn und zum Abschluss wurde ein Benenntest durchgeführt. Trotz ausgeprägter Heterogenität hinsichtlich Aphasiesyndrom und -schweregrad, Erkrankungsdauer, Alter und Läsionslage zeigte keiner der Teilnehmenden eine Veränderung der Sprachfunktion, weder durch tDCS in der Verumbedingung noch durch die sprachtherapeutische Intervention oder spontane Remission in der Sham-Bedingung. Eventuell können die kurzen Benenntests sich ergebende sprachliche Veränderungen nicht abbilden. Aufgrund der geringen Fallzahl wäre evtl. ein Einschluss von überwiegend Non-Respondern denkbar. Nicht reflektiert wird, dass das verwendete Stimulationsprotokoll repetitiv kathodal frontale Areale moduliert, die wichtig für Sprachlernen und dem Sprachlernen zugrunde liegende Prozesse wie Aufmerksamkeit und Arbeitsgedächtnis sind. Bei einer vermuteten verstärkten Wirkung repetitiver tDCS auf die strukturelle Plastizität, im Vergleich zur einmaligen Stimulation, ließen sich hier eventuell die ausgebliebenen sprachlichen Verbesserungen der Rehabilitation sowie der Remission durch eine offline applizierte, physiologisch wirksame neuronale Hemmung frontaler Areale erklären. Im Umkehrschluss dürfte dieser offline-ctDCS zumindest theoretisch jedoch durchaus auch Potential zur Fazilitierung kognitiver Prozesse zugesprochen werden können. Eventuell kann aber auch das Ausbleiben tDCS-assoziierter Veränderungen zum einen die Interaktion von tDCS und gleichzeitiger Intervention betonen. Zum anderen könnte in Offline-atDCS-Protokollen mit nicht simultaner therapeutischer Intervention der Prozess des Gatings einsetzen und damit Neuroplastizität als Grundlage eines Lerneffekts hemmen.

Online-tDCS

Individuelle Elektrodenanlage

Im Rahmen einer Crossover-Studie mit zehn Patienten mit chronischer Aphasie mit linkshemisphärischer atDCS (1 mA, 20 min über fünf Tage, 25 cm^2 große Elektroden, Referenzelektrode auf der rechten Schulter oder Sham-tDCS) (Baker et al. 2010) wurde zu Studienbeginn dasjenige Areal des linken frontalen Kortex identifiziert, das während korrekter Benennreaktionen maximal aktiviert. Während der späteren Stimulation führten die Probanden selbstständig ein computergestütztes Benenntraining durch. Von den zehn Patienten profitierten vier signifikant von atDCS. Drei zeigten sowohl nach atDCS als auch nach Sham vergleichbare Verbesserungen. Als Wirkmechanismus diskutieren die Autoren die räumliche Nähe der Elektrode zu periläsionalem Gewebe: Drei von vier Patienten, die profitierten, hatten Läsionen, die auch frontale Bereiche einbezogen, und erhielten atDCS über dem Gyrus präcentralis. Allerdings profitierte auch ein Patient mit posterior gelegener Läsion von frontaler Stimulation, während drei Patienten mit ebenfalls frontalen Läsionsanteilen nicht von frontaler Stimulation profitierten. Insgesamt zeigte sich trotz des zuvor betriebenen enorm hohen Aufwands der Lokalisation individueller Stimulationsareale per funktioneller Bildgebung eine sehr geringe Responder-Quote im Vergleich zu anderen Studien mit individueller oder universeller Elektrodenanlage. Über die Ursache kann nur spekuliert werden: In Modellen zum Stromfluss zeigte sich, dass bereits ein Versatz der aktiven Elektrode um einen Zentimeter eher zu schwerpunktmäßigem Stromfluss in frontalen oder posterioren Anteilen führte (Woods et al. 2015). Damit lässt diese Studie keine generalisierbaren Schlüsse für sprachfazilitierende Anwendung der tDCS oder einer Überlegenheit dieses anspruchsvollen Stimulationsprotokolls zu. Eventuell sind die Ergebnisse durch das Vorliegen einer Sprechapraxie konfundiert, die bei drei der vier profitierenden Patienten vorlag.

In einer weiteren Studie dieser Arbeitsgruppe wurde acht Patienten mit flüssiger Aphasie und leichter Beeinträchtigung des Benennens (zehn bis 150 Monate post onset) in einem Crossover-Design atDCS (2 mA, 20 min vs. Sham, 25 cm^2 Elektroden) appliziert (Fridriksson et al. 2010). Die physiologisch aktive Referenzelektrode wurde kontralateral supraorbital angebracht, die Anode über dem periläsionalen Bereich, der während der zuvor unter funktioneller Bildgebung durchgeführten Benennaufgabe maximal aktivierte. Während der Stimulation wurde eine computergestützte Aufgabe zum auditiven Sprachverständnis durchgeführt. Unmittelbar nach Ende der atDCS-Intervention und drei Wochen danach zeigten die Patienten signifikant geringe Reaktionszeiten im Benennen der geübten Items. Eine unvollständige Dokumentation verhindert eine Interpretation der Einzelfälle. Zum einen scheinen allerdings weniger stark ausgeprägte Aphasien im chronischen Stadium von links periläsionaler atDCS kombiniert mit frontaler ctDCS zu profitieren. Die Responder-Quote in dieser Studie mit individueller Elektrodenanlage und aktiver Kathode frontal ist im Vergleich zur o. g. Studie mit Kathode auf der rechten Schulter sehr hoch. Die crossmodale Wirkung der atDCS wird leider nicht hinreichend eingeordnet: Die Fazilitierung der Benennfähigkeit durch Beüben des auditiven Sprachverständnisses wird in der Literatur nicht systematisch aufgearbeitet.

Individuelle Elektrodenanlagen zeigen sich, auch über diese exemplarisch genannten Studien hinaus, denjenigen mit universeller Anlage nicht überlegen. Sie konfrontieren mit erheblichem Aufwand: 1) vor tDCS muss eine Bildgebung durchgeführt werden. Nicht alle Patienten sind, z. B. bei magnetisierbaren Implantaten, MRT-tauglich. MRT-Messzeiten sind nicht in allen Gegenden verfügbar und wären ein erheblicher Kostenfaktor. 2) Strukturelle Messungen können ohne viel Vorbereitung anatomische Gegebenheiten dokumentieren, bspw. um periläsionales Gewebe zu lokalisieren. Dagegen bedürfen funktionelle Messungen der Erstellung eines Messparadigmas: Welche funktionellen Veränderungen in welchen Arealen sollen unter welcher Aufgabe erhoben und zu welcher Bedingung kontrastiert werden? Das Know-how, diese Messungen bei Aphasien suffizient durchzuführen und die Resultate vor dem Hintergrund der Sprachsoziologie und -pathologie auswerten zu können, existiert nur an wenigen, hoch spezialisierten Forschungseinrichtungen.
Angesichts der Tatsache, dass individualisierte Anlagen den universellen nicht überlegen zu sein scheinen, ist dieser Aufwand nicht zu rechtfertigen. Vor allem, weil so dem Ziel, durch diese Therapieadjuvanz die Versorgungslage zu verbessern, nicht entsprochen werden könnte.

Universelle Montage

Linkshemisphärische Stimulation

Eine universelle Anlage von 5 x 7 cm-Elektroden mit linkshemisphärisch aktiver Elektrode und supraorbitaler Referenzelektrode, häufig physiologisch aktiv, ist die häufigste Konfiguration zur Evaluierung. Nach initialem explorativen Einsatz in (multiplen) Einzelfallstudien findet diese Anlage auch zunehmend Anwendung in Studien mit leicht ansteigenden Teilnehmerzahlen.

Sieben Patienten mit subakuter und chronischer Aphasie wurde für jeweils fünf Tage atDCS (1 mA, 35 cm^2 Elektrodengröße, 20 min oder Scheinstimulation, Referenz kontralateral supraorbital) (Fiori et al. 2013) in sechs Konfigurationen appliziert: Begleitend zu einem Nomen-Benenntraining oder einem Verb-Benenntraining wurde jeweils atDCS links frontal, atDCS links temporal und Scheinstimulation durchgeführt. Die Ergebnisse in der Benennfähigkeit von Nomen wurden von atDCS links temporal, die der Verben von atDCS links frontal fazilitiert, jeweils auch im Follow-up nach einem Monat und als Transfereffekt auf ungeübte Items der jeweiligen Wortklasse nachweisbar, trotz aktiver frontaler Kathode.

In einem weiteren Crossover-Design (n = 8, chronische Aphasie) wurde atDCS (1 mA, 20 min, 35 cm^2-Elektroden, Anode über Gyrus frontalis inferior oder temporalis superior, Referenz supraorbital kontralateral) oder Scheinstimulation während 10 Sitzungen appliziert. Das parallel stattfindende Training hatte die Verbalisierung komplexer Intentionen zum Ziel, nicht die Sprachprozessierung auf Einzelwortebene. Nach frontaler tDCS zeigte sich in der gelenkten Sprache eine Zunahme an Inhaltswörtern, Sätzen sowie kohäsiver Mittel. Diese Outcome-Parameter sind für das Ziel, mit tDCS die Versorgungsrealität zu verbessern, valide. Die erzielten Verbesserungen zeigten sich in den Follow-ups dieser Studie aber nicht konsolidiert. Die Interpretation dieser Daten wird erschwert durch die räumliche Nähe der Elektroden zueinander während der Broca-Stimulation: Die potenziell hemmende Wirkung der frontalen Referenz könnte durch einen höheren Anteil oberflächlich abfließenden Stroms und einer damit einhergehenden Verringerung der physiologischen Wirkung begründet sein.
Ein Stimulationsprotokoll applizierte linkshemisphärisch über dem Motorkortex, und damit nicht über klassischen Sprachearealen, bei 26 Patienten mit chronischer Aphasie über acht Werktage 1 mA atDCS (5 x 7 cm, Referenzelektrode supraorbital kontralateral 10 x 10 cm, 20 min) oder Scheinstimulation während einer simultan stattfindenden Benennaufgabe von zweifach in Vortests nicht beherrschten Nomina (Meinzer et al. 2016). Unmittelbar nach Abschluss der Therapie zeigte sich in beiden Gruppen für die Therapie-Items eine gesteigerte Benennleistung. In der Nachuntersuchung nach sechs Monaten zeigte sich eine signifikant stärkere Konsolidierung in der Verumgruppe. Unmittelbar nach Therapieende zeigte sich ein Transfereffekt auf ungeübte Kontrollitems, der in der Verumgruppe stärker ausfiel und in der Nachuntersuchung nur noch in dieser Gruppe nachweisbar war. Ein wesentlicher Befund war die in der Verumgruppe signifikant gesteigerte Einschätzung alltäglicher Kommunikationsfähigkeiten durch Angehörige, die in dieser Form erstmals erhoben wurde. Da zwischen letzter Intervention und dem Nachtest eine Wash-out-Phase von 24 Stunden eingehalten wurde, war während der Nachtests kein unmittelbarer tDCS-Effekt nachweisbar, der eventuell die Leistung der Verumgruppe zusätzlich beeinflusst hätte. Aus pragmatischer Sicht bedarf tDCS über Handmotorkortex keiner

aufwendigen Bildgebung zur Identifikation der Stimulationsareale. Theoretisch sind die Ergebnisse erklärbar durch eine Fazilitierung von Sprache durch motorische Voraktivierung: Bekanntermaßen überlappen und interagieren motorisch und sprachlich relevante Areale und beeinflussen sich wechselseitig. Es ist nicht davon auszugehen, dass diese Ergebnisse Folge einer unspezifischen Exzitabilitätsmodulation des gesamten Gehirns sind. Vielmehr gibt diese Studie einen ersten Hinweis darauf, dass durch einen lokal eingebrachten Strom über einem assoziierten Areal auch konnektierte Bereiche von der Exzitabilitätsmodulation profitieren müssen, anders ist eine behaviorale Veränderung nicht erklärbar.

Das neuronale Korrelat einer tDCS-Intervention wurde im Rahmen einer Machbarkeitsstudie mit Crossover-Design erhoben. 16 Patienten mit chronischer Aphasie wurde jeweils einmal während einer funktionalen Bildgebung atDCS oder Scheinstimulation über dem linken Motorkortex (1 mA, 20 min, 5 x 7 cm Anode, Kathode supraorbital kontralateral 10 x 10 cm) simultan zu einer Benennaufgabe appliziert (Darkow et al. 2016). Die Studie folgte dabei der Maxime, keine konfundierenden Ergebnisse aus zweierlei veränderten Aktivierungsmustern zu generieren: Der Einsatz von fMRT innerhalb einer Therapiestudie zur Evaluation tDCS-induzierter Steigerung sprachlicher Outcome-Parameter hätte unklare Ergebnisse generiert, eine Zuordnung der Aktivierungsveränderungen zu „tDCS-induziert“ oder „therapieinduziert“ wäre nicht möglich. Daher wurde in diesem Design ein Deckeneffekt provoziert, der auch unter tDCS eine Verhaltensänderung unwahrscheinlich machte, indem die Patienten Items benannten, die sie in einer zweifachen Vortestung rasch und korrekt benannt hatten. Dieser Deckeneffekt gelang: Unter keiner Bedingung waren behaviorale Effekte messbar. In den kortikalen Aktivierungsmustern traten signifikante Effekte zutage: Die Verumbedingung führte zu einer signifikanten Aktivierungsminderung im anterioren Cingulum, der linken Insel und rechts posterior. Diese Areale sind in sprachliche und kognitive Kontrollprozesse involviert. Mit der Verminderung der Aktivierungen glich sich diese an das physiologische Muster an: Nur unter atDCS war kein signifikanter Unterschied zum Aktivierungsniveau altersentsprechender, gesunder Kontrollprobanden nachweisbar. Dieser Befund lässt sich interpretieren als ein verminderter kognitiver und sprachlicher Aufwand, der zum Lösen der Aufgabe notwendig ist. In der Analyse der kortikalen Konnektivität fiel auf, dass sich unter Verum das Netzwerk der zur Lösung der Benennaufgaben notwendigen kortikalen Areale signifikant stärker konnektierte. Erstmals konnte in dieser Forschungsarbeit gezeigt werden, dass tDCS, auch wenn es lokal begrenzt appliziert wird, nicht lokal begrenzt wirkt. Statt der Anregung eines isolierten Bereiches werden aufgabenspezifische Netzwerke angesprochen. Dieser Befund erklärt damit die aufgetretenen Transfer- und Generalisierungseffekte.

Rechtshemisphärische Stimulation

Rechtshemisphärische Stimulationen folgen verschiedenen Narrativen: Zu Beginn der ersten systematischen tDCS-Studien bei Aphasie um das Jahr 2010 wurde eine läsionsnahe Stimulierung aus Sicherheitsbedenken eher abgelehnt. Ergänzend kann der kompensatorische Einsatz der rechten Hemisphäre unterstützt oder eine maladaptive Kompensation gehemmt werden. Ein systematisches Ansprechen auf diese Variationen des Stimulationsprotokolls bietet zugleich die Möglichkeit, das neuronale Korrelat der Aphasie weiter zu evaluieren.

Eine der ersten Machbarkeitsstudien (Darkow 2011) verwendete in einem Crossover-Design bei vier Menschen mit chronischer Aphasie 1 mA kontraläsional (rechtshemisphärisch) zentral perisylvisch atDCS mit aktiver Referenz supraorbital parallel zu einem computergestützten Benenntraining mit randomisierten Items. Die Benennleistung wurde während der Sitzungen sowie in Vor- und Nachtests anhand von geübten und ungeübten Items erhoben. In der Verumphase verbesserten alle Probanden ihre Benennleistung in Anzahl korrekter Reaktionen und/oder Reduktion der Reaktionszeit. Im Follow-up zeigte sich eine Konsolidierung dieser Leistungen. Kontraläsionale, rechtshemisphärische atDCS konnte in diesem Setting trotz nicht intendierter ctDCS frontaler Areale weniger die Verfügbarkeit eines spezifischen Teilwortschatzes fazilitieren, vielmehr profitierte eher der selbstständige, generelle Wortabruf. Ein Übertrag in die Alltagskommunikation wurde mithilfe der Aachener Sprachanalyse (ASPA) überprüft: Parameter wie die Verwendung der offenen Wortklasse und die mittlere Äußerungslänge zeigten ebenfalls Veränderungen, jedoch könnte sich dafür auch der Rehabilitationsaufenthalt, in den die Studienteilnahme eingebettet war, verantwortlich zeichnen.

In 2011 wurde zwölf Patienten mit chronischer Aphasie in einer randomisierten, doppelverblindeten Crossover-Studie jeweils an drei Tagen atDCS, ctDCS und Scheinstimulation (1 mA, 20 min, 35 cm^2 Elektroden, Stimulation temporoparietal, physiologisch inaktive Referenz kontralateral supraorbital) appliziert (Floeel et al. 2011). Zwischen den einzelnen Sitzungen wurde eine dreiwöchige Pause eingehalten. Parallel wurde eine zeitgleich mit der Stimulation begonnene zweistündige Benenntherapie mit absteigenden Hilfen nach dem Prinzip des fehlerfreien Lernens durchgeführt. Im unmittelbaren Nachtest zeigte sich nach allen Interventionsarten eine im Vergleich zur Baseline verbesserte Benennfähigkeit für die trainierten Wörter. AtDCS führte dabei im unmittelbaren Nachtest zu signifikant mehr korrekten Benennversuchen als ctDCS. Darüber hinaus unterschieden sich atDCS- und ctDCS-induzierte Fazilitation: Während die Effekte nach atDCS in der gesamten Kohorte auftraten und sich über die Testzeitpunkte stabil zeigten, waren die nach ctDCS weniger stark ausgeprägt, nicht bei allen Patienten zu beobachten und nach zwei Wochen nicht mehr nachweisbar. Diese Ergebnisse zeigen für die eingeschlossene Kohorte, dass einige Patienten von einer Inhibition rechtshemisphärischer Homologe profitierten, z. B. durch eine gesenkte Interferenz mit linkshemisphärisch periläsionaler Sprachprozessierung, während eine Anregung linkshemisphärischer Sprachareale durchgängig zu signifikanter Sprachfazilitierung im chronischen Stadium führte. Durch die Stabilität der unter atDCS erzielten Ergebnisse scheint hier ein Hinweis auf erzielte Modulation struktureller Plastizität vorzuliegen, wohingegen unter ctDCS nur eine kurzfristige Wirkung, eventuell erklärbar durch eine Beeinflussung funktioneller Plastizität, erzielt werden konnte. Diese Forschungsarbeit korrelierte erstmals die Größe der Läsion mit dem Ausmaß der Fazilitierungsfähigkeit durch tDCS: Sie hatte keinen prädiktiven Wert für das Ansprechen auf tDCS.

Duale Montagen

In 2011 wurde elf Patienten mit chronischer, flüssiger und nicht-flüssiger Aphasie in einer Crossover-Studie einmalig für 30 min zum einen atDCS mit 2 mA über dem linken Gyrus frontalis inferior appliziert, kombiniert mit einer Referenzelektrode auf der ipsilateralen Wange (Lee et al. 2011). Die andere Intervention ergänzte das oben erwähnte Protokoll um ctDCS mit 2 mA über dem rechten Gyrus frontalis inferior mit Referenz auf der ipsilateralen Wange, jeweils mit 25 cm^2 Elektroden. Begleitend wurde während der letzten 15 min eine nicht näher spezifizierte Sprachtherapie durchgeführt. Nach beiden Interventionen zeigte sich eine signifikante Steigerung der Benennfähigkeit, einzig nach der dualen Stimulation zusätzlich eine signifikant reduzierte Reaktionszeit. Keine Veränderungen hingegen zeigten sich in der Silbenanzahl während der Beschreibung einer komplexen Situation. Einen theoretischen Vorteil dieser untypischen Montage gegenüber üblichen dualen Montagen mit aktiver Anode und aktiver Kathode desselben Stromkreises diskutieren die Autoren nicht. Mit der gewählten Elektrodengröße, Stromstärke und Dauer befinden sich die Autoren an der oberen Grenze etablierter Ladungsdichten. Leider weisen die Autoren die Ergebnisse nicht für die einzelnen Patienten aus, sodass die Aussagekraft verringert ist – dies wird durch methodische Einschränkungen nochmals verstärkt. Beispielsweise ist der Outcome-Parameter der Silbenanzahl nicht sensitiv für die Adäquatheit einer Situationsbeschreibung oder interventionsinduzierter Veränderungen, vor allem bei einer Gruppe mit heterogenem Syndrombild. Eine verminderte Anzahl könnte gleichermaßen eine positiv zu bewertende Reduktion von pathologisch automatisierter Sprache oder eine negativ zu bewertende Hemmung adäquater lexikalischer Abrufe bedeuten. Selbst ohne Veränderung der Silbenanzahl ist eine qualitative Veränderung der Äußerungen im Sinne präziserer oder unpräziserer Beschreibungen denkbar. Eventuell wurden stimulationsinduzierte Veränderungen durch die Messung der Silbenanzahl nicht abgebildet. Den deutlich schnelleren Abruf (dual: Abnahme um 3,92 s) nach einmaliger dualer tDCS erklären die Autoren mit einer Verminderung der maladaptiven interhemisphärischen Inhibition durch eine Reduktion rechtshemisphärischer Aktivierung.

Fazit

Auch wenn zum Einsatz von tDCS bei Aphasien mehr Daten als in anderen sprachtherapeutischen Bereichen vorliegen, sind diese Datensätze höchst heterogen. Die Stimulationsprotokolle, die Patientenklientel, die Outcome-Parameter unterscheiden sich so erheblich, dass eine methodisch rigide Zusammenfassung bspw. in Form eines Cochrane-Reviews (Elsner et al. 2019), das nur einen kleinen Teil dieser Studien einbezieht, verfrüht erscheint. Kleine, ggf. nicht-randomisierte Studien erzielen nicht generalisierbare Ergebnisse auf unterer Evidenzstufe, nähern sich einer neuen Fragestellung aber explorativ und bieten die Möglichkeit, als Katalysator die Evaluierung dieser neuen Intervention zu initiieren. Die Daten des Reviews spiegeln diese Entwicklung bei näherer Betrachtung wider: Die Empfehlung wurde in einer Überarbeitung inzwischen insofern geändert, als dass für die Fazilitierung des Benennens von Nomen durch tDCS post Intervention eine moderate Evidenz zu bestehen scheint. Andere Outcome-Parameter, wie die Benennung von Verben oder kommunikative Fähigkeiten, sind Bestandteil weniger Studien und daher kaum in einer strukturierten Zusammenfassung abbildbar.

Anwendungsbeispiel

Auf Grundlage der bisherigen Datenlage erscheint ein Stimulationsprotokoll bei Aphasie vielversprechend:

- online-tDCS mit simultan einsetzender und stattfindender therapeutischer Intervention
- atDCS linkshemisphärisch mit 1 mA, 5x7 cm Anode über 20 min
- Referenzelektrode supraorbital kontralateral physiologisch inaktiv
- linkshemisphärisch Anode über
  - Gyrus frontalis inferior: 10-20-System zwischen F7 und C5
  - perisylvisch: 10-20-System Bereich zwischen T3-C3 und T5-P3
  - Handmotorkortex: 10-20-System C3

Transkranielle Gleichstromstimulation bei Dysphagie

Dysphagie

Eine Beeinträchtigung des Schluckaktes kann Folge neurologischer und internistischer Erkrankungen, medizinischer Eingriffe, wie z. B. Langzeitbeatmung, Pharmakotherapien oder Operationen, sowie von Tumoren und Entzündungen sein (Prosiegel & Weber 2013).
Neurogene Schluckstörungen (Dziewas et al. 2020) als Folge der Beeinträchtigung des zentralen oder peripheren Nervensystems gehören zu den gefährlichsten Folgen vielfältigster neurologischer Erkrankungen. Mindestens die Hälfte der Patienten mit Schlaganfall oder schwerem Schädelhirntrauma (50- bis 65 %) weisen initial eine Schluckstörung auf. Aspirationspneumonie, eine Folge der Dysphagie, ist die häufigste Todesursache institutionalisiert lebender älterer, an Demenz (80- bis 90 %) sowie an Parkinson (80 %) erkrankter Personen. Auch wenn die Gegenwart uns lehrt, dass wir nicht ansatzweise mögliche Veränderungen unserer Lebenswelt innerhalb eines Jahrzehnts voraussehen können, so droht zumindest auf Grundlage aktueller Demographie eine dramatische Überalterung der Gesellschaft. Für den deutschsprachigen Raum wird eine Zunahme des Bevölkerungsanteils der ab 65-Jährigen von derzeit 20 % auf 30 % im Jahr 2050 prognostiziert, die Zahl der ab 85-Jährigen wird sich fast verdreifachen. Eine unvermeidbare Folge dieser Entwicklung ist das erhöhte Aufkommen altersassoziierter Erkrankungen: Krankheitsbilder wie Demenz, Schlaganfall oder Krebserkrankungen und damit einhergehende Begleit- und Folgeerkrankungen kommen in der Altersgruppe der ab 65-Jährigen gehäuft vor. Dysphagie, als eine dieser Folgeerkrankungen, zählt damit zu den häufigsten Erkrankungen im Alter.

Dysphagien stellen für Betroffene zum einen ein Risiko für das gesunde Leben und das Weiterleben an sich dar. Sie schränken die Lebensqualität in erheblichem Maße ein, führen häufig auch zu sozialem Rückzug und Depression. Neben der bestehenden Gefahr einer quantitativen Malnutrition oder Exsikkose sind Pneumonien nach Aspirationsgeschehen potenziell tödlich. Die Kosten für die Gesellschaft sind bspw. durch wiederholte Krankenhausaufenthalte, künstliche Ernährung und auch Antibiosen erheblich. Eine maximal effektive Behandlung vor allem aufgrund der prognostizierten gesellschaftlichen Umbrüche ist notwendig. Erste Ergebnisse der tDCS bei Dysphagien nach vaskulärem Geschehen sind vielversprechend. Für andere Ätiologien, bspw. der Dysphagie bei dementiellen oder entzündlichen (40 % Vorkommenshäufigkeit Dysphagie) Erkrankungen, ist die tDCS bislang nicht belastbar evaluiert.[1]

Schlaganfälle sind die häufigste Ursache für Dysphagien. Die Inzidenz wird mit 50 % angegeben. Die zunehmende diagnostische Präzision und Sensibilisierung weisen diesen Bereich jedoch eher als unterdiagnostiziert aus, der reale Anteil dürfte wesentlich höher liegen. Innerhalb weniger Tage bildet sich eine Vielzahl an vaskulär bedingten Dysphagien zurück, ein Viertel der Schlaganfallpatienten verbleibt längerfristig dysphagisch. Vor allem Hirnstamminfarkte sind mit einer schlechten Prognose versehen.

Neuronales Korrelat von Dysphagien

Ziel dieses Kapitels kann keine vollständige Abbildung aller Forschungsresultate zur Identifikation des neuronalen Korrelats von Dysphagien sein. Zur Herleitung möglicher und möglichst effektiver Stimulationsprotokolle soll aber eine Zusammenschau des aktuellen Forschungsstands gelingen, auch um bereits erzielte Ergebnisse zur neuromodulatorischen Wirkung von tDCS bei Dysphagie einordnen zu können.

Der Schluckvorgang bedarf sowohl motorisch ausführender, sensorischer Informationen sowie Feedback-Schleifen im Groß- und Kleinhirn sowie Hirnstamm. Die willkürlichen Anteile in der präoralen und oralen Vorbereitungs- und Transportphase können beeinträchtigt sein, aber auch die Störung kognitiver Funktionen kann sich auf den Schluckakt auswirken. Läsionen im Bereich des Gyrus praecentralis sind häufig mit einer kontralateralen Störung der myofunktionellen Kontrolle assoziiert, Hirnstamminsulte mit einer eingeschränkten Sensibilität der beteiligten oralen Strukturen sowie der Auslösung der pharyngealen Schluckphase, der Larynxelevation, des Glottisschlusses sowie der Relaxation der cricopharyngealen Muskulatur.

---

1 Die adäquate Behandlung von Dysphagien bei institutionalisierten Älteren muss, bevor hier tDCS evaluiert werden kann, in der Regelversorgung stärker und idealerweise als Automatismus verankert werden: Eine am Institut für Logopädie in Graz durchgeführte und noch unveröffentlichte Vorstudie zeigt eine nicht erkannte Dysphagie bei 75 % der untersuchten 250 steirischen Pflegeheimbewohner:innen und eine in Summe nicht adäquate Versorgung bei gleichzeitig sehr hoher Compliance des Pflegepersonals zur Zusammenarbeit. In keinem Fall war eine logopädische Versorgung gegeben. Dem Pflegepersonal sind die Auswirkungen von Dysphagien und ausbleibender Logopädie bekannt, jedoch wird die Inzidenz mit 15 % dramatisch unterschätzt. Eine Kooperation mit Pflegenden, eine Sensibilisierung aller Beteiligten für die Dysphagien im Alter und der gesellschaftliche Wille zur grundständigen hochfrequenten logopädischen Versorgung wäre hier auch ohne Therapieadjuvanz bereits eine deutliche und wünschenswerte Verbesserung.

Aus dem Großhirn, genauer aus dem unteren Bereich des primär-sensomotorischen Kortex (frontoparietales Operculum), projizieren schluckrelevante Axone (kortikobulbäre Fasern) gekreuzt wie ungekreuzt zum Hirnstamm (Mittelhirn, Pons und Medulla oblongata). Die Repräsentation der schluckrelevanten Muskulatur, die kortikale Topographie, verortet die ösophageale Muskulatur dorsal, orale Muskulatur ventral, pharyngeale Muskulatur dazwischen (Hamdy et al. 1996). Die vordere Insel aktiviert zusätzlich während der nicht-reflektorischen Schluckphase.
Dass trotzdem einseitige kortikale Läsionen zu Dysphagien führen, ist mit der Schluckdominanz zu erklären: Eine anatomische und funktionelle Asymmetrie der kortikalen Repräsentation konnte nachgewiesen werden: Eine Hemisphäre ist für den Schluckakt verantwortlich, eine klare Rechts- oder Linksverteilung ist hier bislang nicht erkennbar. Betrifft eine Läsion das frontoparietale Operculum der schluckdominanten Hemisphäre, resultiert eine Dysphagie. Einseitige Läsionen des nicht-dominanten Schluckkortex führen hingegen eher nicht oder zu einer sich rasch zurückbildenden, leichten Dysphagie. Häufiges Symptom einer einseitigen Läsion des Schluckkortex ist eine verzögerte Schluckreflexauslösung, oft mit der Komplikation einer prädeglutitiven oder intradeglutitiven Aspiration. Beidseitige Läsionen im frontoparietalen Operculum oder im Verlauf der kortikobulbären Fasern heben die Fähigkeit der willentlichen Schluckaktauslösung auf oder erschweren sie erheblich. Subkortikal führen Läsionen der oberen Medulla oblongata zu einer Störung der Planung der motorischen Kontrolle, resultierend z. B. in einer Öffnungsstörung des oberen Ösophagussphinkters. Läsionen des zweiten Motoneurons bedingen dabei ipsiläsionale Paresen der Pharynxmuskulatur.

Aktueller Stand der tDCS-Forschung

Der aktuelle Forschungsstand speist sich aus einer vergleichsweise großen Studienanzahl. Methodische Unschärfen in der Berichterstattung, heterogene Kohortengrößen und Ätiologien erschweren jedoch auch in diesem Bereich eine klare Aussage. Nach der exemplarischen Diskussion einzelner Studien kann auf erste vergleichende und zusammenfassende Meta-Daten zurückgegriffen werden.

Akut-chronisch, kontralaterale atDCS

In einer randomisierten, kontrollierten Studie (n = 40) wurden Patienten 2–12 Monate nach Auftreten vaskulär bedingter Läsionen im Bereich des Hirnstamms acht Wochen lang mit atDCS (1,6 mA, 20 min, 4,5 x 6 cm Anode kontraläsional über T3-C3, kontralaterale Referenz auf der Schulter) oder Sham behandelt (Mao et al. 2022). Die kontraläsionale Stimulation wird mit der Vermeidung potenziell auftretender Epilepsien begründet. Ob eine, und bejahendenfalls welche, Intervention simultan zur Stimulation stattgefunden hat, verbleibt unklar. Jedenfalls wurden beide Gruppen während der acht Wochen begleitend mit einem myofunktionellen Training, Atemtherapie und einer nicht näher beschriebenen peripheren laryngealen Elektrostimulation behandelt. Weiterhin wurden alle Patienten ohne weitere Indikationsstellung oder Klärung von Ausschlusskriterien, wie therapierefraktärer Reflux, und trotz der Gefahr schwerwiegender und teilweise lebensbedrohlicher Nebenwirkungen entgegen der Empfehlung des zuvor durchgeführten, einjährigen, konservativen Therapieversuchs mit pneumatischer Dilatation des oberen Ösophagussphinkters achtmal am Tag, sechs Tage die Woche für acht Wochen behandelt. Die Autorengruppe nennt weiterhin Akupunktur und hyperbare Sauerstoffbehandlung als Standardverfahren für die Dysphagietherapie – entgegen etablierten Leitlinien. Weitere Bausteine einer funktionellen Dysphagietherapie fanden nicht statt. Mittels VDS (functional Dysphagia Scale based on videofluoroscopic studies) (Han et al. 2001) wurde der Therapie-Outcome evaluiert. Die idealerweise komplementäre FEES, mit der Speichelaufstau sichtbar oder eine Beurteilung der Stimmlippen ohne Strahlenbelastung möglich wäre, wurde nicht durchgeführt. Beide Gruppen profitierten von dieser Intervention, die Verumgruppe zeigte jedoch ein signifikant weniger pathologisches Schluckmuster in der Videofluoroskopie. Weitere Outcome-Parameter, wie Hämoglobinwerte, wurden als Zeichen einer verbesserten oralen Nahrungsaufnahme infolge einer reduzierten Dysphagie gewertet. Jedoch: Die genannten Parameter sind aufgrund ihrer Abhängigkeit von einer Vielzahl hier nicht kontrollierter Faktoren, um mit dem Eisengehalt der Nahrung nur einen zu nennen, nicht so eindeutig zu interpretieren. Zum anderen wurde der Prozess der Nahrungsaufnahme respektive die Veränderung des Ernährungsstatus zumindest nicht berichtet, möglicherweise nicht standardisiert. Die Wirkweise der konvexitätsnahen tDCS erklären die Autoren mit einer durch den Schlaganfall beeinträchtigten Sensomotorik und einer Kompensationsfunktion kontraläsionaler Areale.

Akut, ipsiläsionale atDCS

Eine weitere Studie (Wang et al. 2020) applizierte über 20 Tage an 28 Patienten mit Hirnstamminfarkt mit einem onset von mehr als einem Monat atDCS (1 mA, 5 x 5 cm Elektroden, physiologisch wirksame Referenz kontraläsional supraorbital) oder Sham. Die Anode wurde 3 cm anterior und 6 cm lateral zum Vertex ipsiläsional platziert. Simultan und hinsichtlich Inhalt und Ablauf nicht detaillierter als hier beschrieben fanden eine Dysphagietherapie und pneumatische Dilatationen des M. cricopharyngeus statt. Beide Gruppen profitierten und zeigten eine signifikante Verbesserung in der Functional Oral Intake Scale (FOIS) (Crary et al. 2005) und VFSS (Scheeren et al. 2014) sowie der pharyngoösophagealen Öffnung (pharyngoesophageal segment opening [PESO]) (Ertekin et al. 2001). Dabei zeigte die Verumgruppe nicht nur signifikante, sondern erhebliche Verbesserungen in allen Outcome-Parametern. Die Autoren führen die deutlichen Effekte auf den Umstand zurück, dass die eingeschlossene Klientel in dieser Studie hinsichtlich des Dysphagieschweregrades (schwer) und der Ätiologie (Dysfunktion der cricopharyngealen Muskulatur) sehr homogen selektiert war.

In einer randomisierten, kontrollierten Studie (Yang et al. 2012) wurde 16 Patienten nach akutem (25 Tage) Schlaganfall während 10 Sitzungen atDCS (1 mA, 20 min, 25 cm^2 Elektroden, aktive Referenz kontralateral supraorbital) oder Sham simultan zur Dysphagietherapie appliziert. Die Therapie wurde individuell ausgerichtet und enthielt Komponenten funktioneller Dysphagietherapie wie Positionierung, Kostanpassung, Schluckmanöver, thermal-taktile Stimulation und myofunktionelle Übungen. Die Anode wurde über der betroffenen Hemisphäre über denjenigen kortikalen Arealen angebracht, die – in einer Studie zur kortikalen Topographie der Schluckmuskulatur mit 20 gesunden Teilnehmern – maximale Amplituden per transkranieller Magnetstimulation kortikal evozierter EMG der Pharynxmuskulatur zeigten (rechts anterior 4,6 cm und lateral 6,15 cm von Vertex, links anterior 4 cm und lateral 7,1 cm von Vertex). Im unmittelbaren Nachtest zeigten sich keine differentiellen Effekte, beide Gruppen profitierten von der Therapie und Spontanremission, durch tDCS konnte kein zusätzliches rehabilitatives Potential ausgenutzt werden. Zum 3-monatigen Follow-up konsolidierten die Ergebnisse in der Placebogruppe auf unverändertem Niveau, die Verumgruppe zeigte eine weitere deutliche Verbesserung in Form einer deutlichen Reduktion des Punktwerts in der Functional Dysphagia Scale (FDS), jedoch keine Veränderungen in der oralen und pharyngealen Transportzeit. Unter Umständen konnte eine Freiwerdung rehabilitativen Potentials durch Reduktion anderer rehabilitativer Einflüsse, wie die der Spontanremission, durch tDCS ausgenutzt werden. **Vielleicht sehen wir in diesen Ergebnissen ein Zusammenspiel aus Rehabilitationsprozessen innerhalb eines Rehabilitationspotentials: Schöpfen die Rehabilitationsprozesse das Rehabilitationspotential aus, kann eine Fazilitierung durch externe tDCS nicht effektivitätssteigernd wirken. Erst wenn das Potential nicht limitierend wirkt, und die kumulierte rehabilitative Wirkung aller ablaufenden Rehabilitationsprozesse nicht das gesamte Potential ausschöpft, kann tDCS fazilitierend wirken.**

Die Identifikation der zugrunde liegenden Prozesse wird durch den Befund erschwert, dass der einzige mittels Positronen-Emissions-Tomographie (PET) untersuchte Patient der Verumgruppe einen regional erhöhten Glukosemetabolismus kontraläsional und -lateral im somatosensorischen Kortex zeigte, der sich mittels FDG-PET (zur Identifikation von Zellen mit erhöhtem Glukosemetabolismus) nicht bestätigen ließ.

Chronisch, bihemisphärische atDCS

26 Patienten (6 Monate post onset) wurde in 10 Sitzungen atDCS (25 cm^2 Elektroden, 1 mA, 20 min) unter Verwendung von zwei getrennten Stromkreisen appliziert. Die Anode des ersten Stromkreises wurde linkshemisphärisch über dem Areal des Mo-

torkortex angebracht, dem topographisch die Innervation des Pharynx zugeordnet wird, die physiologisch aktive Kathode supraorbital kontralateral (Ahn et al. 2017). Der zweite Stromkreis stimulierte entsprechend rechtshemisphärisch den Motorkortex respektive kontralaterale frontale Areale. Im Vergleich zu einer Montage mit jeweils zwei Anoden und Kathoden einer Stromquelle wurde hier mit der räumlichen Trennung die Gefahr des physiologisch unwirksamen Abflusses des Stroms zwischen den Elektroden verhindert. Simultan fand eine therapeutische Intervention unter Verwendung von restituierenden und kompensatorischen Inhalten statt. Anders als der Titel vermuten lässt, handelt es sich nicht um eine anodale Stimulation, da physiologisch aktive Referenzelektroden verwendet wurden. Unmittelbar nach der Intervention zeigte die Verumgruppe in der Dysphagia Outcome and Severity Scale (DOSS) (O'Neil et al. 1999) eine signifikante Zunahme um ca. 0,5 Punkte von 3,46 auf 4,08 Punkte, die Kontrollgruppe von 3,08 auf 3,46. Die Besserung der Kontrollgruppe verfehlt mit $p = .06$ das gesetzte Alpha-Fehlerniveau nur knapp. Beachtet werden muss weiterhin, dass diese Punktwerte als Einschätzung auf einer Rating-Skala zustande gekommen sind und damit die vorgenommene Mittelwertbildung nicht zulässig ist. Verdichtende Beobachtungen wie Rating-Skalen sind zudem besonders anfällig für Beurteilungsfehler. Die Differenzierung der DOSS zwischen Level 3, das als moderate Dysphagie, und Level 4, das als mild-moderate Dysphagie beschrieben wird, zeigt deutlichen Ermessensspielraum und eine hohe Trennungsunschärfe. Summativ kann durch die methodische Unsicherheit und die nummerisch sehr vergleichbaren Daten beider Gruppen entgegen der euphorischen Berichterstattung der Autoren an dieser Stelle der klare Profit der Verumgruppe nicht erkannt werden.

Fazit

Prinzipiell scheinen verschiedene Arten der physikalischen zentralen und peripheren Neurostimulation eine Linderung der Dysphagie-Symptome nach Schlaganfall respektive eine Intensivierung der Therapieeffekte erreichen zu können (Wang et al. 2021; Li et al. 2021). Die Datenlage für tDCS bei Dysphagie ist wesentlich größer als in anderen Bereichen wie bspw. Redeflussstörungen; Metaanalysen wurden durchgeführt: In eine Metaanalyse zum Einsatz von tDCS bei Dysphagie wurden die oben genannten und weitere Studien eingeschlossen (n = 15, 787 Probanden: 393 Kontrollgruppe, 394 Verumgruppe) (He et al. 2022). Die Datenqualität der eingeschlossenen Studien schwankt ebenso sehr, wie sich Klientel und Methodik heterogen zeigen, in Summe wohl eine Folge des explorativen Charakters. Erste Hinweise geben diese Daten jedoch insofern, als dass die bilaterale Stimulation der unilateralen überlegen zu sein scheint. Die bilaterale Repräsentation des Schluckvorgangs verleiht diesem Ergebnis Plausibilität. Die Effektstärke für die bilaterale Stimulation übertraf die von Stimulationsprotokollen mit unilateraler Stimulation der nicht betroffenen Hemisphäre, die jedoch auch einen effektiven Einfluss auf die Rehabilitation von Dysphagien haben können. Diese Ergebnisse, die sich vor allem auf die frühe Erkrankungsphase beziehen, könnten sich bei längeren Erkrankungsdauern ändern: Eine Applikation von tDCS zeigt auch im chronischen Stadium einen moderaten Effekt. Das therapeutische Fenster liegt mit starken Effekten einer anderen Übersichtsarbeit aber klar in der Akutphase (n = 10, Verumgruppe 187, Kontrollgruppe 156) (Lin et al. 2022). Prozesse der kortikalen Reorganisation und kompensatorische Aktivierung des pharyngealen, kontraläsionalen Motorkortex scheinen in der Akutphase besonders von tDCS zu profitieren. Möglicherweise ist mit zunehmender Dauer der Erkrankung der Wechsel zur läsionalen Stimulation indiziert. Die langsame Abnahme einer initialen, rechtshemisphärischen Überaktivierung mit langsam beginnender Zunahme der linkshemisphärischen Aktivierungsamplitude im ersten Jahr bei Aphasien zeigt die Notwendigkeit, Stimulationsprotokolle auch auf die Erkrankungsdauer abzustimmen.

Die höhere Effektivität höherer Stromstärken (1.6–2 mA) könnte durch die erhöhte Exzitabilitätsmodifikation auch subkortikaler Areale erklärt werden. Eine weitere Metaanalyse (Marchina et al. 2021) bestätigt auf Basis von sieben RCTs (115 Verumgruppe, 102 Sham, 173 mit Ischämie) für Patienten mit Dysphagie nach vaskulärem Geschehen die prinzipielle Effektivität von atDCS. Die Evaluierung des Einsatzes von tDCS bei Dysphagien anderer Ätiologien steht überwiegend noch aus. Erste, wenige, Pilot-/Machbarkeitsstudien bspw. an multiplen Einzelfällen, z. B. bei Multipler Sklerose (Cosentio et al. 2018), weisen jedoch auch hier kleine Verbesserungen in klinischen Skalen zur Beurteilung der Schluckfunktion aus. Die Ergebnisse sind aufgrund kleinster Fallzahlen und fehlender Kontrollen jedoch vorsichtig zu interpretieren und bedürfen zwingend weiterer Forschung.

Anwendungsbeispiel

Auf Grundlage der bisherigen Datenlage erscheint es vielversprechend, tDCS wie folgt in die Dysphagietherapie zu integrieren und ihren Nutzen weiter zu evaluieren:

- online-tDCS mit simultan einsetzender und stattfindender therapeutischer Intervention
- atDCS bilateral mit 2 mA, 5 x 7 cm Anode über 20 min zwischen C3/T3 und C4/T4
- Referenzelektrode supraorbital physiologisch inaktiv

Transkranielle Gleichstromstimulation bei Stottern

Stottern

Stottern wird als Störung des physiologischen Sprechflusses und des zeitlichen Ablaufs des Sprechens definiert. Anstelle einer klar identifizierbaren Ätiologie wird eine multifaktorielle ätiologische Bedingungskonstellation beschrieben: Nach disponierenden und auslösenden Faktoren führen aufrechterhaltende Faktoren zur Chronifizierung (Johannsen & Schulze 1993). Die AWMF-Leitlinien konsentierten in diesem Geschehen eine hohe Erblichkeit und begleitend Einflüsse der nicht geteilten Umwelt (Neumann et al. 2016). Eine retrospektive Ursachenzuschreibung auf soziale oder psychische Ereignisse entspringt dabei sicher einem Kausalitätsbedürfnis, setzt aber fälschlicherweise Koinzidenz mit Kausalität gleich.
Die Auswirkungen von Stottern auf die Lebensrealität und das emotionale Geschehen können schwerwiegend sein. Dies kann Ängste umfassen, bestimmte Vokale oder Konsonanten aussprechen zu müssen, Ängste, in sozialen Situationen beim Sprechen Stottersymptome zu zeigen. Es kann zu selbst auferlegter Isolation, Angst, Stress, Scham, einem geringen Selbstwertgefühl und der Sorge, ein mögliches Ziel von Mobbing zu werden, führen oder zu Verwendung von Wortsubstitution und der Neuanordnung von Wörtern in einem Satz, um Stottern zu verbergen, sowie ein Gefühl des „Kontrollverlusts" während des Sprechens beinhalten. Stottern kann die Bildungs- und Berufschancen verringern (O'Brian et al. 2011) und die Lebensqualität beeinflussen (Craig et al. 2009).
Während chronifiziertes idiopathisches Stottern derzeit nicht kausal behandelt werden kann, bestehen vielfältige therapeutische Handlungsoptionen. Eine adäquate Logopädie führt zwar zu einer deutlichen Verbesserung der Symptome, doch können die erzielten Gewinne nur bei kontinuierlichem Training aufrechterhalten werden (Kell et al. 2009). Zusätzlich konfrontieren verhaltenstherapeutische, übungsbasierte Ansätze mit den Symptomen, woraus eine reduzierte Motivation der Betroffenen resultieren kann. Summativ wäre das Potential einer Therapieadjuvanz zur Beschleunigung und Stabilisierung der klinischen Ergebnisse ein vielversprechender Beitrag zur bestmöglichen Versorgung.

Neuronales Korrelat von Stottern im Erwachsenenalter

Ziel dieses Kapitels kann weder eine vollständige Abbildung aller Forschungsresultate zur Identifikation des neuronalen Korrelats von Stottern noch eine Lösung konträrer Ergebnisse sein. Zur Herleitung möglicher und möglichst effektiver Stimulationsprotokolle soll aber eine Zusammenschau des aktuellen Forschungsstands gelingen, auch um bereits erzielte Ergebnisse zur neuromodulatorischen Wirkung von tDCS bei Stottern einordnen zu können.

Auch wenn die Ätiologie des Stotterns nach wie vor nicht eindeutig geklärt ist, werden zunehmend deutliche funktional-neuroanatomische Unterschiede in den Gehirnen von stotternden und nicht stotternden Menschen beschrieben. Aktuelle Arbeiten mit stotternden Kindern im Alter von 3 bis 5 Jahren zeigen, dass bereits mit Einsetzen der Stottersymptomatik atypische Muster neuronaler Aktivität und Konnektivität identifiziert werden können (Chang et al. 2015). Aber: Die zahlreichen Bemühungen zur Identifikation eines potenziellen neuronalen Korrelats des idiopathischen Stotterns haben weder hinsichtlich der Anatomie noch der Funktion des Gehirns ein einheitliches, konsentiertes Bild schaffen können. Vor allem Versuche, die Ursache des Stotterns in einzelnen Regionen des Gehirns zu verorten, erscheinen teils unvereinbar. Die Gesamtschau der Ergebnisse verdeutlicht: Es scheint die eine verantwortliche Region nicht zu geben.

Da die Repräsentation der Sprache zunehmend eher als Netzwerk verstanden werden muss (van den Heuvel & Sporns 2013; Friederici & Gierhan 2013), können auch Ansätze, die Stottern im Rahmen einer netzwerkartigen Architektur verorten, die vorliegenden Befunde zu neuronalen Korrelaten des Stotterns eher integrieren. Bei der Wahl des Stimulationsortes ist dieser Befund ebenso zu berücksichtigen wie die Fragestellung, ob es sich bei den veränderten Aktivierungen um eine pathologische Veränderung oder nicht doch um eine unterstützende, kortikale Kompensation handelt. Im ersten Fall resultierte daraus das Bestreben, durch tDCS ein physiologisches Aktivierungsniveau zu erzielen. Genau konträr wäre im zweiten Fall das Ziel, die vom physiologischen Muster abweichenden Muster noch zu intensivieren.

Die vorliegenden Befunde zur Erklärung des Phänomens Stottern scheinen nahezulegen, dass auf sprachfunktionaler Ebene sowohl Prozesse der Planung als auch der Ausführung selbst initiierter, intrinsisch zeitlich geplanter Lautsequenzen beeinflusst sind. In diese Prozesse maßgeblich involviert sind zum einen kortikal die Areale des Motorkortex und der auditiven Verarbeitung in der linken Hemisphäre, die Sprechmotorplanung und Ausführung mit Unterstützung des sensorischen Kortex. Zum anderen ist die Verbindung Kleinhirn, Basalganglien und Kortex, die für die zeitliche Grundstruktur der Sprache verantwortlich ist, beteiligt. Die Koordination dieser beiden neuronalen Schleifen bedarf der Interaktion einzelner Komponenten untereinander (Chang et al. 2019). Ein subkortikal-kortikales Modell für die Sprachwahrnehmung und -produktion, das in diesem Zusammenhang in Betracht gezogen werden könnte, wird von Kotz und Kollegen vorgeschlagen (Kotz & Schwartze 2010; Kotz et al. 2016).

Dieses Modell schlägt einen auditiven, zerebellaren, thalamus-frontal-striatalen Kreislauf vor: Konkret interagieren die auditorischen kortikalen Bereiche mit dem zeitlichen Verarbeitungssystem (Basalganglien und Kleinhirn), um grundlegende zeitgesteuerte Routinen während des Spracherwerbs zu etablieren, die die Grundlage für den Erwerb fortgeschrittener anspruchsvoller Verhaltensweisen bilden (z. B. längere Sequenzen von Sprachlauten). In diesem Rahmen wird angenommen, dass der Beitrag der Basalganglien auf eine ergänzende Funktion reduziert wird, sobald die Routinen erworben sind, während das Kleinhirn weiterhin aktiv an der Berechnung sensorischer Informationen beteiligt ist. Laut Kotz und Kollegen können auditive Informationen über neurale Bahnen zwischen dem Kleinhirn und den Kernen der Cochlea an das zeitliche Verarbeitungssystem des Kleinhirns übermittelt werden. Das Kleinhirn wiederum projiziert über den Thalamus zum frontalen Cortex (PreSMA/SMA), der zu den Basalganglien weiterleitet.

Eine der kortikalen Verbindungen, die maßgeblich mit Stottern assoziiert werden, ist der frontale Aslant Trakt (FAT), der den Gyrus frontalis inferior ipsilateral mit dem Gyrus frontalis superior verbindet (Neef et al. 2016). Eine stärker ausgeprägte Verbindung des rechten inferior frontal Gyrus (IFG) über den FAT ist mit Stottersymptomen assoziiert ebenso wie eine Unterbrechung oder Unteraktivierung des linken FAT (Dick et al. 2019; Kemerdere et al. 2016). Nach operativer Unterbrechung des linken FAT trat erworbenes Stottern auf, das in der Symptomatik dem idiopathischen glich.

Auch ein reduziertes Volumen der grauen Masse und ein reduzierter kortikaler Umfang werden als neuronales Korrelat diskutiert (Kell et al. 2009; Beal et al. 2015).

Die methodisch stark differierenden Studien zeichnen ein wenig kongruentes Bild der rechtshemisphärischen Beteiligung an Stottersymptomen, sie berichten sowohl über Zusammenhänge von erhöhter Aktivierung mit einer Verbesserung des Sprechflusses als auch einer Zunahme an Stottersymptomen (Karsan et al. 2022). Doch auch hier können die vorliegenden Befunde in einem Modell zusammengefasst werden: Das GODIVA-Modell (Bohland et al. 2010) ist eine biologisch plausible neuronale Modellierung von Sprachlautsequenzierung und motorischer Initiierung. In der Gesamtbetrachtung der Ergebnisse kommen Bohland und Kollegen zur Schlussfolgerung, dass es sich beim Stottern um ein Kerndefizit des Feedforward-Kontrollsystems der linken Hemisphäre handelt. Dieses Defizit erzwingt eine übermäßige Abhängigkeit von Feedback-Kontrollmechanismen der rechten Hemisphäre, was schließlich zu morphologischen Veränderungen der rechten Hemisphäre führt, die bei stotternden Erwachsenen beobachtet werden. Diese Interpretationen warten auf eine Bestätigung durch Studien mit stotternden Kindern, um möglicherweise dazu

beizutragen, die Rolle von Homologen der rechten Hemisphäre bei flüssiger Sprache und stotterndem Sprechen zu klären.
Generell scheint das kortikale Aktivierungslevel angehoben zu sein: Menschen, die stottern, rekrutieren mehr kortikale Ressourcen als nicht-stotternde Sprecher (De Nil et al. 2003).
Um auf Grundlage dieser Befundlage effektive Stimulationsprotokolle abzuleiten, bedarf es der Interpretation, inwiefern vom physiologischen Muster abweichende Aktivierungen für Stottersymptome verantwortlich sein können oder aber einen Kompensationsmechanismus darstellen: Einerseits wurde die Überaktivierung des rechten IFG als Kompensationsmechanismus der mangelhaften Aktivierung im linken IFG interpretiert, in anderen Studien wurde hier die Ursache des Stotterns verortet (Kell et al. 2009). Diese Frage kann an dieser Stelle nicht beantwortet werden: Stattdessen kann der Einfluss verschiedener Stimulationsprotokolle infolge der mit einer Inhibition oder Fazilitierung auftretenden Veränderung der Symptome auch zu einem Rückschluss auf das neuronale Korrelat dienen. Zudem bedarf es des Einbezugs neuronaler Korrelate therapieinduzierter Symptomveränderungen, um diese Effekte ggf. verstärken zu können.

Kortikale und subkortikale Areale mit Redefluss-assoziierten Veränderungen des Aktivierungsmusters, ergänzt nach Chang et al. 2019:

	Aktivierungspeak bei persistentem Stottern	Aktivierungspeak nach Stottertherapie	Unteraktivierung bei persistentem Stottern
Areale	Rechter IFG Brown	Linker IFG	Linker IFG
	Rechter Motorkortex, ventraler Prämotorischer Kortex	Gyrus temporalis superior	
	Gyrus supramarginalis, inferiorer Parietallappen	Thalamus	
	Rechtes Cerebellum (Nucleus dentatus)	Linkes Cerebellum	
Verbindungen	FAT rechts		FAT links

Aktueller Stand der tDCS-Forschung

In bisherigen Studien wurde die neuromodulatorische Wirkung von tDCS mit dem Ziel der Verbesserung der Sprechflüssigkeit untersucht. Der Aufbau der Stimulationsprotokolle folgt dabei den Befunden der Bildgebung maßgeblich in Bezug auf den IFG.

Juveniles Stottern, repetitive atDCS links

22 stotternde Kinder (8–12 Lj.) wurden in einem zweiarmigen Design über 15 Sitzungen innerhalb von 3 Wochen mit 2 mA atDCS oder Scheinstimulation über dem IFG links (5 x 7 cm Elektrode, physiologisch aktive Referenzelektrode supraorbital kontralateral) behandelt (Aval 2021). Leider fehlt jeglicher Hinweis auf eine methodische Intervention für die Zeit während der Stimulation: Weder therapeutische Interventionen noch eine Art der Standardisierung eines Verhaltensprotokolls wurden offenbar angestrebt. Für die Interventionsgruppe wird eine Reduktion der Stotterfrequenz, erhoben mit dem SSI-4 (Riley 2009), und sprachassoziierter Ängste berichtet. Außer den fehlenden methodischen Details erfolgen auch keine Kontextualisierung zur aktuellen Forschungslage und Interpretation möglicher Wirkweisen: Es wird auf Studien verwiesen, die ebenfalls tDCS bei Stottern evaluiert hätten, tatsächlich handelt es sich dabei um Studien zur Rehabilitation von Schlaganfallpatienten mit Sprechapraxie und Aphasie. Die Wirkung der frontalen Kathode in räumlicher Nähe des rechten IFG, jedenfalls über frontalen Arealen, könnte ebenso einen Einfluss auf die Sprechperformanz ausgeübt haben. Die Ergebnisse lassen sich in die aktuelle Literatur, die nach einer symptomreduzierenden Verhaltenstherapie Aktivierungszunahmen im linken IFG beschreibt, einordnen. Das repetitive Protokoll, in dieser Studie als eines der wenigen ohne parallele sprachtherapeutische Intervention, schien die strukturelle Plastizität anzuregen, die Ergebnisse zeigten sich auch noch im Follow-up nach sechs Wochen konsolidiert. Auch wenn die Fragestellung, inwiefern remittierende Prozesse durch tDCS fazilitiert werden können, interessant ist, bestehen aktuell rechtliche Einwände beim Einsatz von tDCS bei Kindern. Des Weiteren weicht die Größenrelation zwischen den im Erwachsenenbereich etablierten Elektroden von der Größe der kindlichen Schädel ab, die räumliche Auflösung der tDCS differiert stark.

Adultes Stottern, atDCS links

In einem zweiarmigen RCT (n = je 15) wurde atDCS (1 mA, 20 min, 5 x 7 cm über inferior frontalem Cortex links, aktive Kathode kontralateral supraorbital) über 5 Tage appliziert (Chesters et al. 2018). Während der Sitzungen wurden sprechflüssigkeitsfördernde Übungen, wie Schatten-/Unisonosprechen und Sprechen zu einem externen Taktgeber, durchgeführt, um zu verhindern, dass eine mögliche Wirkung der tDCS sprechunflüssigkeitsfördernde Bedingungen verstärkt. Nur in der Verumgruppe reduzierte sich eine und sechs Wochen nach Intervention der prozentuale Anteil an Unflüssigkeiten während des Lesens. Eine Reduktion der spontansprachlichen Symptome war nur in der ersten Woche nach Stimulation nachweisbar. Da beide Aufgaben Bestandteil des SSI-4 sind, reduzierte sich der Schweregrad in diesem Instrument jedoch zu beiden Zeitpunkten. Nicht in die Interpretation der Daten einbezogen wurden zum einen der Adaptationseffekt und die Verringerung der Symptomrate auf bis zu 50 % beim wiederholten Lesen von Texten sowie eine mögliche

Erklärung der Symptomverringerung in dieser Modalität, ohne dass eine spezifische Fazilitierung der Schriftsprachprozessierung durch tDCS geschehen ist. Dieser Effekt tritt jedoch nur bis zur fünfmaligen Wiederholung von Texten auf. Dann wäre aufgrund des Konsistenzeffektes eine besonders hohe Vergleichbarkeit der Anforderungen, anders als in der Spontansprache, gegeben, die sensitiv für tDCS-induzierte Performanzmodifikationen sein könnte. Die einmalige Durchführung dieses Protokolls führte zu keinen Effekten (Chesters et al. 2017).

Neuronales Korrelat

Die neuronalen Korrelate wurden anhand von 25 Probanden dieser Studie aus beiden Interventionsarmen sowie 15 nicht stotternden Kontrollprobanden erhoben (Chesters et al. 2021): Eine Woche nach Verumbedingung zeigten sich in der univariaten Analyse Aktivierungszunahmen im IFG, der anterioren Insula, dem superioren Temporallappen, dem anterioren Cingulum und supplementär motorischer Areale. Subkortikal zeigte sich eine Aktivierungszunahme im Globus pallidus und im Thalamus. Diese Ergebnisse stimmen mit den bisherigen Bildgebungsbefunden, die nach erfolgreicher Therapie ohne tDCS von einer Aktivierungszunahme bspw. im linken IFG berichtet haben, überein. Auch wenn unklar ist, ob es sich um eine tDCS-induzierte oder eine therapieinduzierte Aktivierungsveränderung handelte, unterstützen diese aktuellen Befunde jene aus dem Bereich der tDCS bei Aphasie (Darkow et al. 2016): Bereinigt um mögliche Korrelate eines geänderten Verhaltens zeigte sich während atDCS über dem linken Motorkortex eine Aktivierungsveränderung einzelner sprachrelevanter Areale sowie des aufgabenrelevanten sprachlichen Netzwerks. Die subkortikale Aktivierungsveränderung in den Basalganglien kann ein deutliches Zeichen für Veränderungen in der internen zeitlichen Planung/Triggerung von Bewegungen sein. Mit dieser Studie ist ein weiterer Hinweis gelungen, dass die Auswirkung von tDCS weit über die Fazilitierung des unter den Elektroden gelegenen Parenchyms hinausgeht.

Anlagen

Die **Auswirkungen verschiedener Anlagen** auf die funktionelle Plastizität wurden an 15 stotternden Erwachsenen in einer doppelt verblindeten Studie evaluiert (Yada et al. 2018). Den Probanden wurde in einer Sitzung nacheinander für jeweils 190 s (2 mA, 5 x 7 cm) über dem linken IFG, dem linken Gyrus temporalis superior und deren jeweiligen rechten Homologen tDCS einer Polarität appliziert: Die aktive (5 x 7 cm) Referenzelektrode der gegenteiligen Polarität wurde stets supraorbital kontralateral angebracht. Diese Modifikation der Anlage erfolgte innerhalb der 5-minütigen Pausen zwischen den insgesamt vier Stimulationsblöcken, eine Sham-Bedingung war zusätzlich enthalten. Zwischen den Sitzungen, in denen entweder nur die Kathode oder Anode variiert wurde und die Referenz supraorbital verblieb, wurde eine Washout-Periode von 24 Stunden eingehalten. Während der Stimulationen wurden Textpassagen gelesen, die sich nicht am gleichen Stimulationstag, aber an den anderen Tagen in der identischen Reihenfolge wiederholten. Einzig für die Montage der Kathode über dem rechten Broca-Homolog in Kombination mit der anodal wirksamen Referenzelektrode supraorbital links wurde eine unmittelbar einsetzende Reduktion der Stotterfrequenz in der simultanen Leseaufgabe beschrieben. Eine Beeinflussung der vorangegangenen Stimulationen auf die nachfolgenden, getestet als Effekt der Blockreihenfolge, trat nicht auf. Im Gegensatz zu bisherigen Studien hat in dieser Studie atDCS links keine Auswirkung gehabt. Eventuell sind linkshemisphärische Veränderungen eher ein Zeichen konsolidierter Therapieeffekte und struktureller Plastizität im Rahmen repetitiver tDCS, während strukturelle Plastizität infolge einer rechtshemisphärischen Inhibition unmittelbar behaviorale Effekte erzielt.

Eine einmalige duale Montage war Gegenstand einer einfach verblindeten, placebokontrollierten Crossover-Studie mit 17 Probanden, in der ctDCS (1 mA, 5 x 7 cm Elektroden, 20 min) über dem rechten IFG kombiniert entweder mit einer kontralateralen, supraorbitalen Referenz (physiologisch aktiv) oder mit einer über dem linken IFG angebrachten Anode appliziert wurde (Karsan et al. 2022). Simultan wurde eine Leseaufgabe zum Metronomtakt durchgeführt. Nur unmittelbar nach ctDCS rechts mit supraorbitaler Referenz trat eine Reduktion der Sprechunflüssigkeiten auf, nach dualer tDCS mit atDCS links nicht. Der Umstand, dass in der ctDCS-Bedingung eine aktive Anode frontale Areale stimuliert hat, wird nicht diskutiert, ebenso wenig die Therapieepikrise der einzelnen Teilnehmenden. Frontale Areale sind wesentlich für die Anwendung von Strategien. Die in diesem nicht verblindeten Protokoll erhobene behaviorale Veränderung nach Kathode rechts und Anode frontal könnte damit theoretisch ebenso mit einer verbesserten Strategieanwendung der Probanden erklärt werden und nicht ausschließlich mit einer Modifikation der unmittelbaren Sprachprozessierung und ihrer sprechmotorischen Ausführung. Zudem sind die gefundenen Effekte in dieser Art der Zusammenfassung statistisch signifikant, jedoch: Von sich unterscheidenden Baselinewerten im Lesen glichen sich die erzielten Werte unter allen drei Stimulationsarten auf sehr ähnliche Werte im Nachtest an: Die Sham-Bedingung wies den geringsten Ausgangswert auf, die duale Bedingung den höchsten. Wenn also auch die duale Bedingung den numerisch mit geringer Differenz höchsten Wert im Nachtest im Lesen aufwies, zeigte diese Bedingung auch die größte Veränderung. In der Konversation wiederum schwanken die Werte sehr nah um den Baselinewert. Inwiefern diese einmalige Applikation eines Stimulationsprotokolls an kleiner Kohorte mit Differenzen in der zweiten Nachkommastelle in Bezug auf die Häufigkeit von Stottersymptomen die prinzipielle Effektivität zu evaluieren vermag, darf hinterfragt werden.

Ohne Effekt blieb eine Studie mit 14 Probanden im Crossover-Design mit zwei Sitzungen: Appliziert wurde Sham oder HD-tDCS (atDCS mit nicht näher spezifizierten

1 x 1 Ringelektroden, 1,5 mA, 20 min) über dem linken supplementär motorischen Kortex (SMA). Die Referenzelektrode mit identischer Stromdichte wurde unmittelbar benachbart über dem als „FCZ" bezeichneten Punkt des 10-20-Systems angebracht (Garnett et al. 2019). Während der Stimulation lasen die Probanden zu einem Metronomtakt, zuvor und im Anschluss fand funktionelle Bildgebung statt. Auch wenn in der Modellierung des Stromflusses eine klare Veränderung der Flächenstromdichte durch die anliegende Anode im darunterliegenden Parenchym errechnet wurde, sind diese Ergebnisse reine Schätzung und abhängig davon, wie präzise das zugrunde liegende Modell die Wirkung tatsächlich prädizieren kann: Eine Einschätzung auf Basis der berichteten Daten verhindert eine Beurteilung, jedoch wäre erstens aufgrund der räumlichen Nähe der Elektroden ein oberflächlicher Abfluss des Stroms ohne tiefe kortikale Penetration denkbar, zweitens ein deutlicherer Einfluss der ebenso physiologisch aktiven Referenzelektrode erwartbar. Das Fehlen performativer Veränderungen könnte ein Hinweis darauf sein, dass der Strom, ohne physiologisch aktiv zu sein, oberflächlich abgeflossen sein könnte.

Fazit

Zusammenfassend kann eine anzustrebende Fazilitierung des linken IFG und eine Reduktion der Aktivierung des rechten Homologs als Grundlage für neuromodulatorische Therapieadjuvanz zugrunde gelegt werden (Kell et al. 2009).

Anwendungsbeispiel

Auf der Grundlage der bisherigen Datenlage erscheint folgendes Stimulationsprotokoll bei Stottern vielversprechend:

- online-tDCS dual mit simultan einsetzender und stattfindender therapeutischer Intervention: Bisherige Interventionen zur Evaluierung der tDCS haben weniger auf Strategieanwendung als auf kurzfristige Symptomreduktion abgezielt, wie verzögertes auditives Feedback oder Takt-/Schattensprechen.
- atDCS linkshemisphärisch mit 2 mA (höhere Stromstärken erhöhen die Wahrscheinlichkeit, auch subkortikale Areale wie die Basalganglien zu erreichen), 5 x 7 cm Anode über 20 min über den IFG (zwischen F7 und C5)
- physiologisch inaktive Referenz kontralateral supraorbital (Fp 2)

Glossar

Akkomodation ist die Fähigkeit eines gesunden Muskels, sich an einen langsam ansteigenden Strom anzupassen, ohne zu kontrahieren. Geht diese Fähigkeit verloren, ist der Muskel elektrisch entartet als Folge einer länger bestehenden Denervierung (s. auch Alpha-Wert)

Alpha-Wert ist ein Maß für die Denervierung eines Muskels (Werte < 3 sind als pathologisch einzustufen)

Ampere (A) Einheit für die elektrische Stromstärke

Anode die oberflächenpositive Elektrode des Stromkreises (Pluspol)

atDCS tDCS-Protokoll, in dem auf die Wirkung der Anode abgezielt wird und die Kathode physiologisch inaktiv gestaltet werden sollte

Chronaxie Nutzzeit der doppelten Rheobase

Coulomb (C) Maßeinheit für die elektrische Ladung (in SI Einheiten: Ampere x Sekunde)

ctDCS tDCS-Protokoll, in dem auf die Wirkung der Kathode abgezielt wird und die Anode physiologisch inaktiv gestaltet werden sollte

Denervierung Unterbrechung der Nervenbahn nach Schädigung des zweiten Motoneurons. Folgen sind schlaffe Lähmungen und elektrische Entartung des Muskels, Alpha-Wert < 3

Dreieckstrom langsam ansteigender und abfallender Stromimpuls, der denervierte Muskulatur besser stimuliert als gesunde

Elektrode Komponente des Stromkreises, die am Gewebe der Probanden angebracht wird

Entartung Elektrische Entartung ist ein Phänomen, das vor allem bei Schädigung des zweiten Motoneurons auftritt. Bei betroffener Muskulatur ist es nicht mehr möglich, durch kurze Impulse im Millisekundenbereich eine Kontraktion zu evozieren

FES	funktionelle Elektrostimulation
Frequenz	Schwingungszahl innerhalb einer Sekunde
Galvanisation	s. Gleichstrom
Gating	beschreibt einen Prozess, durch den irrelevanter Input unterdrückt werden kann
Gleichstrom	Stromform, deren Richtung sich nicht ändert (es gibt einen stetigen Pluspol und Minuspol)
Homöostase	Prozess des Gehirns, der übungs- oder adjuvanzinduzierte Änderungen limitiert
Homolog	identisches Areal des Gehirns auf der anderen Hemisphäre
Impuls	Stromflusszeit von < 1 Sekunde
Impulsbreite	Stromflussdauer (bis 1000 ms) von Impulsen
Impulsgalvanisation	Stromform zur Vorbehandlung des Gewebes vor funktioneller oder neuromuskulärer Elektrostimulation
Interferenzstrom	eine Aktivierung der Reizleitung im Muskelgewebe durch elektrische Aktivierung. Der Interferenzstrom stellt dabei eine Überlagerung (keine Modulation) von zwei Stromformen dar. Meist Mittelfrequenz und Niederfrequenzstrom
IT-Diagramm	Im IT-Diagramm wird der Verlauf des Stromes (i) im Zeitraum (t) graphisch dargestellt.
Kathode	die oberflächennegative Elektrode des Stromkreises (Negativpol)
Mittelfrequenzstrom	Wechselstrom mit einer Frequenz von 1000–100.000 Hz
NMES	Neuromuskuläre Elektrostimulation
Nutzzeit	Mindestzeit eines Impulses, die benötigt wird, um mit möglichst geringer Stromstärke eine motorische Muskelreaktion zu erzeugen
Offlinestimulation	Elektrostimulation und therapeutische Intervention finden nicht simultan, sondern zeitlich getrennt nacheinander statt

Onlinestimulation	Elektrostimulation und therapeutische Intervention starten simultan und laufen simultan ab, ggf. endet die Elektrostimulation früher
Rechteckstrom	Stromimpuls mit sofortigem Anstieg und Abfall (stimuliert denervierte und gesunde Muskulatur)
Rheobase	Schwellenwert, bei dem eine Minimalkontraktion der Muskulatur erreicht wird (wird zur Bestimmung des Akkommodationsquotienten [Alpha-Wert] ermittelt)
Spannung (U)	Stärke einer Spannungsquelle. Elektrische Spannung gemessen in Volt (V)
Strom	Bewegung von Elektronen in Leitern
Stromdichte	Stromstärke in Relation zur Querschnittsfläche
10-20-System	Verfahren der Navigation am Schädel aus der Elektroenzephalografie
tDCS	Gleichstromstimulation, engl.: transcranial direct current stimulation
Volt (V)	Einheit für die elektrische Spannung
Wechselstrom	Stromform, bei der die Elektronen in ihrer Bewegungsrichtung periodisch wechseln (es gibt keinen stetigen Plus- und Minuspol mehr)

Abkürzungen

bpm	beats per minute
CFx	Irregularitätsquotient
DSD	Dys-SAAR-thriediagnostik
DST	Dys-SAAR-thrietherapie
EMG	Elektromyografie
ES	Elektrostimulation
FDS	Functional Dysphagia Scale
FEES	Fiberendoskopische Evaluation des Schluckens
IFG	inferior frontal gyrus, Gyrus frontalis inferior
IFC	Interferenzstrom
IG	Impulsgalvanisation
LTD	Long Term Depression, Langzeit-Depression, dauerhafte Abschwächung der Signalübertragung an den Synapsen von Nervenzellen
LTP	Langzeitpotenzierung
MDR	medical device regulation, Medizinprodukteverordnung
MEP	motorisch evozierte Potentiale
MFS	mittelfrequente Ströme
MPDG	Medizinprodukterecht-Durchführungsgesetz
MPG	Medizinproduktegesetz
NMEAS	neuromuskuläre elektroartikulatorische Stimulation
NMEPS	neuromuskuläre elektrophonatorische Stimulation
NMES	neuromuskuläre Elektrostimulation
OÖS	obere Ösophagussphinkter
PES	pharyngeale Elektrostimulation
PET	Positronen-Emissions-Tomographie
RCT	randomisierte kontrollierte Studie
tDCS	transcranial direct current stimulation, transkranielle Gleichstrom-stimulation
TENS	transkutane elektrische Nervenstimulation
TMS	transkranielle Magnetstimulation

Literatur

A

Ackermann H et al. (2018): Neurogene Sprechstörungen (Dysarthrien), S1-Leitlinie. In: Deutsche Gesellschaft für Neurologie (Hrsg.), Leitlinien für Diagnostik und Therapie in der Neurologie. Online: www.dgn.org/leitlinien (abgerufen am 28.9.2023)

Agostini F, Mangone M, Santilli V, Paoloni M, Bernetti A, Saggini R & Paolucci T (2020): Idiopathic facial palsy: umbrella review of systematic reviews and meta-analyses. Journal of Biological Regulators & Homeostatic Agents, 34(4), 15-25

Ahn Y, Sohn H, Park J, Ahn T, Shin Y, Park M, Ko S & Shin Y (2017): Effect of bihemispheric anodal transcranial direct current stimulation for dysphagia in chronic stroke patients: a randomized clinical trial. J Rehabil Med, 49, 30-35

Alakram P & Puckree T (2011): Effects of Electrical Stimulation in Early Bell's Palsy on Facial Disability Index scores. SA Journal of Physiotherapy, 67(2), 35-40

Almeida A N S de, Cunha D A da, Ferreira S L de Souza, Guimarães B T de Lima, Balata P M Mendes & Silva H J da (2022): Effect of Electrical Stimulation on the Treatment of Dysphonia: A Systematic Review. Journal of Voice, 36(5), 650-660

Antal A, Alekseichuk I, Bikson M, Brockmöller J, Brunoni A R, Chen R, Cohen L G, Dowthwaite G, Ellrich J, Floeel A, Fregni F, George M S, Hamilton R, Haueisen J, Herrmann C S, Hummel F C, Lefaucheur J P, Liebetanz D, Loo C K, McCaig C D, Miniussi C, Miranda P C, Moliadze V, Nitsche M A, Nowak R, Padberg F, Pascual-Leone A, Poppendieck W, Priori A, Rossi S, Rossini P M, Rothwell J, Rueger M A, Ruffini G, Schellhorn K, Siebner H R, Ugawa Y, Wexler A, Ziemann U, Hallett U & Paulus W (2017): Low intensity transcranial electric stimulation: Safety, ethical, legal regulatory and application guidelines. Clin Neurophysiol, 128(9), 1774-1809

Arnold D, Thielker J, Klingner C M, Puls W C, Misikire W, Guntinas-Lichius O & Volk G F (2021): Selective Surface Electrostimulation of the Denervated Zygomaticus Muscle. Diagnostics, 11(2),188, 1-13

Arslan S S, Azola A, Sunday K, Vose A, Plowman E, Tabor L, Singer M, Robison R & Humbert I A (2018): Effects of Submental Surface Electrical Stimulation on Swallowing Kinematics in Healthy Adults: An Error-Based Learning Paradigm. American Journal of Speech-Language Pathology, 27(4), 1375-1384

Aval N (2021): The Effectiveness of transcranial direct current stimulation (tDCS) on improving the severity of stuttering and anxiety in school-aged children who stutter. Practice in clinical psychology, 9(3), 227-236

Avert Group, Avert Trail Collaboration (2015): Efficacy and safety of very early mobilization within 24 h of stroke onset (AVERT): a randomized controlled trial. The Lancet, 386, 46-55

B

Baghi M, Bisdas S, Claassen H, Issing P R, Knecht R, Paulsen F, Müller A, Müller R, Reiß G, Reiß M, Remmert S, Schönweiler B, Schönweiler R & Vogl T J (2009): Larynx. In: Reiß M (Hrsg.), Facharztwissen HNO-Heilkunde. Berlin, Heidelberg: Springer, 561-606

Baijens L W J, Speyer R, Passos V L, Pilz W, van der Kruis J, Haarmans S & Desjardins-Rombouts C (2013): Surface electrical stimulation in dysphagic parkinson patients: A randomized clinical trial. The Laryngoscope, 123(11), E38-E44

Baker J M, Rorden C & Fridriksson J (2010): Using transcranial Direct-Current Stimulation to Treat Stroke Patients with Aphasia. Stroke, 41(6), 1229-1236

Banik A A & Hattiangadi G A (2020): Transcutaneous Electrical Neuromuscular Stimulation (TENS) Along with Traditional Dysphagia Therapy in Patients with Posterior Stroke: A Case Study. Indian Journal of Otolaryngology and Head & Neck Surgery, 72(3), 279-283

Barikroo A & Clark A L (2021): Effects of Varying Transcutaneous Electrical Stimulation Pulse Duration on Swallowing Kinematics in Healthy Adults. Dysphagia, 37, 277-285

Barikroo A & McLean M T (2022): Submental transcutaneous electrical stimulation can impact the timing of laryngeal vestibule closure. Journal of Oral Rehabilitation, 49(8), 817-822

Barikroo A, Carnaby G, Bolser D, Rozensky R & Crary M. (2018): Transcutaneous electrical stimulation on the anterior neck region: The impact of pulse duration and frequency on maximum amplitude tolerance and perceived discomfort. Journal of Oral Rehabilitation, 45(6), 436-441

Bartolome G (2018): Grundlagen der funktionellen Dysphagietherapie (Schröter-Morasch, Hrsg.), München: Urban & Fischer

Bazin S, Kitchen S, Maskill D, Reed A, Skinner A, Walsh D & Watson T (2008): Guidance for the clinical use of electrophysical agents 2006. In: Watson T (Hrsg.), Electrotherapy Evidence-Based Practice. 12 th edition. Philadelphia: Elsevier, 361-386

Beal D, Lerch J, Cameron B, Henderson R, Gracco V & De Nil L F (2015): The trajectory of gray matter development in Broca´s area is abnormal in people who stutter. Front Hum Neurosci., 9, 89

Behringer M, Grützner S, Montag J, McCourt M, Ring M & Mester J (2016): Effects of stimulation frequency, amplitude, and impulse width on muscle fatigue: Stimulation Parameters and Fatigue. Muscle & Nerve, 53(4), 608-616

Beirer S (2020): Pharyngeale Elektrostimulation bei Schluckstörung nach Schlaganfall. Psychopraxis, neuropraxis, 23, 198-201

Berenati M, Naro A, Calabró C, Torrisi M, Cardali S M & Calabró R S (2021): Is neuromuscular electrical stimulation effective in treating severe dysarthria: insights from a case study. Innov Clin Neurosci, 18(10-12), 23-25

Bharti N (2021): Role of Neuromuscular Electrical Stimulation in Bell`s Palsy: A Case Study of Three Patients. International Journal of Science and Healthcare Research, 6(4), 235-241

Bhatt A D, Goodwin N, Cash E, Bhatt G, Silverman C L, Spanos W J, Bumpous J M, Potts K, Redman R, Allison W A & Dunlap N E (2015): Impact of transcutaneous neuromuscular electrical stimulation on dysphagia in patients with head and neck cancer treated with definitive chemoradiation: Transcutaneous neuromuscular electrical stimulation. Head & Neck, 37(7), 1051-1056

Bhogal S K, Teasell R, Foley N C & Speechley M (2003a): Rehabilitation of aphasia: more is better. Topics in Stroke Rehabilitation, 10(2), 66-76

Bhogal S K, Teasell R & Speechley M (2003b): Intensity of aphasia therapy, impact on recovery. Stroke, 34(4), 987-993

Biernaskie J, Chernenko G & Corbett D (2004): Efficacy of rehabilitative experience declines with time after focal ischemic brain injury. J Neurosci, 24(5), 1245-54

Bikson M, Grossman P, Thomas C, Zannou A L, Jiang J, Adnan T, Mourdoukoutas A P, Kronberg G, Truong D, Boggio P, Brunoni A R, Charvet L, Fregni F, Fritsch B, Gillick B, Hamilton R H, Hampstead B M, Jankord R, Kirton A, Knotkova H, Liebetanz D, Liu A, Loo C, Nitsche M A, Reis J, Richardson J D, Rotenberg A, Turkeltaub P E & Woods A J (2016): Safety of Transcranial Direct Current Stimulation: Evidence Based Update 2016. Brain Stimul, 9(5), 641-661

Bohland J W, Bullock D & Guenther F H (2010): Neural Representations and Mechanisms for the Performance of Simple Speech Sequences. Journal of Cognitive Neuroscience, 22(7), 1504-1529

Böhme G (1965): Die Effektivität der Elektrotherapie bei laryngealen Erkrankungen im stroboskopischen Bild. Laryngol Rhinol Otol, 44, 481-488

Böhme G (Hrsg.) (2003): Sprach-, Sprech-, Stimm- und Schluckstörungen, Bd 1: Klinik. 4. Aufl. München: Elsevier Urban & Fischer

Böhme G & Gross M (2001): Stroboskopie und andere Verfahren zur Analyse von Stimmlippenschwingungen. Heidelberg: Median-Verl. von Killisch-Horn

Bossert F P, Jenrich W & Vogedes K (2006): Leitfaden Elektrotherapie. München: Elsevier Urban & Fischer

Brady M C, Kelly H, Godwin J & Enderby P (2012): Speech and language therapy for aphasia following stroke. Cochrane Database Syst Rev 2012, 5

Breitenstein C, Grewe T, Foeel A, Ziegler W, Springer L, Martus P, Huber W, Willmes K, Ringelstein B, Haeusler K, Abel S, Glindemann R, Domahs F, Regenbrecht F, Schlenck K, Thomas M, Obrig H, de Langen E, Rocker R, Wigbers F, Rühmkorf C, Hempen I, List J, Baumgärtner A et al (2017): Intensive speech and language therapy in patients with chronic aphasia after stroke: a randomised, open-label, blinded-endpoint, controlled trial in a health-care setting. The Lancet, 389 (10078), 1528-1538

Brignole M, Moya A, de Lange F J, Deharo J C, Elliot P M, Fanciulli A, Fedorowski A, Furlan R, Kenny A R & Martin A (2018): ESC Guidelines for the diagnosis and management of syncope. Eur Heart J., 39, 1883-1948

Burelo-Peregrino E G, Salas-Magana M, Arias-Vazquez P I, Tovilla-Zarate C A, Bermudez-Ocana D Y, Lopez-Narvaez M L, Guzman-Priego C G, Gonzales-Castro T B & Juarez-Rojop I E

(2020): Effiacy of electrostimulation in Bell´s palsy treatment: A systematic review. Journal of Back and Musculosceletal Rehabilitation, 33(5), 865-874

Byeon H (2020): Combined Effects of NMES and Mendelsohn Maneuver on the Swallowing Function and Swallowing–Quality of Life of Patients with Stroke-Induced Sub-Acute Swallowing Disorders. Biomedicines, 8(1), 12

C

Carnaby-Mann G D & Crary M A (2007): Examining the Evidence on Neuromuscular Electrical Stimulation for Swallowing: A Meta-analysis. Archives of Otolaryngology–Head & Neck Surgery, 133(6), 564-71

Çelik M, Forta H & Vural Ç (2000): The Development of Synkinesis after Facial Nerve Paralysis. European Neurology, 43(3), 147-151

Chang S E, Garnett E O, Etchell A & Chow H M (2019): Functional and neuroanatomical bases of developmental stutterings: current insights. Neuroscientist, 25(6), 566-582

Chang S E, Zhu D C, Choo A L & Angstadt M (2015): White matter neuroanatomical differences in young children who stutter. Brain, 138(3), 694-711

Chattanooga (2022): VitalStim Plus Benutzerhandbuch. Heruntergeladen auf www.enovis-medtech.eu am 30.12.22

Chen Y W, Chang K H, Chen H C, Liang W M, Wang Y H & Lin Y N (2016): The effects of surface neuromuscular electrical stimulation on post-stroke dysphagia: A systemic review and meta-analysis. Clinical Rehabilitation, 30(1), 24-35

Cheng I, Sasegbon A & Hamdy S (2022): Dysphagia treatments in Parkinson's disease: A systematic review and meta-analysis. Neurogastroenterology & Motility. https://doi.org/10.1111/nmo.14517

Chesters J, Möttönen R & Watkins K (2018): Transcranial direct current stimulation over left inferior frontal cortex improves speech fluency on adults who stutter. Brain, 141(4), 1161-1171

Chesters J, Möttönen R & Watkins K (2021): Neural changes after training with transcranial direct current stimulation to increase speech fluency in adults who stutter. Osf preprint

Chesters J, Watkins K & Möttönen R (2017): Investigating the feasibility of using transcranial direct current stimulation to enhance fluency in people who stutter. Brain & language, 164, 68-76

Chiang C F, Lin M T, Hsiao M Y, Yeh Y C, Liang Y C & Wang T G (2019): Comparative Efficacy of Noninvasive Neurostimulation Therapies for Acute and Subacute Poststroke Dysphagia: A Systematic Review and Network Meta-analysis. Archives of Physical Medicine and Rehabilitation, 100(4), 739-750.e4

Chiaramonte R & Vecchio M (2021): Dysarthria and stroke. The effectiveness of speech rehabilitation. A systematic review and meta-analysis of the studies. Eur J Phys Rehabil, 57(1), 24-43 Epub 2020 Jun 9. PMID: 32519528.

Choi J B (2016): Effect of neuromuscular electrical stimulation on facial muscle strength and oral function in stroke patients with facial palsy. J. Phys Ther Sci, 28(9), 2541-2543

Cosentio G, Gargano R, Bonura G, Realmuto S, Tocco E, Ragonese P, Gangitano M, Alfonsi E, Fierro B, Brighina F & Salemi G (2018): Anodal tDCS of the swallowing motor cortex for treatment of dysphagia in multiple sclerosis: a pilot open-label study. Neurol Sci, 39(8), 1471-1473

Craig A, Blumgart E & Tran Y (2009): The impact of stuttering on the quality of life in adults who stutter. Journal of fluency disorders, 34(2), 61-71

Crary M A, Carnaby-Mann G D & Faunce A (2007): Electrical stimulation therapy for dysphagia: descriptive results of two surveys. Dysphagia 22, 165-173. doi: 10.1007/s00455-006-9068-x

Crary M A, Mann G D & Groher M E (2005): Initial psychometric assessment of a functional oral intake scale for dysphagia in stroke patients. Arch Phys Med Rehabil, 86(8), 1516-1520

Crevenna R, Mayr W, Keilani M, Pleiner J, Nuhr M, Quittan M, Pucher R, Fialker-Moser V & Wolzt M (2003): Safety of a combined strength and endurance training using neuromuscular electrical stimulation of thigh muscles in patients with heart failure and bipolar sensing cardiac pacemakers. Wien, Klinische Wochenschrift 115, 710-714

Crumley R L (2000): Laryngeal Synkinesis Revisited. Annals of Otology, Rhinology & Laryngology, 109(4), 365-371

D

Dahl R & Witt G (2006): Analyse von Stimmparametern nach konservativer Behandlung von Larynxparesen mit konventioneller Stimmübung oder neuromuskulärer elektrophonatorischer Stimulation. Folia Phoniatrica et Logopaedica, 58(6), 415-426

Darkow R (2011): Aphasische Benenntherapie unter Anwendung von repetitiver transkranieller Gleichstromstimulation (tDCS): Eine Placebo-kontrollierte, randomisierte, multiple Einzelfallstudie. Diplomarbeit an der RWTH Aachen

Darkow R (2023): Aphasietherapie: status quo. In: Mokrusch T, Gorsler A, Dohle C, Liepert J & Rollnik J. Curriculum Neurorehabilitation. Bad Honnef: Hippocampus-Verlag

Darkow R & Floeel A (2016): Aphasie: evidenzbasierte Therapieansätze. Der Nervenarzt, 10, 1051-1056

Darkow R, Martin A, Würtz A, Floeel A & Meinzer M (2016): Transcranial direct current stimulation effects on neural processing in post-stroke aphasia. Human Brain Mapping, 38(3), 1518-1531

Datta A, Bansal V, Diaz J, Patel J, Reato D & Bikson M (2009): Gyri-precise head model of transcranial direct current stimulation: improved spatial focality using a ring electrode versus conventional rectangular pad. Brain Stimul, 2(4), 201-7, 207.e1

Dejonckere P H, Bradley P, Clemente P, Cornut G, Crevier-Buchman L, Friedrich G, Van De Heyning P, Remacle M & Woisard V (2001): A basic protocol for functional assessment of voice pathology, especially for investigating the efficacy of (phonosurgical) treatments and evaluating new assessment techniques. European Archives of Oto-Rhino-Laryngology, 258(2), 77-82

De Nil L, Kroll R, Lafaille S & Houle S (2003): A positron emission tomography study of short- and long-term treatment effects on functional brain activation in adults who stutter. Journal of Fluency Disorders, 28(4), 357-380

DGN: Leitlinien für Diagnostik und Therapie in der Neurologie. Neurogene Sprechstörungen (Dysarthrien). http://www.dgn.org (2018). Accessed 01 Jul 2021

Dick A, Garic D, Graziano P & Tremblay P (2019): The frontal aslant tract (FAT) and its role in speech, language and executive function. Cortex, 111, 148-163

Diéguez-Pérez I & Leirós-Rodríguez R (2020): Effectiveness of Different Application Parameters of Neuromuscular Electrical Stimulation for the Treatment of Dysphagia after a Stroke: A Systematic Review. Journal of Clinical Medicine, 9(8), 2618

Ding R & Logemann J A (2005): Swallow physiology in patients with trach cuff inflated or deflated: A retrospective study. Head & Neck, 27(9), 809-813

Doan T N, Ho W C, Wang L H, Chang F C, Tran T T Q & Chou L W (2022): Therapeutic Effect and Optimal Electrode Placement of Transcutaneous Neuromuscular Electrical Stimulation in Patients with Post-Stroke Dysphagia: A Systematic Review and Meta-Analysis of Randomized Controlled Trials. Life, 12(6), 875

Doeltgen S H, Dalrymple-Alford J, Ridding M C & Huckabee M L (2010): Differential Effects of Neuromuscular Electrical Stimulation Parameters on Submental Motor-Evoked Potentials. Neurorehabilitation and Neural Repair, 24(6), 519-527

Duffy J R (2005): Motor Speech Disorders: Substrates, Differential Diagnosis and Management. St Louis: Elsevier

Dursun G, Sataloff R T, Spiegel J R, Mandel S, Heuer R J & Rosen D C (1996): Superior laryngeal nerve paresis and paralysis. Journal of Voice, 10(2), 206-211

Dziewas R, Stellato R, van der Tweel I, Walther E, Werner C J, Braun T, Citerio G, Jandl M, Friedrichs M, Nötzel K, Vosko M R, Mistry S, Hamdy S, McGowan S, Warnecke T, Zwittag P, Bath P M, Braun T, Dziewas R, ... & Pfausler B. (2018): Pharyngeal electrical stimulation for early decannulation in tracheotomised patients with neurogenic dysphagia after stroke (PHAST-TRAC): A prospective, single-blinded, randomised trial. The Lancet Neurology, 17(10), 849-859

Dziewas R, Pflug C. et al. (2020): Neurogene Dysphagie, S1-Leitlinie, 2020. In: Deutsche Gesellschaft für Neurologie (Hrsg.), Leitlinien für Diagnostik und Therapie in der Neurologie. Online: www.dgn.org/leitlinien

E

Eckel H E & Sittel C (2001): Beidseitige Rekurrenslähmungen. HNO, 49(3), 166-179

Edel H, Güttler J P & Schubert D (1991): Fibel der Elektrodiagnostik und Elektrotherapie. 6., bearb. Aufl. Berlin: Verl. Gesundheit

Egger F, Hofer C, Hammerle F P, Löffler S, Nürnberg M, Kriz R, Kern H & Huber K (2019): Influence of electrical stimulation therapy on permanent pacemaker function. Wien, Klinische Wochenschrift, 131, 313-320

Elies W & Pusalkar A (1982): Histologische Untersuchungen am Stellknorpel nach langdauernder Rekurrensparese. Laryngo-Rhino-Otologie, 61(05), 258-262

Ellis C, Simpson A, Bonilha H, Mauldin P & Simpson K (2012): The one-year attributable cost of poststroke aphasia. Stroke, 43(5), 1429-1431

Elsner B, Kugler J, Pohl M & Mehrholz J (2019): Transcranial direct current stimulation (tDCS) for improving aphasia in adults with aphasia after stroke. Cochrane Database of Systematic Reviews 2019, Issue 5. Art. No.: CD009760

Ertekin C, Turman B, Tarlaci S, Çelik M, Aydogdu I, Secil Y & Kiylioglu N (2001): Cricopharyngeal sphincter muscle responses to transcranial magnetic stimulation in normal subjects and in patients with dysphagia. Clin Neurophysiol, 112(1), 86-94

F

Fang T J, Chuang H F, Chiang H C & Pei Y C (2020): The impact of cricothyroid involvement on adductor recovery in unilateral vocal fold paralysis. The Laryngoscope, 130(1), 139-145

Fargher K A & Coulson S E (2017): Effectiveness of electrical stimulation for rehabilitation of facial nerve paralysis. Phys Ther Reviews, 22(3-4), 169-176

Faust J & Kroker C (2022): Functional Electrical Stimulation in Dysphagia Treatment. In: Schick T (Hrsg.), Functional Electrical Stimulation in Neurorehabilitation. Springer International Publishing, 167-182

Fiori V, Cipollari S, Di Paola M, Razzano C, Caltagirone C & Marangolo P (2013): tDCS stimulation segregates words in the brain: evidence from aphasia. Frontiers in human neuroscience, 7, 234-241

Fitts P M & Posner M I (1967): Human performance. Belmont: Brooks/Cole Publishing Company

Floeel A, Meinzer M, Kirstein R, Nijhof S, Deppe M, Knecht S & Breitenstein C (2011): Short-Term Anomia – Training and Electrical Brain Stimulation. Stroke, 42(7), 2065-2067

Foerster G & Mueller A H (2021): PCA Atrophy and Synkinesis as the Main Factors for Persistent Vocal Fold Immobility in RLN Paralysis. The Laryngoscope, 131(4), E1244-E1248

Formánek M, Walderová R, Baníková Š, Chmelová I, Formánková D, Zeleník K & Komínek P (2020): Effect of voice therapy with or without transcutaneous electrical stimulation on recovery of injured macroscopically intact recurrent laryngeal nerve after thyroid surgery. European Archives of Oto-Rhino-Laryngology, 277(3), 933-938

Freed M L, Freed L, Chatburn R L & Christian M (2001): Electrical stimulation for swallowing disorders caused by stroke. Respiratory Care, 46(5), 466-474

Fridriksson J, Richardson J D, Baker J M & Rorden C (2010): Transcranial Direct Current Stimulation improves naming reaction time in fluent aphasia. Stroke, 42(3), 819-821

Friederici A (2011): The Brain Basis of Language Processing: From Structure to Function. Physiol Rev, 91(4),1357-1392

Friederici A D & Gierhan S M (2013): The language network. Current Opinion in Neurobiology, 23(2), 250-254

Fries W & Freivogel S (2010): Motorische Rehabilitation. In: Frommelt P & Lösslein H (Hrsg.), Neurorehabilitation. Berlin: Springer, 226-266

Fritsch B, Reis J, Martinowich K, Schambra H M, Ji Y, Cohen L G & Lu B (2010): Direct current stimulation promotes BDNF-dependent synaptic plasticity: potential implications for motor learning. Neuron, 66(2), 198-204

Furuta T, Takemura M, Tsujita J & Oku Y (2012): Interferential Electric Stimulation Applied to the Neck Increases Swallowing Frequency. Dysphagia, 27(1), 94-100

G

Gacek R R, Gacek M R & Montgomery W W (1999): Evidence for Laryngeal Paralysis in Cricoarytenoid Joint Arthritis. The Laryngoscope, 109(2), 279-283

Gallas S, Marie J P, Leroi A M & Verin E (2010): Sensory Transcutaneous Electrical Stimulation Improves Post-Stroke Dysphagic Patients. Dysphagia, 25(4), 291-297

Garcia Perez A, Hernández López X, Valadez Jiménez V M, Minor Martínez A & Ysunza P A (2014): Synchronous Electrical Stimulation of Laryngeal Muscles: An Alternative for Enhancing Recovery of Unilateral Recurrent Laryngeal Nerve Paralysis. Journal of Voice, 28(4), 524.e1-524.e7

Garnett E, Chow H, Choo A & Chang S (2019): Stuttering severity modulates Effects of non-invasive Brain Stimulation in Adults who stutter. Frontiers in Human Neuroscience, 13, 411

Gatidou A M, Kottaras A, Lytras D, Gatidou C, Iakovidis P & Kottaras I (2021): Physiotherapy management of Bell's palsy – A review of evidenced based physiotherapy practice. International Journal of Advanced Research in Medicine, 3(1) 402-406

Gittins J, Martin K, Sheldrick J, Reddy A & Thean L (1999): Electrical stimulation as a therapeutic option to improve eyelid function in chronic facial nerve disorder. Invest Ophtalmol Vis Sci, 40(3), 547-554

Goldie S, Sandemann J, Cole R, Dennis S, Swain I (2016): Electrical stimulation treatment for facial palsy after revision pleomorphic adenoma surgery. Journal of Surgical Case Reports, 2016(4), 1-4

Gordon T & English A (2016): Strategies to promote peripheral nerve regeneration: electrical stimulation and/or exercise. Eur J Neurosci, 43(3), 336-350

Grande M & Huber W (2005): Funktionelle Reorganisation bei Aphasie. Sprache Stimme Gehör, 29(3), 144-149

Grötzbach H (2010): Rehabilitation bei Sprach- und Sprechstörungen: Grundlagen und Management. In: Frommelt P, Lösslein H (Hrsg.), Neurorehabilitation. Berlin: Springer, 339-350

H

Hamada S, Yamaguchi H & Hara H (2017): Does sensory transcutaneous electrical stimulation prevent pneumonia in the acute stage of stroke? A preliminary study. International Journal of Rehabilitation Research, 40(1), 94-96

Hamdy S, Aziz Q, Rothwell J, Singh K, Barlow J, Hughes D, Tallis R & Thompson D (1996): The cortical topography of human swallowing musculature in health and disease. Nature medicine, 2(11), 1217-1224

Hamdy S, Rothwell J C, Aziz Q, Singh K D & Thompson D G (1998): Long-term reorganization of human motor cortex driven by short-term sensory stimulation. Nature Neuroscience, 1(1), 64-68

Han T R, Paik N J & Park J W (2001): Quantifying swallowing function after stroke: A functional dysphagia scale based on videofluoroscopic studies. Archives of Physical Medicine and Rehabilitation, 82(5), 677-682

He K, Wu L, Huang Y, Chen Q, Qiu B, Liang K & Ma R (2022): Efficacy and Safety of Transcranial direct current stimulation on post-stroke Dysphagia: A systematic Review and Meta-Analysis. Journal of Clinical Medicine, 11(9), 2297

Heck F M, Doeltgen S H & Huckabee M L (2012): Effects of Submental Neuromuscular Electrical Stimulation on Pharyngeal Pressure Generation. Archives of Physical Medicine and Rehabilitation, 93(11), 2000-2007

Heckmann J (2022): Therapie der idiopathischen Fazialisparesen (Leitlinie), Deutsche Gesellschaft für Neurologie, www.dgn.org heruntergeladen am 16.11.22

Heijnen B J, Speyer R, Baijens L W J & Bogaardt H C A (2012): Neuromuscular Electrical Stimulation versus Traditional Therapy in Patients with Parkinson's Disease and Oropharyngeal Dysphagia: Effects on Quality of Life. Dysphagia, 27(3), 336-345

Hömberg V (2005): Evidence based medicine in neurological rehabilitation – A critical review. In: von Wild K R H (Hrsg.), Re-Engineering of the Damaged Brain and Spinal Cord. Neurochirurgica Bd. 93, 3-14. Springer Vienna

Holmgren C, Carlsson T, Mannheimer C & Edvardsson N (2008): Risk of interference from transcutaneous electrical nerve stimulation on the sensing function of implantable defibrillators. Pacing Clin Electrophysiol, 31(2),151-158

Homan R, Herman J & Purdy P (1987): Cerebral location of international 10-20 system electrode placement. Electroencephalography and clinical Neurophysiology, 66(4), 376-382

Howard M M, Block E S, Mishreki D, Kim T & Rosario E R (2022): The Effect of Sensory Level Versus Motor Level Electrical Stimulation of Pharyngeal Muscles in Acute Stroke Patients with Dysphagia: A Randomized Trial. Dysphagia. https://doi.org/10.1007/s00455-022-10520-7

Howlett O, Lannin N A, Ada L & Mc Kinstry C (2015): Functional electrical stimulation improves activity after stroke: A systematic review with meta-analysis. Arch Phys Med Rehabil, 96(5), 934-943

Huber W, Poeck K & Springer L (2006): Klinik und Rehabilitation der Aphasie: Eine Einführung für Therapeuten, Angehörige und Betroffene. Stuttgart: Thieme

Humbert I A, Poletto C J, Saxon K G, Kearney P R, Crujido L, Wright-Harp W, Payne J, Jeffries N, Sonies B C & Ludlow C L (2006): The effect of surface electrical stimulation on hyolaryngeal movement in normal individuals at rest and during swallowing. Journal of Applied Physiology, 101(6), 1657-1663

Humbert I A, Poletto C J, Saxon K G, Kearney P R & Ludlow C L (2008): The Effect of Surface Electrical Stimulation on Vocal Fold Position. The Laryngoscope, 118(1), 14-19

Hustad K & Sassano K (2002): Effects of rate reduction on severe spastic dysarthria in central palsy. Journal of medical speech and Language pathology, 10(4), 287-292

Hyvärinen A, Tarkka I M, Mervaala E, Pääkkönen A, Valtonen H & Nuutinen J (2008): Cutaneous Electrical Stimulation Treatment in Unresolved Facial Nerve Paralysis. An Exploratory Study. American journal of physical medicine & rehabilitation/Association of Academic Physiatrists, 87(12), 992-997

I

Ilves M, Lylykangas J, Rantanen V, Mäkelä E, Vehkaoja A, Verho J, Lekkala J, Rautiainen M & Surakka V (2019): Facial muscle activations by functional electrical stimulation. Biomedical Signal Processing and Control, 48, 248-254

J

Johannsen H S & Schulze H (1993): Redeflußstörungen – Stottern und Poltern. In: HNO Praxis Heute. HNO Praxis heute, vol 13. Berlin, Heidelberg: Springer

Jungheim M, Janhsen A M, Miller S & Ptok M (2015): Impact of Neuromuscular Electrical Stimulation on Upper Esophageal Sphincter Dynamics: A High-Resolution Manometry Study. Annals of Otology, Rhinology & Laryngology, 124(1), 5-12

Jungheim M, Schubert C, Miller S & Ptok M (2017): Swallowing Function After Continuous Neuromuscular Electrical Stimulation of the Submandibular Region Evaluated by High-Resolution Manometry. Dysphagia, 32(4), 501-508

K

Kanaya K, Ushio M, Kondo K, Hagisawa M, Suzukawa K, Yamaguchi T, Tojima H, Suzuki M & Yamasoba T (2009): Recovery of Facial Movement and Facial Synkinesis in Bell's Palsy Patients. Otology & Neurotology, 30(5), 640-644

Kang E K, Kim Y K, Sohn H M, Cohen L G & Paik N J (2011): Improved picture naming in aphasia patients treated with cathodal tDCS to inhibit the right broca's homologue area. Restor Neurol Neurosci, 29(3), 141-52

Karsan C, Özdemir R, Bulut T & Hanoğlu L (2022): The effects of single-session cathodal and bihemispheric tDCS on fluency in stuttering. Journal of Neurolinguistics, 63(2):101064

Kell C A, Neumann K, von Kriegstein K, Posenenske C, von Gudenberg A W, Euler H & Giraud A L (2009): How the brain repairs stuttering. Brain: a journal of neurology, 132(10), 2747-2760

Kemerdere R, Menjot de Champfleur N, Deverdun J, Cochereau J, Moritz-Gasser S, Herbet G & Duffau H (2016): Role of the left frontal aslant tract in stuttering: a brain stimulation and tractographic study. Journal of Neurology, 263(1), 157-167

Kern H, Gargiulo P, Albertin G, Marcante A & Carraro U (2018): To reverse Atrophy of Human Muscles in Complete SCI lower Motor Neuron Denervation by Home-Based Functional Electrical Stimulation. Adv Exp Med Biol, 1088, 585-591

Kerstens S, Orban de Xivry J & McLaughlin M (2022): A novel tDCS control condition using optimized anesthetic gel to block peripheral nerve input. Frontiers in Neurology

Khadka N, Seibt O, Patel V, Thomas C, Mokrejs A, Guleyupoglu B, Truong D Q & Bikson M (2017): Factors Influencing Current Flow Through the Skin during Transcranial Electrical Stimulation: Role of Waveform, Tissue Properties, and Macro-Pores Brain Stimulation. 10(1), e16

Kim J & Choi J Y (2016): The effect of subthreshold continuous electrical stimulation on the facial function of patients with Bell`s palsy. Acta Otolaryngol, 136(1), 100-105

Kim S & Lee J (2010): P3-394: Effect of electrical stimulation for dysphagia caused by vascular dementia. Alzheimer's & Dementia, 6(4S_Part_18)

Kim S W, Kim S T, Park H S, Lee H S, Hong J C, Kwon S B & Lee K D (2012): Voice Examination in Patients with Decreased High Pitch after Thyroidectomy. Indian Journal of Otolaryngology and Head & Neck Surgery, 64(2), 120-130

Kotz S A & Schwartze M (2010): Cortical speech processing unplugged: a timely subcortico-cortical framework. Trends Cogn Sci 2010 (Regul Ed), 14(9), 392-399

Kotz S A, Brown R M & Schwartze M (2016): Cortico-striatal circuits and the timing of action and perception. Current Opinion in Behavioral Sciences, 8, 42-45

Kroker C & Faust J (2022a): FES in dysarthria treatment. In: Schick T (Hrsg.), Functional electrical stimulation in neurorehabilitation. Springer nature

Kroker C & Faust J (2022b): Treatment of Dysarthria with FES. In: Schick T (Hrsg.), Functional Electrical Stimulation in Neurorehabilitation. Springer International Publishing, 183-193

Kroker C, Chang C & Steiner J (2015): Die Dys-SAAR-thrietherapie (DST) – Ein neuer Weg der Behandlung von akuten und chronischen neurogenen Sprechstörungen. Forum Logopädie, 29(6), 14-19

Kroker C, Schock A & Steiner J (2018): Dysarthrie als Störung im Zeittakt. 1. Aufl. Idstein: Schulz-Kirchner Verlag

Kruse E (1989): Die Reizstrombehandlung als integraler Bestandteil der logopädischen Stimmtherapie. Sprache Stimme Gehör, 13, 64-70

Kruse E (2006): Systematik der konservativen Stimmtherapie. In: Böhme G (Hrsg.), Sprach-, Sprech-, Stimm- und Schluckstörungen: Bd. 2: Therapie. 4. Aufl. München: Urban & Fischer, 117-132

Kurz A, Leonhard M, Denk-Linnert D M, Mayr W, Kansy I & Schneider-Stickler B (2021a): Comparison of voice therapy and selective electrical stimulation of the larynx in early unilateral vocal fold paralysis after thyroid surgery: A retrospective data analysis. Clinical Otolaryngology, 46(3), 530-537

Kurz A, Leonhard M, Ho G, Kansy I & Schneider-Stickler B (2021b): Applicability of Selective Electrical Surface Stimulation in Unilateral Vocal Fold Paralysis. The Laryngoscope, 131(9), E2566-E2572

Kurz A, Volk G F, Arnold D, Schneider-Stickler B, Mayr W & Guntinas-Lichius O (2022): Selective Electrical Surface Stimulation to Support Functional Recovery in the Early Phase After Unilateral Acute Facial Nerve or Vocal Fold Paralysis. Front Neurol, 13, 869900

L

LaGorio L A, Carnaby-Mann G D & Crary M A (2010): Treatment of Vocal Fold Bowing Using Neuromuscular Electrical Stimulation. Archives of Otolaryngology–Head & Neck Surgery, 136(4), 398

Langhammer B & Stanghelle J K (2011): Can physiotherapy after stroke based on the Bobath concept result in improved quality of movement compared to the motor relearning programme. Physiother Res Int, 16(2), 69-80

Langmore S E, McCulloch T M, Krisciunas G P, Lazarus C L, Van Daele D J, Pauloski B R, Rybin D & Doros G (2016): Efficacy of electrical stimulation and exercise for dysphagia in patients with head and neck cancer: A randomized clinical trial: Electrical Stimulation for Head and Neck Cancer Dysphagia. Head & Neck, 38(S1), E1221-E1231

Larsen G (1973): Conservative management for incomplete dysphagia paralytica. Archives of Physical medicine and rehabilitation, 54(4), 180-185

Leder S B, Suiter D M, Duffey D & Judson B L (2012): Vocal Fold Immobility and Aspiration Status: A Direct Replication Study. Dysphagia, 27(2), 265-270

Lee S Y, Cheon H J, Yoon K J, Chang W H & Kim Y H (2011): Effects of Dual Transcranial Direct Current Stimulation for Aphasia in Chronic Stroke Patients. Ann Rehabil Med, 2011, 603-10

Lee D Y, Kogay D, Song S, Shim Y J, Kim B H, Jin Y J, Kim S D, Kim Y, Chung E J & Kwon T K (2020): Prognostic value of the posterior cricoarytenoid muscle atrophy in computerized tomography scans for unilateral vocal fold paralysis recovery. European Archives of Oto-Rhino-Laryngology, 277(3), 827-832

Leelamanit V, Limsakul C & Geater A (2002): Synchronized Electrical Stimulation in Treating Pharyngeal Dysphagia: The Laryngoscope, 112(12), 2204-2210

Lefaucheur J P, Antal A, Ayache S, Benninger D H, Brunelin J, Cogiamanian F, Cotelli M, De Ridder D, Ferrucci R, Langguth B, Marangolo P, Mylius V, Nitsche M A, Padberg F, Palm U, Poulet E, Priori A, Rossi S, Schecklmann M, Vanneste S, Ziemann U, Garcia-Larrea L & Paulus W (2017): Evidence-based guidelines on the therapeutic use of transcranial direct current stimulation (tDCS). Clinical Neurophysiologie, 128(1), 56-92

Lehner K, Pfab J & Ziegler W (im Druck): Web-based assessment of communication related parameters in dysarthria: Development and implement of the KommPaS web.app. Clinical Linguistics & Phonetics.

Li L, Huang H, Jia Y, Yu Y, Liu Z, Shi X & Wang F (2021): Systematic Review and network Meta-Analysis of non invasive brain stimulation on Dysphagia after stroke. Neural Plast

Lin Q, Lin S, Ke H X, Jia X F & Huang D (2022): A systematic Review and Meta-Analysis on the Effectiveness of Transcranial Direct Current Stimulation on Swallowing Function of poststroke Patients. Am J Phys Med Rehabil, 101(5), 446-453

Lippold O J C & Redfearn J W T (1964): Mental changes resulting from the passage of small direct currents through the human brain. Brit J Psychiatry, 110, 768-772

Lomo T (2003): The discovery of long-term potentation. Philos Trans R SocLond B Biol Sci, 358(1432), 617-20

Loyo M, Mc Reynold M, Mace J C & Cameron M (2020): Protocol for randomized controlled trial of electrical stimulation with high-volt twin peak versus placebo for facial functional recovery from acute Bell`s palsy in patients with poor prognostic factors. Journal of Rehabilitation and Assistive Technologies Engineering, 7, 1-7

LSVT Global (2013): LSVT LOUD training and certification Workshop, Skript zum Workshop. Mainz: Selbstverlag

Ludlow C L, Humbert I, Saxon K, Poletto C, Sonies B & Crujido L (2007): Effects of Surface Electrical Stimulation Both at Rest and During Swallowing in Chronic Pharyngeal Dysphagia. Dysphagia, 22(1), 1-10

M

Maeda K, Koga T & Akagi J (2017): Interferential current sensory stimulation, through the neck skin, improves airway defense and oral nutrition intake in patients with dysphagia: A double-blind randomized controlled trial. Clinical Interventions in Aging, 12, 1879-1886

Mäkelä E, Venesvirta H, Ilves M, Lylykangas J, Rantanen V, Uusitalo H, Verho J, Vehkaoja A, Lekkala J, Surakka V & Rautianen M (2021): Electrically Induced Blink for the Prevention of Ocular Symptoms and Blurred Vision in Patients with Acute Facial Nerve Palsy. Ear Nose Throat J, 29

Mallis A & Papadas T (2010): Paralysis of the peripheral Facial nerve Etiology, Diagnosis and Treatment. Archives of Greek Medicine, 27(4), 607-613

Manikandan N (2007): Effect of facial neuromuscular re-education on facial symmetry in patients with Bell`s palsy: a randomized controlled trial. Clin. Rehabil, 21(4), 338-43

Mao H, Lyu Y, Gan L, Ni J, Liu L & Xiao Z (2022): Clinical study on swallowing function of brainstem stroke by tdcs. Neurol Sci, 43(1), 477-484

Marchina S, Pisegna J, Massaro J, Langmore S, McVey C, Wang J & Kumar S (2021): Transcanial Direct current stimulation for post-stroke dysphagia: a systematic review and meta-analysis of randomized controlled trials. Journal of Neurology, 268(1), 293-304

Marotta N, Demeco A, Inzitari M T, Caruso M G & Ammendolia A (2020): Neuromuscular electrical stimulation and shortwave diathermy in unrecovered Bell palsy. Medicine, 99(8), 1-5

Martindale N, Stephenson J & Pownall S (2019): Neuromuscular Electrical Stimulation Plus Rehabilitative Exercise as a Treatment for Dysphagia in Stroke and Non-Stroke Patients in an NHS Setting: Feasibility and Outcomes. Geriatrics, 4(4), 53

Matos K C, de Oliveira V F, de Oliveira P L C, Carvalho F A, de Mesquita M R M, da Silva Queiroz C G, Marques L M, Lima D L N, Carvalho F M M & Braga-Neto P (2022): Combined conventional speech therapy and functional electrical stimulation in acute stroke patients with dysphagia: A randomized controlled trial. BMC Neurology, 22(1), 231

Mayr W (2021): Zur Rolle der elektrischen Parameter in der Funktionellen Elektrostimulation. In: Schick T (Hrsg.), Funktionelle Elektrostimulation in der Neurorehabilitation. Berlin: Springer

Mayr W (2022): Absolute and Relative Contraindications. In: Schick T (Hrsg.), Functional Electrical Stimulation in Neurorehabilitation. Cham: Springer

McDonough S (2008): Neuromuscular and muscular electrical stimulation. In: Watson T (Hrsg.), (2008): Electrotherapy Evidence-Based Practice. 12th edition. Philadelphia: Elsevier, 231-252

Meier P (2021): Plastizität und motorisches Lernen. In: Schick T (Hrsg.), Funktionelle Elektrostimulation in der Neurorehabilitation. Berlin: Springer

Meinzer M, Darkow R, Lindenberg R & Floeel A (2016): Electrical stimulation of the motor cortex enhances treatment outcome in post-stroke aphasia. Brain, 139(4), 1152-63

Miller S, Diers D, Jungheim M, Schnittger C, Stürenberg H J & Ptok M (2021): Studying effects of neuromuscular electrostimulation therapy in patients with dysphagia: which pitfalls may occur? A translational phase I study. German Medical Science, 19:Doc07

Mituuti C T, da Silva Arone M M A, Rosa R R & Berretin-Felix G (2018): Effects of Sensory Neuromuscular Electrical Stimulation on Swallowing in the Elderly Affected by Stroke: A Pilot Study. Topics in Geriatric Rehabilitation, 34(1), 71-81

Möbius H & Welkoborsky H J (2022): Die Vagusnervstimulation bei konservativ therapierefraktärer Epilepsie und Depression. Laryngo-Rhino-Otol, 101, S114-S143

Monti A, Cogiamanian F, Marceglia S, Ferrucci R, Mameli F, Mrakic-Sposta S, Vergari M, Zago S & Priori A (2008): Improved naming after transcranial direct current stimulation in aphasia. J Neurol Neurosurg Psychiatry, 79(4), 451-3

Mukherjee A & Chakravarty A (2010): Spasticity mechanisms – for the clinician. Frontiers in Neurology, Vol I Art 149, 1-10

Müller H (2016): Hilft Reizstrom bei Recurrens- und Fazialisparesen? HNO Nachrichten, 46, 48

Müller A & Paulsen F P (2002): Impact of Vocal Cord Paralysis on Cricoarytenoid Joint. Annals of Otology, Rhinology & Laryngology, 111(10), 896-901

N

National Institute for Health and Care Excellence Guidelines (2018) (Dezember 19): Transcutaneous neuromuscular electrical stimulation for oropharyngeal dysphagia in adults. https://www.nice.org.uk/guidance/ipg634 (abgerufen am 18.07.2021)

Nawka T, Wirth G & Anders L C (2008): Stimmstörungen: Für Ärzte, Logopäden, Sprachheilpädagogen und Sprechwissenschaftler; mit 30 Tabellen. 5., völlig überarb. Aufl. Köln: Deutscher Ärzte-Verl.

Neef N, Bütfering C, Anwander A, Friederici A, Paulus W & Sommer M (2016): Left posterior-dorsal area 44 couples with parietal areas to promote speech fluency, while right area 44 activity promotes the stopping of motor responses. NeuroImage, 142, 628-644

Neumann K, Euler H A, Bosshardt H G, Cook S, Sandrieser P, Schneider P, Sommer M & Thum G. (Hrsg.: Deutsche Gesellschaft für Phoniatrie und Pädaudiologie) (2016): Pathogenese, Diagnostik und Behandlung von Redeflussstörungen. Evidenz- und konsensbasierte S3-Leitlinie, AWMF-Registernummer 049-013, Version 1. 2016

NeuroConn (2017): DC-Stimulator MOBILE Gebrauchsanweisung Version 6.1.1., Ilmenau

Nitsche M A & Paulus W (2001): Sustained excitability elevations induced by transcranial DC motor cortex stimulation in humans. Neurology, 57(10), 1899-1901

Nitsche M A & Paulus W (2007): Transkranielle Gleichstromstimulation. In: Siebner, H R & Ziemann U (Hrsg.), Das TMS-Buch. Heidelberg: Springer, 533

Nitsche M A, Nitsche M S, Klein C C, Tergau F, Rothwell J C & Paulus W (2003a): Level of action of cathodal DC polarisation induced inhibition of the human motor cortex. Clinical Neurophysiology, 114(4), 600-604

Nitsche M, Liebetanz D, Antal A, Lang N, Tergau F & Paulus W (2003b): Modulation of cortical excitability by weak direct current stimulation – technical, safety and functional aspects. In: Paulus W, Tergau F, Nitsche M, Rothwell J, Ziemann U, Hallett M (Hrsg.), Transcranial Magnetic Stimulation and Transcranial Direct Current Stimulation (Supplements to Clinical Neurophysiology, Vol. 56)

Nitsche M A, Jakoubkova M, Thirugnanasambandam N, Schmalfuss L, Hullemann S, Sonka K, Paulus W, Trenkwalder C & Happe S (2010): Contribution of the premotor cortex to consolidation of motor sequences learning in humans during sleep. J Neurophysiol, 104(5), 2603-2614

Nobis-Bosch R, Rubi-Fessen I, Biniek R, Springer L (2012): Diagnostik und Therapie der akuten Aphasie. Stuttgart: Thieme

Noth J (2003): Kann eine zentrale Fazialisparese spastisch werden? Deutsche Medizinische Wochenschrift, 128, 217-218

O

O'Brian S, Jones M, Packman A, Menzies R & Onslow M (2011): Stuttering severity and educational attainment. Journal of fluency disorders, 36(2), 86-92

Ogura M, Matsumoto S, Ohama R, Ohama Y, Arima H, Takenaka K, Toyama K, Ikegami T & Shimodozono M (2022): Immediate Effects of Electrical Stimulation on Oropharyngeal Structure and Laryngeal Vestibular Closure: A Pilot Study in Healthy Subjects. Progress in Rehabilitation Medicine, 7(0), n/a

O'Neil K H, Purdy M, Falk J & Gallo L (1999): The Dysphagia Outcome and Severity Scale. Dysphagia, 14(3), 139-145

Ortega O, Rofes L, Martin A, Arreola V, López I & Clavé P (2016): A Comparative Study Between Two Sensory Stimulation Strategies After Two Weeks Treatment on Older Patients with Oropharyngeal Dysphagia. Dysphagia, 31(5), 706-716

Ostenveld R & Praamstra P (2001): The five percent electrode system for high-resolution EEG and ERP measurements. Clin Neurophysiol, 112(4), 713-719

P

Pahn J (2001): Basis und Konzeption der Therapie von Aphasie, Dysphasie und Dysarthrie durch neuromuskuläre elektroartikulatorische Stimulation (NMEAS) einschließlich Dysphagie. In: Pahn J, Pahn E & Radü H J (2001): Einführung in die Therapie mit vocaSTIM®. 1. Aufl. Schnaittach-Laipersdorf: Physiomed, 21-23

Pahn J (2002): Betriebsanleitung vocaSTIM ®. Schnaittach-Laipersdorf: Physiomed

Pahn J (2005): Die Funktion der inneren, äußeren und Kehlkopfrahmenmuskulatur. Forum HNO, 7, 170-173

Pahn J & Pahn E (2000): Die Nasalierungsmethode: Übungsverfahren der Sprech- und Singstimme zur Therapie und Prophylaxe von Störungen und Erkrankungen; mit Verfahren der neuromuskulären elektrophonatorischen Stimulation (NMEPS) von Kehlkopfparesen. 1. Aufl. Rostock: Verlag Matthias Oehmke

Pahn J, Pahn E & Radü H J (2001): Einführung in die Therapie mit vocaSTIM®. 1. Aufl. Schnaittach-Laipersdorf: Physiomed, 21-23

Pahn J, Pahn E & Radü H J (2002): Kurze Einführung in die Therapie von Larynxparesen, Aphasie, Dysphasie und Dysarthrie mit dem Gerätekonzept vocaSTIM®. Schnaittach: Physiomed Elektromedizin

Paniello R C (2016): Synkinesis following recurrent laryngeal nerve injury: A computer simulation: Computer Simulation of Laryngeal Synkinesis. The Laryngoscope, 126(7), 1600-1605

Park J W, Kim Y, Oh J C & Lee H J (2012): Effortful Swallowing Training Combined with Electrical Stimulation in Post-Stroke Dysphagia: A Randomized Controlled Study. Dysphagia, 27(4), 521-527

Park J S, Oh D H, Hwang N K & Lee J H (2016): Effects of neuromuscular electrical stimulation combined with effortful swallowing on post-stroke oropharyngeal dysphagia: A randomised controlled trial. Journal of Oral Rehabilitation, 43(6), 426-434

Park J S, Oh D H, Hwang N K & Lee J H (2018): Effects of neuromuscular electrical stimulation in patients with Parkinson's disease and dysphagia: A randomized, single-blind, placebo-controlled trial. NeuroRehabilitation, 42(4), 457-463

Park J S, Hwang N K, Kim H H, Lee G & Jung Y J (2019): Effect of neuromuscular electrical stimulation combined with effortful swallowing using electromyographic biofeedback on oropharyngeal swallowing function in stroke patients with dysphagia: A pilot study. Medicine, 98(44), e17702

Parr S (2007): Living with severe aphasia: tracking social exclusion. Aphasiology, 21(1), 98-123

Pasquini L, Napoli A D, Rossi-Espagnet M C, Visconti E, Napolitano A, Romano A, Bozzao A, Peck K K & Holodny A (2022): Understanding language reorganization with neuroimaging: How language adapts to different focal lesions and insights into clinical applications. Frontiers in Human Neuroscience, 16, 747215

Paulsen F P & Tillmann B N (1998): Degenerative Changes in the Human Cricoarytenoid Joint. Archives of Otolaryngology–Head & Neck Surgery, 124(8), 903-906 https://doi.org/10.1001/archotol.124.8.903

Pendlebury S T (2009): Stroke-related dementia: rates, risk factors and implications for future research. Maturitas, 64(3), 165-171

Physiomed (2022): Betriebsanleitung vocaSTIM®. Schnaittach-Laipersdorf: Physiomed Elektromedizin

Poeck K (1994): Neurologie. 9. Aufl. Berlin: Springer

Polanowska K, Lesniak M, Seniów J, Czepiel W & Czlonkowska A (2013): Anodal transcranial direct current stimulation in early rehabilitation of patients with post-stroke non-fluent aphasia: A randomized, double-blind, sham-controlled pilot study. Restor Neurol Neurosci, 31(6), 761-771

Pomal P, Bhalodiya N & Mishra S (2021): Effects of Voice Therapy in Early Onset Unilateral Vocal Fold Paralysis in Our Tertiaty Care Centre. Indian Journal of Otolaryngology and Head & Neck Surgery, 74, 5075-5081

Potenza A S, Araujo Filho V J F & Cernea C R (2017): Injury of the external branch of the superior laryngeal nerve in thyroid surgery. Gland Surgery, 6(5), 552-562

Prehn K & Floeel A (2015): Potentials and limits to enhance cognitive functions in healthy and pathological aging by tDCS. Frontiers in Cellular Neuroscience, 9, 355

Prosiegel M & Weber S (2013): Dysphagie. 2. Aufl. Berlin, Heidelberg: Springer

Ptok M & Strack D (2008): Electrical stimulation-supported voice exercises are superior to voice exercise therapy alone in patients with unilateral recurrent laryngeal nerve paresis: Results from a prospective, randomized clinical trial. Muscle & Nerve, 38(2), 1005-1011

Puls W C, Jarvis J C, Ruck A, Lehmann T, Guntinas-Lichius O & Volk G F (2020): Surface electrical stimulation for facial paralysis is not harmful. Muscle & Nerve, 61(3), 347-353

R

Ras Y A, Imam M, El-Banna M M & Hamouda N H (2016): Voice outcome following electrical stimulation-supported voice therapy in cases of unilateral vocal fold paralysis. The Egyptian Journal of Otolaryngology, 32(4), 322-334

Raslan A, Guntinas-Lichius O & Volk G F (2020): Altered facial muscle innervation pattern in patients with postparetic facial synkinesis. The Laryngoscope, 130(5), E320-E326

Reiter R, Hoffmann T, Rotter N, Pickhard A, Scheithauer M & Brosch S (2013): Ätiologie, Diagnostik, Differenzialdiagnostik und Therapie von Stimmlippenparesen. Laryngo-Rhino-Otologie, 93(03), 161-173

Reiter R, Pickhard A, Smith E, Hansch K, Weber T, Hoffmann T & Brosch S (2014): Stimmlippenparesen – Untersuchungen an einem Kollektiv von 400 Patienten. Laryngo-Rhino-Otologie, 94(02), 91-96

Repitsch C A & Volk G F (2021): Funktionelle Elektrostimulation bei Fazialisparese. In: Schick T (Hrsg.), Funktionelle Elektrostimulation in der Neurorehabilitation. Berlin: Springer, 163-179

Rickert S M, Childs L F, Carey B T, Murry T & Sulica L (2012): Laryngeal electromyography for prognosis of vocal fold palsy: A Meta-Analysis: LEMG for Prognosis of Vocal Fold Palsy. The Laryngoscope, 122(1), 158-161

Riley G D (2009): Stuttering severity instrument for children and adults. 4. Aufl. Austin: Pro-Ed

Robey R R (1994): The efficacy of treatment for aphasic persons: a meta-analysis. Brain Lang, 47(4), 582-608

Rofes L, Arreola V, López I, Martin A, Sebastián M, Ciurana A & Clavé P (2013): Effect of surface sensory and motor electrical stimulation on chronic poststroke oropharyngeal dysfunction. Neurogastroenterology & Motility, 25(11), 888-e701

Roger E, Banjac S, Thiebaut de Schotten M & Baciu M (2022): Missing links: The functional unification of language and memory. Neuroscience and Biobehavioral reviews, 133, 104489

Rosenstengel C, Matthes M, Baldauf I, Fleck S & Schroeder H (2012): Hemispasmus facialis. Deutsches Ärzteblatt, 109(41), 667-673

Rosted P (2001): Repetitive epileptic fits – a possible adverse effect after transcutaneous electrical nerve stimulation (TENS) in a post-stroke patient. Acupuncture Med, 19(1), 46-49

Rush S & Driscoll D A (1968): Current distribution in the brain from surface electrodes. Anesth Analg, 47(6), 717-723

S

Safi M, Wright-Harp W, Lucker J R, Payne J C & Harris O (2018): Effect of neuromuscular electrical stimulation on labial and lingual weakness. Topics in Geriatric Rehabilitation, Volume 0 Number 0, 1-11

Sakamoto Y (2009): Classification of pharyngeal muscles based on innervations from glossopharyngeal and vagus nerves in human. Surgical and Radiologic Anatomy, 31(10), 755-761

Sakamoto Y (2013): Interrelationships between the innervations from the laryngeal nerves and the pharyngeal plexus to the inferior pharyngeal constrictor. Surgical and Radiologic Anatomy, 35(8), 721-728

Sarafoleanu D & Bejenariu A (2020): Literature review Facial nerve paralysis. Romanian Journal of Rhinology, 10(39), 68-77

Sasegbon A & Hamdy S. (2021): The Role of the Cerebellum in Swallowing. Dysphagia, 38, 497-509 (2023)

Saur D, Lange R, Baumgärtner A, Schraknepper V, Willmes K, Rijntjes M & Weiller C (2006): Dynamics of language reorganization after stroke. Brain, 129(6), 1371-1384

Scheeren B, Maciel A C & Silva de Barros S G (2014): Videofluoroscopic swallowing study: esophageal alterations in patients with dysphagia. Arq Gastroenterol, 51(3), 221-225

Schick T (2021a): Einführung in die Geschichte der Funktionellen Elektrostimulation. In: Schick T (Hrsg.), Funktionelle Elektrostimulation in der Neurorehabilitation. Berlin: Springer

Schick T (2021b): Evidenz zur Funktionellen Elektrostimulation. In: Schick T (Hrsg.), Funktionelle Elektrostimulation in der Neurorehabilitation. Berlin: Springer

Schick T (2022): Introduction and History of Functional Electrical Stimulation. In: Schick T (Hrsg.), Functional Electrical Stimulation in Neurorehabilitation. Springer International Publishing, 1-8

Schiedermayer B, Kendall K A, Stevens M, Ou Z, Presson A P & Barkmeier-Kraemer J M (2020): Prevalence, incidence, and characteristics of dysphagia in those with unilateral vocal fold paralysis. The Laryngoscope, 130(10), 2397-2404

Schleier E & Streubel H G (1980): The results of combined voice-stimulation therapy with asynchronic electric current on hypofunctional dysphonia and muscle weakness. Folia Phoniatrica, 32(1), 70-77

Schneider-Stickler B (2022): Functional Electrical Stimulation in Unilateral Vocal Fold Paralysis. In: Schick T (Hrsg.), Functional Electrical Stimulation in Neurorehabilitation. Springer Cham Switzerland

Schneider-Stickler B, Leonhard M, Ho G Y, Nawka T, Kansy I & Volk F (2022): Elektrostimulation des internen Astes des N. laryngeus superior und des M. thyroarytenoideus/M. cricoarytenoides lateralis zur Behandlung der spasmodischen Dysphonie und des Stimmtremors. Laryngo-Rhino-Otologie, 101(S02), S7

Schönweiler R, Mergardt D & Raap M (2005): Pilotstudie: Zur Effektivität der Stimmübungstherapie mit NMEPS-Reizstrom und der Nasalierungsmethode. L.O.G.O.S. Interdisziplinär, 13(1), 36-42

Seidel C, Frölich D, Willmes - von Hinckeldey K, Schönweiler R & Neuschaefer-Rube C (2013): Vergleichende Therapiestudie bei Patientinnen mit funktioneller Dysphonie: Die Nasalierungsmethode nach Pahn und Pahn gegenüber konventioneller Stimmtherapie. 30. Wissenschaftliche Jahrestagung der Deutschen Gesellschaft für Phoniatrie und Pädaudiologie (DGPP)

Seidl R O, Nahrstaedt H & Schauer T (2009): Elektrische Stimulation in der Dysphagietherapie – Eine Übersicht. Laryngo-Rhino-Otologie, 88(12), 768-774

Seifpanahi S, Izadi F, Jamshidi A A & Shirmohammadi N (2017): Effects of transcutaneous electrical stimulation on vocal folds adduction. European Archives of Oto-Rhino-Laryngology, 274(9), 3423-3428

Sheffler L R & Chae J (2007): Neuromuscular electrical stimulation in neurorehabilitation. Muscle & Nerve, 35(5), 562-590

Shinde R & Solanki C (2022): Effect of Neuromuscular Electrical Stimulation on Facial Angle Among Bell's Palsy Patients. International Journal of creative research thoughts, 10(6)

Siebner H & Ziemann U (Hrsg.) (2007): Das TMS-Buch – Handbuch der transkraniellen Magnetstimulation. Berlin: Springer

Silbernagl S, Despopoulos A & Draguhn A (2018): Taschenatlas Physiologie. 9. Aufl. Stuttgart: Thieme

Sommerauer L, Engelmann S, Ruewe M, Anker A, Prantl L & Kehrer A (2021): Effects of electrostimulation therapy in facial nerve palsy. Archives of plastic surgery, 48(3), 278-281

Speyer R, Sutt A L, Bergström L, Hamdy S, Heijnen B J, Remijn L, Wilkes-Gillan S & Cordier R (2022): Neurostimulation in People with Oropharyngeal Dysphagia: A Systematic Review and Meta-Analyses of Randomised Controlled Trials. Part I: Pharyngeal and Neuromuscular Electrical Stimulation. Journal of Clinical Medicine, 11(3), 776

Spielmann K, van de Sandt-Koenderman M, Heijenbrok-Kal M & Ribbers G M (2018): Transcranial direct current stimulation does not improve Language Outcome in Subacute Poststroke Aphasia. Stroke, 49(4), 1018-1020

Sproson L, Pownall S, Enderby P & Freeman J (2018): Combined electrical stimulation and exercise for swallow rehabilitation post-stroke: A pilot randomized control trial. International Journal of Language & Communication Disorders, 53(2), 405-417

Stanisz I, Leonhard M, Denk-Linnert D M & Schneider-Stickler B (2021): Diagnostic limitation of laryngostroboscopy in comparison to laryngeal electromyography in synkinesis in unilateral vocal fold paralysis. European Archives of Oto-Rhino-Laryngology, 278(7), 2387-2395

Stevens M, Schiedermayer B, Kendall K A, Ou Z, Presson A P & Barkmeier-Kraemer J M (2021): Physiology of Dysphagia in Those with Unilateral Vocal Fold Immobility. Dysphagia, 37, 356-364 (2022)

Suzuki K, Fujiwara T, Tanaka N, Tsuji T, Masakado Y, Hase K, Kimura A & Liu M (2012): Comparison of the after-effects of transcranial direct current stimulation over the motor cortex in patients with stroke and healthy volunteers. Int J Neurosci, 122(11), 675-681

T

Tache-Codreanu D L & CUCU CD (2020): The neuromuscular electrical stimulation associated with speech therapy exercices in dysphagia and dysarthria after stroke (clinical case). Journal of Sport and Kinetic Movement, 35(1), 42-48

Takahashi K, Hori K, Hayashi H, Fujiu-Kurachi M, Ono T, Tsujimura T, Magara J & Inoue M (2018): Immediate effect of laryngeal surface electrical stimulation on swallowing performance. Journal of Applied Physiology, 124(1), 10-15

Tan C, Liu Y, Li W, Liu J & Chen L (2013): Transcutaneous neuromuscular electrical stimulation can improve swallowing function in patients with dysphagia caused by non-stroke diseases: A meta-analysis. Journal of Oral Rehabilitation, 40(6), 472-480

Targan R S, Alon G & Kay S L (2000): Effect of long-term electrical stimulation on motor recovery and improvement of clinical residuals in patients with unresolved facial nerve palsy. Otolaryngol Head Neck Surgery, 122, 246-252

Taub E & Morris D M (2001): Constrained induced movement therapy to enhace recovery after stroke. Current Atherosclerosis Reports, 3(4), 279-286

Teixeira L J, Valbuza J S & Prado G F (2011): Physical therapy for Bell's palsy (idiopathic facial paralysis). Cochrane Database Syst Rev 2011, 7, CD006283

Tesak J (1997): Einführung in die Aphasiologie. Stuttgart: Thieme

Tuncay F, Borman P, Taser B, Ünlü I & Samim E (2015): Role of electrical stimulation added to conventional therapy in patients with idiopathic facial (Bell) palsy. Am J Phys Med Rehabilitation, 94(3), 222-228

U

Uludag M, Aygun N & Isgor A (2017): Innervation of the human cricopharyngeal muscle by the recurrent laryngeal nerve and external branch of the superior laryngeal nerve. Langenbeck's Archives of Surgery, 402(4), 683-690

Umay E, Yaylaci A, Saylam G, Gundogdu I, Gurcay E, Akcapinar D & Kirac Z (2017): The effect of sensory level electrical stimulation of the masseter muscle in early stroke patients with dysphagia: A randomized controlled study. Neurology India, 65(4), 734-742

Urban P P, Bohl J, Abrao I & Stofft E (2004): Absence of muscle spindles in human facial muscles. Klinische Neurophysiologie, 35, 297

V

van den Heuvel M P & Sporns OL (2013): Network hubs in the human brain. Trends in cognitive Sciences, 17(12), 683-696

Van Swearingen J M & Brach J S (2003): Changes in facial movement and synkinesis with facial neuromuscular reeduction. Plast Reconstr Surg, 111(7), 2370-2375

Venketasubramanian N, Seshadri R & Chee N (1999): Vocal cord paresis in acute ischemic stroke. Cerebrovasc Disorders, 9(3), 157-162

Volk G F, Thielker J, Möller M C, Majcher D, Mastryukova V, Altmann C S, Dobel C & Guntinas-Lichius O. (2020): Tolerability of facial electrostimulation in healthy adults and patients with facial synkinesis. European Archives of Oto-Rhino-Laryngology, 277(4), 1247-1253

Volpato C, Cavinato M, Piccione F, Garzon M, Meneghello F & Birbaumer N (2013): Transcranial direct current stimulation (tDCS) of Broca's area in chronic aphasia: A controlled outcome study. Behavioural Brain Research, 247, 211-216

Vromans M & Faghri P D (2018): Functional electrical stimulation-induced muscular fatigue: Effect of fiber composition and stimulation frequency on rate of fatigue development. Journal of Electromyography and Kinesiology, 38, 67-72

W

Wang Z, Chen J, Lin Z & Ni G (2020): Transcranial Direct Current Stimulation improves the swallowing function in patients with cricopharyngeal muscle dysfunction following a brainstem stroke. Neurol Sci, 41(3), 569-574

Wang T, Dong L, Cong X, Luo H, Li W, Meng P & Wang Q. (2021): Comparative efficacy of non-invasive neurostimulation therapies for poststroke dysphagia: A systematic review and meta-analysis. Neurophysiologie Clinique, 51(6), 493-506 S0987705321000447

Warnecke T & Dziewas R (2018): Neurogene Dysphagien: Diagnostik und Therapie. 2., erw. u. überarb. Aufl. Stuttgart: Verlag W. Kohlhammer

Watts C R & Dumican M J (2018): The effect of transcutaneous neuromuscular electrical stimulation on laryngeal vestibule closure timing in swallowing. BMC Ear, Nose and Throat Disorders, 18(1), 5

Weiss T & Miltner W H R (2001): Motorisches Lernen – neuere Erkenntnisse und ihre Bedeutung für die motorische Rehabilitation. Zeitschrift für Physiotherapeuten, 53(4), 578-588

Wenk W (2011): Elektrotherapie. 2. Aufl. Heidelberg: Springer

Woods A J, Bryant V, Sacchetti D, Gervits F & Hamilton R (2015): Effects of Electrode Drift in Transcranial Direct Current Stimulation. Brain Stimul, 8(3), 515-519

Y

Yada Y, Tomisato S & Hashimoto R (2018): Online cathodal transcranial direct current stimulation to the right homologue of broca´s area improves speech fluency in people who stutter. Psychiatry and Clinical Neurosciences, 73(2), 63-69

Yang E J, Baek S R, Shin J, Lim J Y, Jang H J, Kim Y K & Paik N J (2012): Effects of transcranial direct current stimulation (tDCS) on post-stroke dysphagia. Restorative Neurology and Neuroscience, 30(4), 303-311

York G K & Steinberg D A (1995): Contralateral control. Neurology, 45(12), 2297-2298

Yorkston K M, Hammen V L, Beukelman D R & Traynor C D (1990): The effect of rate control on the intelligibility and naturalness of dysarthric speech. Journal of speech and hearing disorders, 55(3), 550-560

You D S, Kim D Y, Chun M H, Jung S E & Park S J (2011): Cathodal transcranial direct current stimulation of the right Wernicke's Area improves comprehension in subacute stroke patients. Brain & Language, 119(1), 1-5

Yuen T G H, Agnew W F, Bullara L A, Jacques S & McCreery D B (1981): Histological evaluation of neural damage from electrical stimulation: considerations for the selection of parameters for clinical application. Neurosurgery, 9(3), 292-299

Z

Zhang C, Zheng X, Lu R, Yun W, Yun H & Zhou X (2019): Repetitive transcranial magnetic stimulation in combination with neuromuscular electrical stimulation for treatment of post-stroke dysphagia. Journal of International Medical Research, 47(2), 662-672

Ziegler W & Vogel M (2010): Dysarthrie. 1. Aufl. Stuttgart: Thieme

Ziegler W & Zierdt A (2008): Telediagnostic assessment of intelligibility in dysarthria: A pilot investigation of MVP-online. Journal of Communication Disorders, 41(6), 553-577

Die Autoren

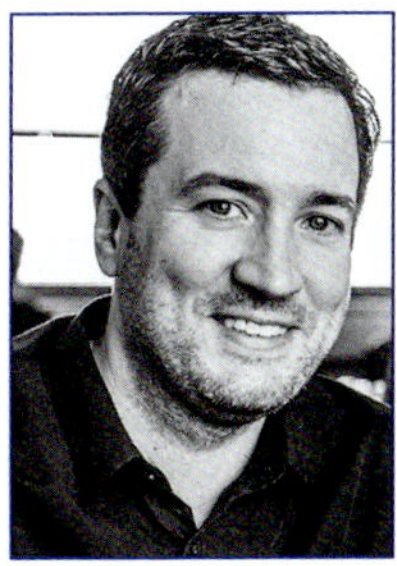

Robert Darkow

Nach der Ausbildung zum Logopäden an der staatlichen Berufsfachschule für Logopädie der RWTH (Rheinisch-Westfälische Technische Hochschule) Aachen absolvierte Robert Darkow ebenda das Studium der Lehr- und Forschungslogopädie, bevor er an der Berliner Charité im Fach der theoretischen Medizin promovierte. Im September 2018 übernahm er die Leitung des Instituts für Logopädie und des assoziierten, grundständigen Bachelorstudiengangs für Logopädie an der FH JOANNEUM in Graz. Als Departmentvorsitzender des Departments für Gesundheitsstudien der FH, Gutachter für das österreichische Gesundheitsministerium und Gastwissenschaftler an verschiedenen deutschen Universitäten setzt er sich für eine bestmögliche Versorgung, innovative Versorgungsformen und eine ökologisch valide Lehre ein.

Kontakt:
Dr. Robert Darkow, Institut für Logopädie,
Eggenberger Allee 13, A-8020 Graz
robert.darkow@fh-joanneum.at

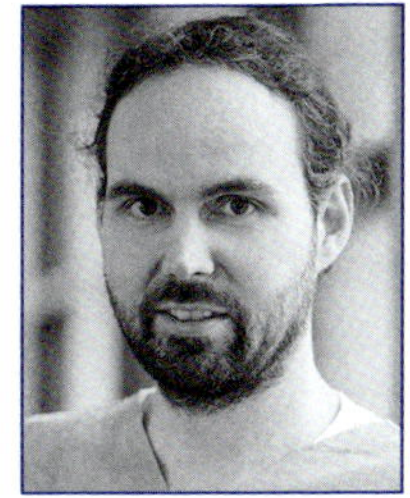

Jan Faust (M. Sc.)

Nach dem Bachelorstudium der Logopädie in den Niederlanden praktizierte Jan Faust in Praxis und Klinik mit dem klinischen Schwerpunkt Neurorehabilitation. Er absolvierte den Masterstudiengang der Lehr- und Forschungslogopädie an der RWTH University Aachen, wo er seine Forschungsarbeit als Doktorand im Fach der theoretischen Medizin fortführt. Er ist zertifizierter FEES-Ausbilder der Deutschen Gesellschaft für Neurologie (DGN) und zudem als Autor und Referent im Bereich der Elektrotherapie aktiv. Seit 2016 ist er am Helios Klinikum Krefeld im Bereich der Akut- und Neurorehabilitation tätig.

Kontakt:
Jan Faust, Helios Klinikum Krefeld, Abt. für HNO Heilkunde,
Lutherplatz 40, D-47805 Krefeld
jan.faust@helios-gesundheit.de

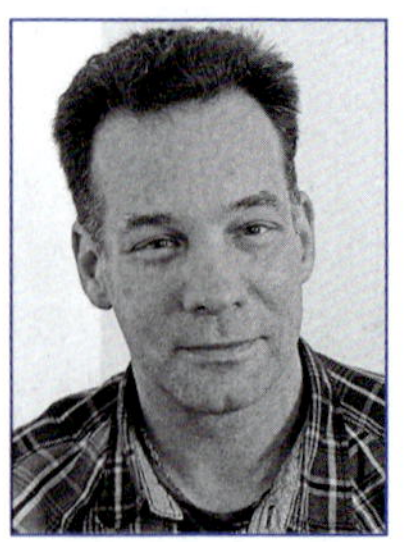

Carsten Kroker

Nach seiner Lehre zum Radio- und Fernsehtechniker 1994 in Saarbrücken absolvierte er 1999 die Ausbildung zum Logopäden an den Prof. König und Leiserschulen in Kaiserslautern. Er veröffentlichte mehrere Bücher (u. a. Aphasie-Schnelltest 1999, Dysarthrie als Störung im Zeittakt 2018) und Zeitschriftenartikel zu den Themen Aphasie, Dysarthrie und Dysphagie sowie Elektrotherapie.

Carsten Kroker ist zertifizierter LSVT-Therapeut und erlernte die Elektrostimulation 2004 bei Prof. Pahn und die tDCS 2019. Er nahm zahlreiche Lehraufträge (u. a. Universität zu Köln, Hochschule für Heilpädagogik Zürich, FH Johanneum Graz) wahr. 2004 gründete er eine logopädische Praxis in Saarbrücken mit Schwerpunkt auf neurologischen Störungsbildern. Seit 1999 leitet er die Logopädie der Neurologie am Klinikum Saarbrücken (inkl. Comprehensive Stroke Unit). Seit 2023 ist er freier Dozent an der Caritas Logopädieschule St. Hildegard Saarbrücken.

Kontakt:

Carsten Kroker, Praxis für Logopädie,
Saargemünder Str. 1a, D-66130 Saarbrücken
cakroker@freenet.de